Medikamente
in der Notfallmedizin

Anschrift des Verfassers:
Matthias Bastigkeit
Leiter des Malteser Hilfsdienstes Lübeck
c/o Adler Apotheke
Breite Str. 71
23552 Lübeck

CIP-Titelaufnahme der Deutschen Bibliothek

> **Bastigkeit, Matthias:**
> Medikamente in der Notfallmedizin : das Handbuch und
> Nachschlagewerk für die tägliche Praxis / Matthias Bastigkeit.
> - 2. Aufl. - Edewecht : Stumpf und Kossendey, 1993
>   ISBN 3-923124-38-4
> NE: HST

2. Auflage

© Copyright by Verlagsgesellschaft
Stumpf & Kossendey m.b.H., Edewecht
Graphische Gestaltung und Layout: Peter Kappenberg
Druck: Braun-Druckerei, Bad Zwischenahn
ISBN 3-923124-38-4

Medikamente
in der Notfallmedizin

Das Handbuch und Nachschlagewerk
für die tägliche Praxis

Matthias Bastigkeit

Verlagsgesellschaft Stumpf & Kossendey m.b.H., Edewecht

11 Logos - und was sie bedeuten

Analgetika

Antidote

Atmung

Blut

Herz

Hypnotika

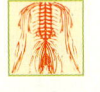

Kreislauf

Narcotika

Niere

Pharma Info

Volumenersatzmittel

Informationen schnell finden

Seitenverweis
vom Textteil zum Pharma Info

000 ⇐

Seitenverweis
vom Pharma Info zum Textteil

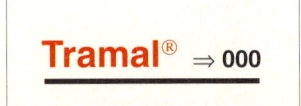

Tramal® ⇒ 000

Vorwort

Das vorliegende Buch stellt die erste deutschsprachige Publikation dar, die die medikamentöse Therapie speziell im Bereich der Notfallmedizin behandelt.
Es soll dem Rettungsdienstpersonal helfen, die Wirkungsweise der im Rettungsdienst gebräuchlichen Pharmaka besser zu verstehen, um die Medikamente somit effizienter anwenden zu können.
Einführende Kapitel über pharmakologische Grundlagen sollen dazu beitragen, das „Werkzeug" Arzneimittel besser zu begreifen.
Jedes Medikament wird in übersichtlicher Kurzform als PHARMA-INFO in alphabetischer Reihenfolge im hinteren Teil des Buches dargestellt. Piktogramme, die die Indikation symbolisieren, sollen eine noch raschere Information ermöglichen.
Um bei der Überprüfung der Verfalldaten das Herstellungsdatum zu ermitteln, wird der firmeneigene Chargencode mit erwähnt. Die gebräuchlichsten Arzneimittel werden im speziellen Teil, geordnet nach Anwendungsgebieten, ausführlich unter Berücksichtigung pathophysiologischer Aspekte besprochen.
Die Darstellung von erwünschten und unerwünschten Wirkungen, Kontraindikationen und Interaktionen ist auf den Bereich der präklinischen Notfallmedizin ausgerichtet. D.h. im Einzelfall kann das entsprechende Arzneimittel weitere Charakteristiken aufweisen, die jedoch für das Einsatzgebiet Rettungsdienst keine Relevanz besitzen.

Die große Nachfrage nach dieser Publikation macht nach relativ kurzer Zeit eine Neuauflage erforderlich.
Es wurden fünf Arzneimittel neu aufgenommen und die Dosisangaben den neuen Empfehlungen der AHA angepaßt. Verbesserungsvorschläge und Ergänzungen des Lesers wurden berücksichtigt.

Matthias Bastigkeit
Lübeck, April 1993

Inhalt

Vorwort 5

Allgemeine Hinweise 8

A. Grundlagen der Pharmakologie

1. Pharmakokinetik 12
1.1 Applikation 13
    a) Orale Applikation 16
    b) Lokale und Sublinguale Applikation 16
    c) Rektale Applikation 16
    d) Endobronchiale Applikation 17
    e) Intraossäre Applikation 17
1.2 Resorption 18
1.3 Verteilung 18
1.4 Umwandlung 20
1.5 Ausscheidung 21

2. Pharmakodynamik 21
2.1 Rezeptorvermittelte Pharmakonwirkungen 22
    a) Kompetitive Antagonisten 23
    b) Nicht-kompetitive Antagonisten 23
    c) Funktionelle und physiologische Antagonisten 24
    d) Chemische Antagonisten 24
    e) Arzneimittelwirkungen an Transportsystemen 26
    f) Arzneimittelwirkungen an Enzymen 26
2.2 Dosierung 26
2.3 Nebenwirkungen 28
    a) Nebenwirkungen, die unmittelbar aus der unerwünschten Hauptwirkung resultieren 29

     b) Nebenwirkungen, die unabhängig
von der Hauptwirkung auftreten   29
     c) Nebenwirkungen im Rahmen einer
Arzneimittelüberdosierung   30
     d) Nebenwirkungen, die situations-
und patientengebunden auftreten   30
2.4 Wechselwirkungen   30
2.5 Inkompatibilitäten   33

3. *Arzneimittelwirkungen am peripheren Nervensystem*   37

B. Spezielle Pharmakologie

1. Analgetika   46
2. Narkotika   76
3. Kreislauf   89
4. Kardiaka   118
5. Hypnotika / Sedativa   152
6. Medikamente in der kardiopulmonalen Reanimation   167
7. Broncho-Therapeutika   188
8. Fibrinolytika   196
9. Antidote   208

C. Pharma-Info´s   242

D. Literatur   310

E. Stichwortverzeichnis   320

Allgemeine Hinweise

Allgemeine Hinweise zur Medikamentenapplikation
Rechtlich ist es dem nichtärztlichen Rettungsdienstpersonal (noch?) untersagt, Medikamente eigenverantwortlich zu applizieren. Es darf jedoch auf die Anweisung eines Arztes hin das Medikament für die Verabreichung vorbereiten oder sie ggf. selber vornehmen.
Ein vorausschauendes Denken kann hier eine große Zeitersparnis bedeuten: d.h. bei klarer Symptomatik werden die in Frage kommenden Pharmaka spritzfertig aufgezogen. Diese vorausschauende Arbeitsweise gestaltet sich in der Praxis jedoch häufig problematisch, da u. U. mehrere Alternativen gegeben sind. Kennt man die Arbeitsweise des entsprechenden Notarztes nicht, so empfiehlt es sich, eine abwartende Haltung einzunehmen.
Erschwerend kommt hinzu, daß weder die Auswahl noch die Anordnung der Medikamente einheitlich geregelt ist.

Kostendämpfung - auch ein Thema für den Rettungsdienst
Die Kostenexplosion im Gesundheitswesen betrifft auch den Bereich der präklinischen Notfallmedizin. Einsparungen sollten jedoch nicht zu Lasten des Patienten gehen.
Häufig wird dazu geraten, sog. Generika verstärkt einzusetzen. Dies sind Fertigarzneimittel, bei denen der Patentschutz für den entsprechenden Wirkstoff abgelaufen ist und die unter dem Wirkstoffnamen von einem anderen Hersteller meist preiswerter angeboten werden. Dies ist möglich, da der Zweitanbieter keine Kosten für die aufwendige Entwicklung des Präparates aufbringen mußte. Der Austausch kann in Einzelfällen jedoch nicht unproblematisch sein.

So ist der Wirkstoff Diazepam im Präparat Valium® zwar auch im entsprechenden Generikum in identischer Konzentration enthalten, die Zusatzstoffe (Lösungsmittel, Stabilisatoren, Konservierungsmittel, Puffer etc.) können jedoch in Art und Menge vom Original abweichen.
Die pharmakologische Wirkung bleibt hiervon primär unbeeinflußt. Es kann jedoch zu Problemen kommen, wenn Arzneimittel zu Infusionslösungen oder untereinander gemischt werden. Bei sonst

verträglichen Mischungen können die Zusatzstoffe u. U. zu Inkompatibilitäten führen. Wenn das Originalpräparat mit einer speziellen Infusionslösung mischbar ist, gilt dies nicht automatisch für das Generikum.

Eine weitere Schwierigkeit ergibt sich für noch berufsunerfahrenes Rettungsdienstpersonal, dem zwar die Namen der Originalpräparate geläufig sind, nicht jedoch die des Ersatzpräparates.
Darüber hinaus hat das Strukturreformgesetz dazu geführt, daß die Herstellerfirmen die Preise der Originalpräparate größtenteils so weit gesenkt haben, daß die Preisdifferenz zum Generikum häufig nur minimal oder gar nicht vorhanden ist.

Arzneimittelsicherheit
Alle Arzneimittel müssen regelmäßig auf ihren Verfall hin überprüft werden. In absehbarer Zeit werden alle Präparate ein offenes Verfalldatum tragen, was zu einer erheblichen Vereinfachung beitragen wird. Bis zu einer Übergangsfrist sind jedoch einige Präparate nur mit einer Chargenbezeichnung gekennzeichnet. Diese Codenummer ist von Hersteller zu Hersteller unterschiedlich. Sie stellt das Herstellungsdatum in verschlüsselter Form dar. Mit Hilfe des sog. *Chargenschlüssels* oder der im PHARMA-INFO des jeweiligen Arzneimittels geführten Tabelle ist eine Dechiffrierung möglich.

Bei der Einsortierung von Arzneimitteln ohne offenes Verfalldatum ist es ratsam, dieses gleich zu entschlüsseln und auf die einzelnen Arzneiformen zu übertragen.
Der Arzneimittelvorrat auf der Rettungswache wird getrennt von allgemeinen Verbrauchsmaterialien verschlossen aufbewahrt. Der Vorratsraum muß kühl und trocken sein und über eine Kühlschrank (+2°C bis +8°C) verfügen.
Besondere Sicherheitsvorkehrungen gelten für die Lagerung von Betäubungsmitteln.
Alle Medikamente sind nach dem Prinzip „Alt vor Neu" einzusortieren. Zu- und Abgänge werden protokolliert.

Auf den Rettungsmitteln gelten prinzipiell die gleichen Anforderungen. Die Arzneimittel sind hier jedoch einem erheblich größeren „Lagerungsstreß" durch Temperaturschwankungen und Erschütterung ausgesetzt.

Derzeit sind folgende Beschaffungsmöglichkeiten für Arzneimittel gegeben:
- Öffentliche Apotheke
- Krankenhausapotheke, soweit der Träger des Rettungsdienstes mit dem des Krankenhauses identisch ist.
  Nach § 14 des Apothekengesetzes ist diese Möglichkeit noch weiter eingeschränkt. Eine Versorgung ist nur dann möglich, wenn ein amtlich genehmigter Versorgungsvertrag geschlossen wird. In der Praxis wird häufig von dieser Regelung abgewichen. Der Gesetzgeber ist aufgefordert, den Erfordernissen im Rettungsdienst mehr Rechnung zu tragen, wie er es ansatzweise bereits in einem Entwurf zum Betäubungsmittelgesetz tut (siehe unter Analgetika).
- Zentrale Beschaffungsstelle.

Auswahl der Arzneimittel
Die Kriterien des klinischen Bereiches lassen sich nicht ohne weiteres auf den Rettungsdienst übertragen. Aus diesem Grund findet eine Arzneimittelauswahl statt, die sich an den Bedürfnissen der präklinischen Notfallmedizin orientiert.
Medikamente, die in der Notfallmedizin eingesetzt werden, müssen eine Reihe von Voraussetzungen erfüllen, um den Anforderungen nach Wirksamkeit und Sicherheit gerecht zu werden.

Das *ideale* Notfallmedikament sollte folgende Kriterien erfüllen:
- Schneller Wirkungseintritt
- kurze Wirkdauer
- gute Steuerbarkeit
- keine negativen Auswirkungen auf kardiozirkulatorische, respiratorische und cerebrale Funktionen

- keine allergische Potenz
- keine Interaktionen mit anderen Arzneimitteln
- unkomplizierte Lagerung (Temperaturunempfindlichkeit)
- praktikable Handhabung.

Ein Notfallmedikament, das *alle* Anforderungen erfüllt, gibt es jedoch nicht.

Die Auswahl der Notfallmedikamente auf den jeweiligen Rettungsmitteln sollte sich auf etwa 30-50 Spezialitäten beschränken. Die Zusammenstellung erfolgt nach funktionellen Gesichtspunkten. Nicht die Vielzahl der Medikamente, sondern Qualifikation und Routine des Notarztes bestimmen beim Einsatz die Effizienz der Erstversorgung. Die Zusammenstellung der Medikamentenliste kann immer nur einen Kompromiß darstellen, da eine Vielzahl von Ärzten der unterschiedlichsten Disziplinen mit dem vorhandenen Medikamentenbestand arbeiten muß. Es muß dabei in Kauf genommen werden, daß unter Umständen das eine oder andere Arzneimittel nicht der eigenen Routine und Gewohnheit des Arztes voll entspricht. Für den Patienten muß sich aus dem frühzeitigen Medikamenteneinsatz ein entscheidender therapeutischer Vorteil ergeben. Ist dieser nicht gegeben, sind außerdem die Nebenwirkungen nicht unerheblich und letztlich die am Notfallort gestellte Diagnose unsicher, sollte auf den präklinischen Einsatz verzichtet werden.

Grundlagen der Pharmakologie

Unter Pharmakologie versteht man die Lehre von der Wirkung der Arzneimittel an gesunden oder kranken Organen. Um eine genauere Beschreibung der Arzneimittel vornehmen zu können, nimmt man eine Unterteilung in Fachgebiete vor.

- Pharmakokinetik,
- Pharmakodynamik,
- Toxikologie.

1. Pharmakokinetik

Dieser Zweig der Pharmakologie beschäftigt sich mit dem Schicksal der Arzneimittel im Organismus. Das heißt mit dem zeitlichen (kinetischen) Verlauf der Arzneimittelkonzentration sowie der Konzentration der Abbauprodukte (Metaboliten) im Organismus. Es

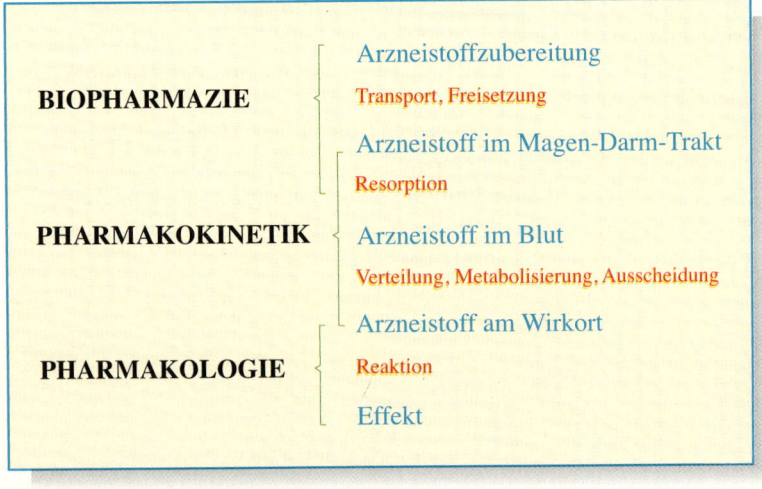

BIOPHARMAZIE	Arzneistoffzubereitung
	Transport, Freisetzung
PHARMAKOKINETIK	Arzneistoff im Magen-Darm-Trakt
	Resorption
	Arzneistoff im Blut
	Verteilung, Metabolisierung, Ausscheidung
PHARMAKOLOGIE	Arzneistoff am Wirkort
	Reaktion
	Effekt

Schicksal eines Arzneimittels im Körper

reicht nicht aus, wenn man sich nach der Diagnosestellung für das richtige Arzneimittel entschieden hat. Für eine optimale Pharmakotherapie sind mithin folgende Faktoren entscheidend:

1. Individuelle Dosis für den Patienten
2. Entsprechendes Dosierungsschema
3. Applikationsform.

Das Arzneimittel durchläuft im Organismus verschiedene Stadien:
- Applikation
- Zerfall der Arzneiform
- Resorption
- Verteilung
- Umwandlung
- Ausscheidung
- Speicherung.

1.1 Applikation

Am Anfang dieser Kette steht die Auswahl von Applikationsform, -art und -ort. Für den Bereich der Notfallmedizin, wo eine schnelle Wirkung entscheidend ist, wird dies meist die parenterale Verabreichung in Form einer Injektion bzw. Infusion sein. Es leuchtet ein, daß man einem bewußtlosen Patienten kein Arzneimittel oral applizieren kann, da die Schluckreflexe nicht vorhanden sind und Aspirationsgefahr besteht. Die Intravasale Injektion bietet folgende Vorteile:
- Der Arzneistoff gelangt rasch zum Wirkort.
- Er läßt sich exakt dosieren.
- Die Bioverfügbarkeit beträgt meist 100 %.

Nachteilig sind:
- der erhöhte Aufwand im Vergleich mit anderen Applikationsarten
- erschwerte Durchführung bei bestimmten Situationen (Hypovolämie, Hypotension, Säuglingsalter)
- Nebenwirkungen bei zu schneller Spritzgeschwindigkeit
- Gewebeschäden bei paravenöser Injektion bestimmter Wirkstoffe
- Infektion bei mangelhafter Hygiene.

Applikationsort Applikationsart

Applikation auf Haut- oder Schleimhäute

auf die Haut epikutan
dermal
transdermal

auf die Schleimhäute
Mund- und Zungenschleimhaut bukkal
lingual
sublingual

Magen-Darm-Schleimhaut enteral
oral

Rektumschleimhaut rektal
Nasenschleimhaut nasal
Bronchialgewebe pulmonal
Bindehaut konjunktival
Genitalschleimhaut, weibl. intravaginal
Harnröhre intraurethral

parenterale Applikation

Resorptionsunabhängig
in das Herz intrakardial
in die Arterie intraarteriell
in die Vene intravenös
in den Lumbalsack intralumbal
in den Liquorraum intrathekal

Resorptionsabhängig
in die Zunge intralingual
in das Bronchialgewebe endobronchial
in den Markraum introssär
in den Gesäßmuskel intragluteal
in ein Gefäß intravasal
in den Muskel intramuskulär
in die Bauchhöhle intraperitoneal
in die Brusthöhle intrathorakal

Applikationsarten

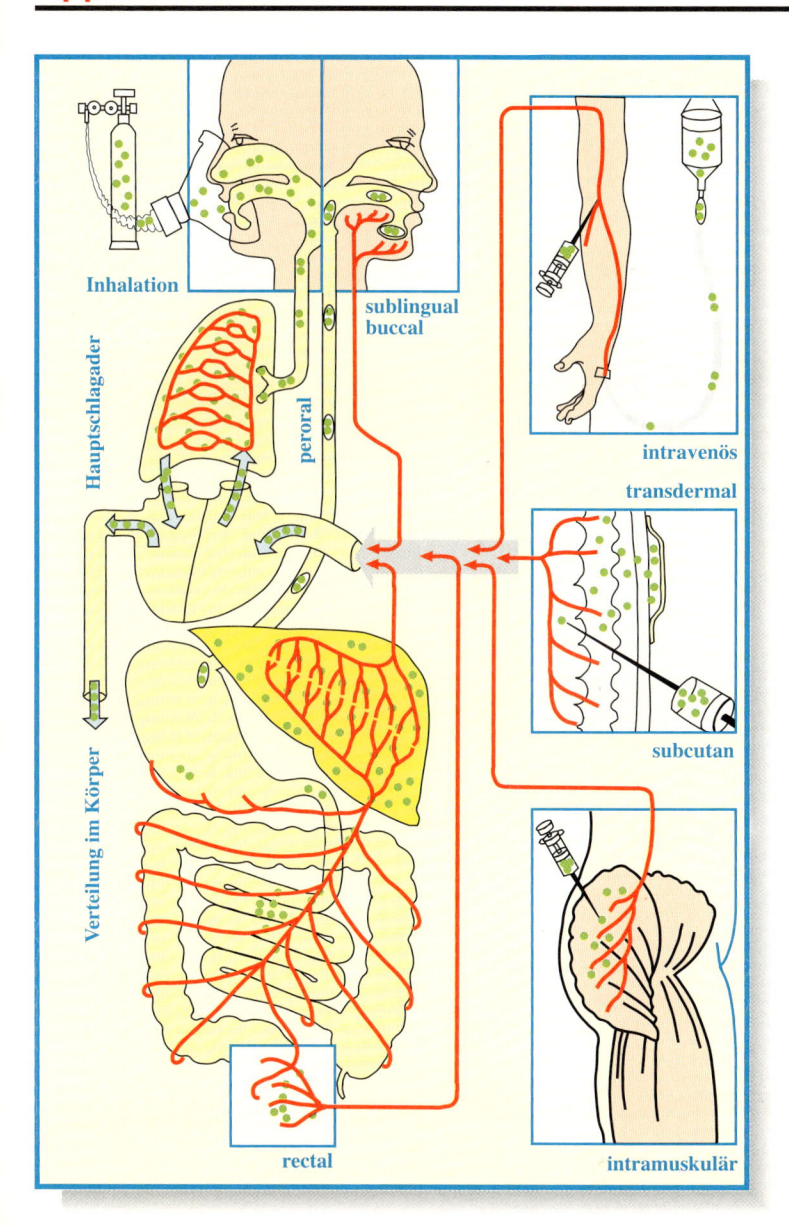

Inhalation

Hauptschlagader

sublingual
buccal

peroral

Verteilung im Körper

intravenös

transdermal

subcutan

rectal

intramuskulär

15

a. Orale Applikation
Im allgemeinen die gebräuchlichste Applikationsart. Für die Notfallmedizin nur wenig geeignet, da das Bewußtsein des Patienten nicht getrübt sein darf und der Wirkstoff nicht schnell genug zur Wirkung gelangt. Unter Umständen kann eine orale Gabe sinnvoll sein:
- Wenn nach einer (parenteralen) Bolusgabe ein Depoteffekt erreicht werden soll, kann beispielsweise die Gabe von Nifedipin (Adalat®) unzerkaut geschehen, um bei hypertensiven Krisen einen Blutdruckanstieg zu verhindern.
- Die orale Gabe von Kohle zur Resorptionsverminderung nach Intoxikationen gegebenenfalls über Sonde oder die Antidottherapie mit Sab simplex® nach Vergiftungen mit Schaummitteln.

b. Lokale und Sublinguale Applikation
Die Resorption über die Mundschleimhaut stellt in einigen Fällen wegen des raschen Wirkungseintrittes einen vorteilhaften Aufnahmeweg dar. Von Vorteil ist, daß das Pharmakon in den Kreislauf gelangt, ohne die Leber passieren zu müssen, wo eine Umwandlung stattfinden würde. MST (Morphin-Sublingualtabletten) und Nitroglycerin (Nitrolingual®) gelangen so zur Anwendung.
Auch Nifedipin Adalat® kann so appliziert werden, wobei jedoch zu beachten ist, daß die Resorptionsquote hier höher ist, wenn der Wirkstoff geschluckt wird.

c. Rektale Applikation
Der Enddarm wird von zwei Gefäßsystemen versorgt. Nach der Arzneistoffresorption gelangt der Arzneistoff in die Vena cava und damit in den großen Kreislauf, wobei die Leber umgangen wird. Im oberen Darmabschnitt erfolgt die Aufnahme über die Vena porta, woraus ein Transport zur Leber und damit ein Abbau resultiert. In der Notfallmedizin ist dieser Applikationsort selten. Lediglich das Kortikoit Rectodelt® als Suppositorium sowie das Benzodiazepin Diazepam und das Hypnotikum Chloraldurat als Mikroklistier gelangen so zur Anwendung.

Die Gabe von Suppositorien läßt sich leichter und effizienter durchführen, wenn sie umgekehrt, also mit dem stumpfen Ende voran, eingeführt werden. Das Zäpfchen rutscht nicht so leicht heraus, da es rascher zum oberen Darmabschnitt transportiert wird, und läßt sich schonender einführen. Bei Mikroklistieren sollte vor der Anwendung der Tubus eingefettet werden. Nach der Einführung und dem Zusammenpressen des Behälters muß dieser bis nach der Entfernung komprimiert bleiben, um ein Zurücksaugen des Arzneistoffes zu verhindern.

d. Endobronchiale Applikation
Die Bronchialgefäße stellen durch ihre gute Durchblutung einen geeigneten Applikationsort dar. Das Medikament wird hierbei in gelöster Form über einen Absaugkatheter mit abgeschnittenem Konus tief in das Bronchialsystem instilliert. Der Katheter wird ganz in den Tubus eingeführt und die Spritze entleert. Das Bronchialsystem mit seiner großen Oberfläche setzt den so verabreichten Arzneistoff mit einem Depoteffekt gleichmäßig frei.
Adrenalin, Atropin, Xylocain und Naloxon können so verabreicht werden. Die Dosierung ist jeweils zu erhöhen.

e. Intraossäre Applikation
Diese Infusionart stellt eine sinnvolle Alternative bei Verletzungen mit vitaler Bedrohung (Schock, Kreislaufstillstand) dar, wo schlechte Venenverhältnisse eine Arzneimittelgabe verhindern. Bei dieser Methode wird mit einer Knochenmarkskanüle der Markraum punktiert. In das rote Knochenmark mit seinen gut durchbluteten Gefäßen (Marksinus) applizierte Arzneimittel werden rasch in den Kreislauf transportiert. Im Vergleich mit der i.v.-Injektion bestehen hinsichtlich des Wirkungseintritts, der Wirkstärke und -dauer keine gravierenden Unterschiede. Die Intraossäre Injektion bzw. Infusion ist besonders für Kinder geeignet. Als Punktionsort kommen oberflächlich gelegene Knochenabschnitte in Frage. Sie sollten nicht von Nerven und Gefäßen verdeckt werden, eine dünne Compacta und eine ausreichend große Markhöhle aufweisen.

1.2 Arzneistoffresorption
Wieviel von einem applizierten Arzneistoff in welcher Zeit resorbiert wird, hängt von zahlreichen Faktoren ab:
- Arzneiform
- Dosierung
- Applikationsart
- Applikationsort
- Physikalisch-chemische Eigenschaften des Arzneistoffes
- Größe der Arzneistoffteilchen
- Zugesetzte Hilfsstoffe
- Kontaktzeit mit der Resorptionsfläche
- Größe der Resorptionsfläche
- ph-Wert im Resorptionsbereich
- Zustand der Membranen
- Durchblutung des Resorptionsorgans.

1.3 Arzneistoffverteilung
Nach der Phase der Resorption folgt durch die systemische Zirkulation die Verteilung im Körper. Der Arzneistoff ist dabei entweder in Körperflüssigkeiten gelöst oder an Plasma und Gewebeproteine gebunden. Ein Konzentrationsgefälle vom Blut zum Körpergewebe bewirkt hierbei ein Verlassen der Blutbahn und eine Verteilung im Gesamtorganismus.

Je stärker ein Organ durchblutet ist, desto mehr wird es den Arzneistoff aufnehmen.

Der Körper bildet zwei unterschiedliche Verteilungsräume:
- Der Intrazellularraum macht etwa 75 % des Körpergewichtes aus und besteht aus der intrazellulären Flüssigkeit und festen Zellbestandteilen.
- Der Extrazellularraum (22 % des Körpergewichtes) läßt sich in Plasmawasser (4 %),
  Intestinellen Raum (16-20 %)
  und Intrazelluläre Flüssigkeit (1,5 %) gliedern.

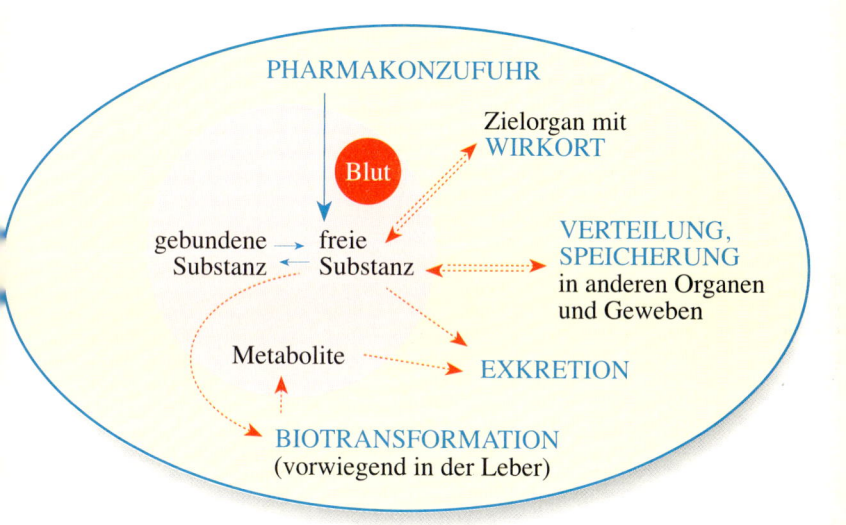

```
                    PHARMAKONZUFUHR
                            │        Zielorgan mit
                            │     ↗  WIRKORT
                          ┌───┐
                          │Blut│
                          └───┘
                            │        VERTEILUNG,
   gebundene  →  freie    ↙     ⇢   SPEICHERUNG
   Substanz  ←  Substanz ⇠          in anderen Organen
                                     und Geweben
         Metabolite  ┄┄┄
                           ↘  →  EXKRETION
              ↑
              ↖  BIOTRANSFORMATION
                 (vorwiegend in der Leber)
```

Pharmakokinetik von Arzneistoffen

Die physikalisch-chemischen Eigenschaften des Arzneistoffes bestimmen, wo er sich verteilt.

Die Konzentration eines Pharmakons im Plasma wird als Plasma- oder Blutspiegel bezeichnet und stellt eine wichtige Meßgröße dar, die Grundlage für Dosierungsschemata ist. Bei seiner Verteilung muß der Arzneistoff verschiedene Hindernisse überwinden. Dies kann erwünscht oder unerwünscht sein und korreliert mit den auftretenden Haupt- und Nebenwirkungen. Eine Barriere stellt die Blut-Hirn-Schranke (Blutliquorschranke) dar. Die Löslichkeit des Arzneistoffes bestimmt hierbei sein Verhalten. Fettlösliche Stoffe können die Schranke leicht überwinden, wasserlösliche nur sehr schwer. Atropin z.B. kann diese Schranke passieren und besitzt eine *zentrale* Wirkkomponente. Das mit ihm verwandte N-Buthylskopolamin (Buscopan®) kann dies nicht und zeigt in üblichen Dosierungen keine zentralen Nebenwirkungen.

Bei zentral wirksamen Pharmaka ist die Passage der Blut-Hirn-Schranke hingegen für die (erwünschte) Wirkung ausschlaggebend. Ein weiterer wichtiger Faktor bei der Arzneistoffverteilung ist die Bindung des Arzneistoffes an körpereigene Eiweißstoffe. Das Ausmaß der Bindung ist abhängig von den Stoffeigenschaften, vom Plasma-pH-Wert und vom Alter des Patienten (siehe Dosierung). Hat sich ein Pharmakon mit Eiweiß verbunden, so kann es weder Barrieren durchdringen, ausgeschieden oder umgewandelt werden. Der so gebundene Stoff stellt eine Depotform dar, die in eine freie Wirkform umgewandelt werden kann. Unterschiedliche Arzneistoffe können um die Proteinbindung konkurrieren und sich so gegenseitig beeinflussen (siehe Interaktion).

1.4 Arzneistoffumwandlung

Dieser Prozeß wird als Biotransformation oder Metabolisierung bezeichnet und erfolgt hauptsächlich in der Leber. Die gebildeten Abbauprodukte (Metaboliten) besitzen, verglichen mit der Ausgangssubstanz, eine gesteigerte oder verminderte Wirksamkeit. So wird das Hypnotikum Chloralhydrat nach der Biotransformation unwirksam, das Analgetikum Acetylsalicylsäure aber in seine wirksame Form überführt. Das Insektizid E 605 ist *eigentlich* völlig ungiftig, erst im Körper wird die toxische Wirkform gebildet. Wird ein Arzneistoff vor dem Eintritt in die systemische Zirkulation umgewandelt, bezeichnet man dies als *First-pass-Effekt*. Dieses Phänomen spielt hauptsächlich bei oral applizierten und intestinal resorbierten Stoffen eine Rolle. Vom Magen-Darm-Trakt gelangen sie über die Fortader in die Leber. Der First-pass-Effekt beschreibt den Anteil eines Pharmakons, der bei dieser ersten Passage umgewandelt oder von der Leber zurückgehalten wird. Der Arzneistoff muß, wenn er oral oder rektal resorbiert wird, also den Umweg über die Leber gehen, bevor er zum Herz und von dort in die Lungen und den Körperkreislauf gelangt. Nitroglycerin beispielsweise hat einen sehr hohen First-pass-Effekt und wird deshalb perlingual verabreicht. Der Wirkungseintritt erfolgt somit sehr rasch und die eingesetzte Dosismenge ist gering.

1.5 Arzneimittelausscheidung
Die wichtigsten Ausscheidungswege sind
- renal über die Niere mit dem Urin,
- biliär über die Galle mit den Fäzes,
- intestinal über die Darmschleimhaut mit den Fäzes,
- pulmonal über die Lunge.

Weniger gravierend ist die Elimination über Muttermilch, Schweiß oder Speichel.
Der wichtigste Ausscheidungsweg für Arnzeimittel und deren Metaboliten ist die Niere.
Die Geschwindigkeit und die Quantität der renalen Ausscheidung werden durch die glomuläre Filtration, die tubuläre Rückresorption und die tubuläre Sekretion bestimmt. Durch Anhebung des Urin-pH-Wertes läßt sich die Ausscheidung bestimmter Stoffe in der Phase der tubulären Rückresorption fördern. Man macht sich dies bei der sekundären Giftentfernung nach Intoxikationen zunutze. Durch die Gabe von Diuretika (Furosemid) kann ebenfalls die Eliminationsrate gesteigert werden (Forcierte Diurese). Bei Patienten mit eingeschränkter Nierenfunktion muß logischerweise eine Dosisreduktion erfolgen, wenn Arzneistoffe, die vorwiegend renal eleminiert werden, zur Anwendung gelangen.

2. Pharmakodynamik
Dieses Teilgebiet der Pharmakologie beschreibt die *Art* der Wirkung der Arzneimittel im Organismus. Pharmaka wirken entweder spezifisch oder unspezifisch. Bei den spezifisch wirkenden Pharmaka kommen folgende Wirkmechanismen in Betracht:
- Stimulation oder Blockade von spezifischen Rezeptoren
- Beeinflussung von Transportsystemen
- Öffnung oder Blockade von Ionenkanälen
- Störung von Biosynthesen bei Mikroorganismen
- Hemmung oder Aktivierung von Enzymen.

2.1 Rezeptorvermittelte Pharmakonwirkungen

Bereits um die Jahrhundertwende wurde zur Erklärung von Wechselwirkungen zwischen Pharmaka und biologischen Strukturen die Rezeptorhypothese aufgestellt. Diese Theorie legt die Annahme zu Grunde, daß ein Arzneimittel nur dann eine Wirkung auslöst, wenn es an eine als Rezeptor bezeichnete Zellkomponente gebunden wird.

Als Rezeptoren kann man sich im Körper befindliche Bindungsstellen in Form von Makromolekülen vorstellen, die spezifische Bindungsorte für bestimmte Mediatoren oder Arzneimittel besitzen. Für die Wirkung vieler Arzneimittel gilt diese Rezeptortheorie heute als gesichert. Durch die Wechselwirkung zwischen einem Arzneimittelmolekül und seinem dazugehörigen Rezeptor wird die Wirkung ausgelöst. Es kommt zu einem Effekt.

Welche genauen Mechanismen bei dieser Interaktion stattfinden, ist in den meisten Fällen noch nicht geklärt. Die Stärke der Bindung zwischen Arzneimittel und Rezeptor bezeichnet man auch als *Affinität*. Die Affinität kann ein Maß für die Wirkung sein. Einen Stoff, der

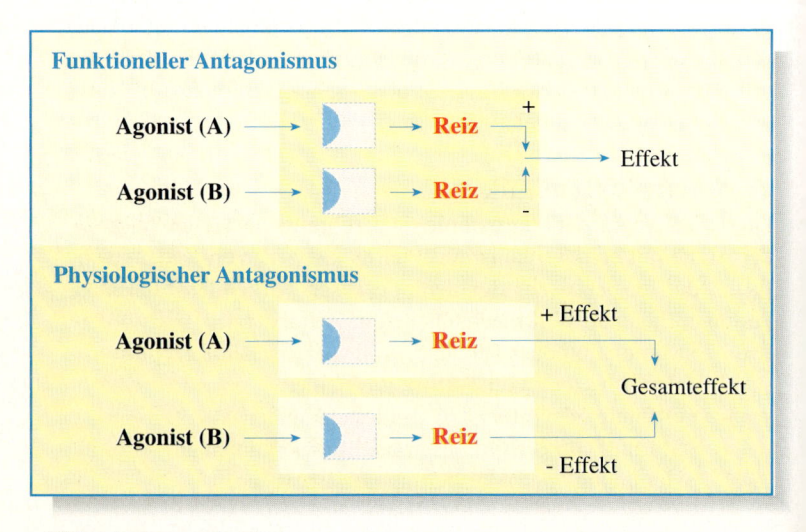

Wirkmechanismen an Rezeptoren

sowohl Affinität besitzt als auch einen Effekt auslöst, bezeichnet man als *Agonisten*. Die Bindung an den Rezeptor passiert dabei nach dem sogenannten Schüssel-Schluß-Prinzip, d.h. der Agonist (Schlüssel) ist paßgenau (besitzt Affinität zum Rezeptor) und läßt sich in diesen (Schloß) einführen. Die Folge ist ein Effekt.
Die Gegenspieler zu agonistischen Wirkstoffen sind die sogenannten *Antagonisten*. Diese verringern oder verhindern einen agonistischen Effekt. Sie lassen sich in folgende Klassen unterteilen:
- Kompetitive
- Nicht-kompetitive
- Funktionelle
- Chemische Antagonisten.

a. Kompetitive Antagonisten konkurrieren mit den Agonisten um den *gleichen* Rezeptor. Sie sind zwar paßgenau, lösen aber keinen Reiz aus. Das heißt, der Schlüssel läßt sich nicht drehen. Durch eine Erhöhung der Antagonistenkonzentration läßt sich der Agonist vom Rezeptor verdrängen. Klassische Beispiele für diese Stoffgruppe sind Alpha- und Betaadrenrezeptorenblocker sowie H_1 und H_2 Antihistaminika. Am Beispiel einer Allergie soll dies verdeutlicht werden: Bei einer allergischen Reaktion z.B. auf Arzneimittel oder Insektengift wird unter anderem das Gewebshormon Histamin aus den Mastzellen freigesetzt. Histamin reagiert mit besonderen Rezeptortypen (den sogenannten H_1 Rezeptoren), was die bekannten Symptome wie Schmerz, Rötung der Haut, Jucken sowie ggf. Hypotension auslöst. Antihistaminika (Fenistil®) binden an denselben Rezeptor wie das Histamin und verdrängen dieses ggf. von der Bindungsstelle. Die Wirkung des Histamins wird somit aufgehoben.

b. Die Schwächung von Arzneimittelwirkung durch **nicht-kompetetive Antagonisten** geschieht auf verschiedenem Wege:
- Der nicht-kompetitive Antagonist kann den Rezeptor soweit verändern, daß es zu einem verminderten Reiz und damit zu einem verminderten Effekt kommt.
- Eine weitere Möglichkeit ist, daß der nichtkompetitive

Antagonist erst nach der Bindung zwischen Agonist und Rezeptor in die Reaktion eingreift. Die Folge ist ebenfalls eine Verminderung der Reizes und ein damit verbundener verminderter Effekt.
- Die dritte Möglichkeit ist, daß ein nichtkompetitiver Antagonist erst dann eingreift, wenn ein Reiz ausgelöst wurde. Es kommt ebenfalls zu einer Verminderung des Effektes.

c. Funktionelle und physiologische Antagonisten

Der funktionelle Antagonist übt an einem *anderen* Rezeptor eine agonistische Wirkung aus, was einen Reiz zur Folge hat, der dem konkurrierenden Agonisten entgegenwirkt. Um beim Beispiel der Allergie zu bleiben, wird die Bronchokonstriktion durch Histamin mit betaadrenergen Substanzen wie Adrenalin oder Fenoterol aufgehoben.

d. Chemische Antagonisten

Hierbei handelt es sich um eine Inaktivierung, die *unabhängig* vom Rezeptor abläuft. Man macht sich diesen Mechanismus besonders häufig bei Intoxikationen zunutze, indem man die chemische Reaktion des Toxins mit dem Antidot ausnutzt. So gibt man beispielsweise bei einer Intoxikation mit Bariumchlorid Natriumsulfat. Die Folge ist ein unlösliches und damit ungiftiges Reaktionsprodukt (Bariumsulfat). Neben der Interaktion mit Rezeptoren ist ein weiterer Mechanismus für die Pharmakawirkung die Beeinflussung von Ionenkanälen. Folgende Arzneimittel besitzen diesen Wirkmechanismus:
- Antiarrhythmika wie Ajmalin und Procainamid (Natriumkanäle),
- Lokalanästhetika wie Lidocain (Natriumkanäle),
- Calciumantagonisten wie Nifedipin und Verapamil (Calciumkanäle),
- Benzodiazipine (Chloridkanäle),
- Barbiturate (Chloridkanäle),
- Alkohol (Chloridkanäle).

Rezeptoren

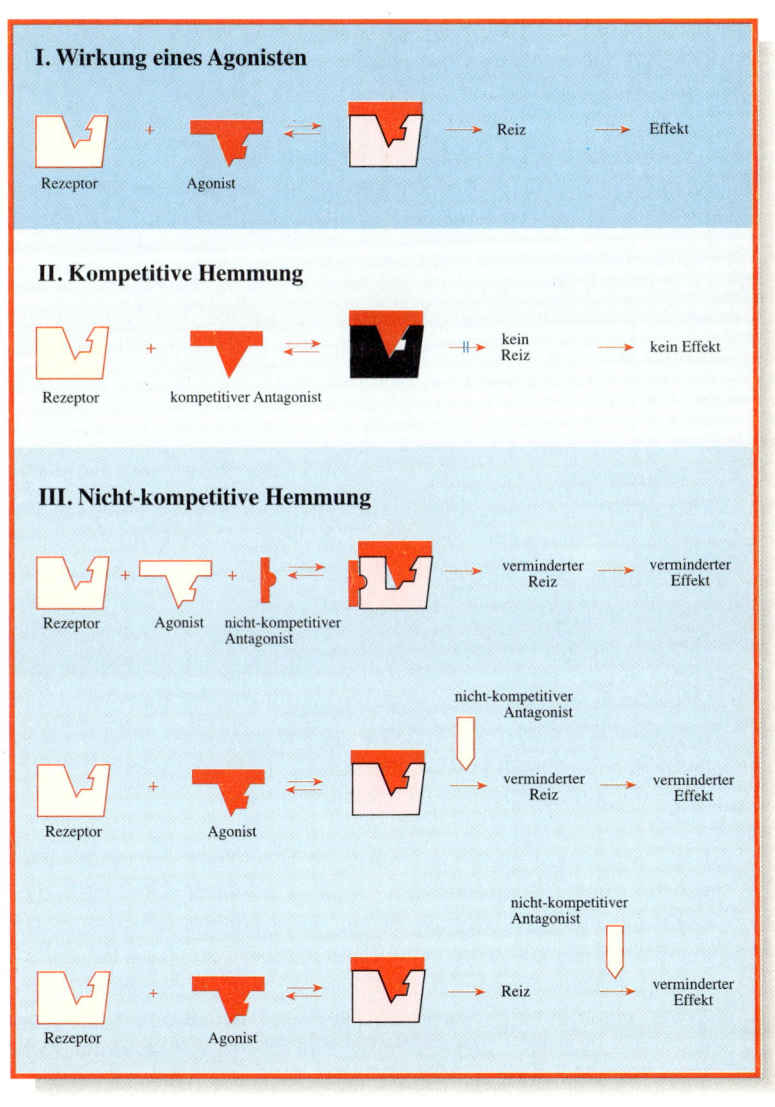

I. Wirkung eines Agonisten

Rezeptor + Agonist ⇌ → Reiz → Effekt

II. Kompetitive Hemmung

Rezeptor + kompetitiver Antagonist ⇌ –‖→ kein Reiz → kein Effekt

III. Nicht-kompetitive Hemmung

Rezeptor + Agonist + nicht-kompetitiver Antagonist ⇌ → verminderter Reiz → verminderter Effekt

Rezeptor + Agonist ⇌ → nicht-kompetitiver Antagonist ↓ verminderter Reiz → verminderter Effekt

Rezeptor + Agonist ⇌ → Reiz → nicht-kompetitiver Antagonist ↓ verminderter Effekt

Beeinflussung von Rezeptoren

e. Arzneimittelwirkungen an Transportsystemen
Durch die Beeinflussung des Elektrolyttransports wirken beispielsweise Diuretika wie Furosemid oder Herzglykoside.

f. Arzneimittelwirkungen an Enzymen
Nichtopioide Analgetika wie Acetylsalicylsäure oder Metamizol führen durch ein Hemmung bestimmter Enzyme (Cycloxygenase) zu einer schmerzhemmenden Wirkung. Das Antidot Physiostigmin (Anticholium®) wird bei Intoxikation mit parasympatholytisch wirkenden Substanzen eingesetzt und wirkt als Blocker der Cholinesterase. Die positiv inotrope Substanz Amrinon (Winkoran®) hemmt das Enzym Phosphordiesterase, wodurch es zu dem gewünschten Effekt kommt.

2.2 Dosierung

Die applizierte Menge eines Arzneimittels sollte so gewählt sein, daß sie zwar den gewünschten Effekt auslöst, jedoch keine toxischen Nebenwirkungen auftreten. Die Größe der Dosis ist von vielen Faktoren abhängig, die bei der Applikation berücksichtigt werden müssen.

Körpergewicht, Lebensalter, Begleiterkrankungen, eingeschränkte Organfunktionen sind nur einige davon. In der Notfallmedizin sollen Arzneimittel einen raschen Wirkungseintritt besitzen und gut steuerbar sein, d.h. eine kurze Halbwertzeit aufweisen. Man unterscheidet dabei die Initialdosis und die Erhaltungsdosis.

Die Initialdosis, auch als Bolusgabe bezeichnet, ist relativ hoch gewählt, um einen raschen Blutspiegel zu erreichen. Die Erhaltungsdosis dient der Aufrechterhaltung der Arzneimittelwirkung. Die ideale Dosierung wird unter anderem bestimmt durch die therapeutische Breite des Pharmakons. Dieser Quotient ist der Bereich zwischen der minimalen therapeutischen und der minimal toxischen Konzentration. Ein Arzneimittel ist um so sicherer, je größer seine therapeutische Breite ist. Bei Herzglykosiden beispielsweise ist sie sehr gering. Bereits bei einer Dosismenge über 30 % der Normaldosis

treten Nebenwirkungen auf, bei 140 % sind Intoxikationen möglich. Wenn man bedenkt, daß die mittlere Dosierung für Digitoxin 2 mg beträgt, wird klar, wie eng der therapeutische Spielraum ist.
Ein weiterer limitierender Faktor bei der Dosierung ist die Halbwertzeit des Arzneistoffes. Dies ist die Zeit, in der die Konzentration im Plasma auf die Hälfte des ursprünglichen Wertes abgefallen ist. Je kürzer die Halbwertzeit, desto kürzer ist die Wirkung und desto häufiger die Applikation. Ist die Halbwertzeit sehr gering (z.B. Dopamin = 1 Minute), so muß für eine kontinuierliche Zufuhr z.B. in Form einer Infusion gesorgt werden. Von Vorteil ist hierbei jedoch, daß eventuell auftretende unerwünschte Nebenwirkungen nach Absetzen der Medikation rasch zurückgehen. Notfallmedikamente sollten deshalb eine kurze Halbwertzeit besitzen. Das Benzodiazepin Diazepam ist beispielsweise erst nach etwa 30 Stunden, wirksame Metaboliten sogar erst nach 80 Stunden um die Häfte abgebaut. Das verwandte Midazolam (Dormicum®) hingegen bereits nach 5 Stunden. Die Halbwertzeit ist keine konstante Größe, sondern sie ist abhängig vom
- Alter und Geschlecht des Patienten
- von genetischen Faktoren
- von der Funktionsfähigkeit der Ausscheidungsorgane (Leber, Niere, etc.).

Das Lebensalter spielt bei der Pharmakokinetik vieler Arzneistoffe eine besondere Rolle, da es Parameter wie Verteilung, Metabolisierung und Ausscheidung wesentlich beeinflußt. Im Säuglingsalter ist die Eliminationshalbwertzeit herabgesetzt, nimmt mit steigendem Alter zu, um wieder im hohen Alter abzunehmen. Beim Säugling sind die Ausscheidungsorgane Leber und Niere noch nicht vollständig entwickelt, woraus eine herabgesetzte Halbwertzeit resultiert und eine Dosisreduktion erforderlich wird. So ist nach etwa 22 Stunden die Hälfte einer Pethidindosis abgebaut, beim Erwachsenen hingegen bereits nach 3 Stunden! Die Größe der Differenz wird von den Stoffeigenschaften des Arzneistoffes bestimmt. Ebenfalls herabgesetzt sind in dieser Altersgruppe die Plasmaproteinbindung und die

renale Ausscheidungsgeschwindigkeit. Erhält ein Säugling beispielsweise im ersten Lebensmonat Digoxin, so ist der Plasmaspiegel um 100 % höher als nach einer Gabe im zweiten bis zwölften Lebensmonat.
Geänderte Verhältnisse ergeben sich hingegen im Kindesalter. In diesem Lebensalter werden viele Arzneistoffe schneller als beim Erwachsenen umgewandelt. So beträgt die Halbwertzeit des Broncholytikums Theophyllin bei Kindern 3,7 Stunde, beim Erwachsenen 5,5 Stunden. Allgemein kann eine Umrechnung von Erwachsenengesamtdosen auf die Gesamtkinderdosis mit Hilfe der Körperoberfläche F erfolgen:

$$\text{Kinderdosis} = \frac{F}{1,73}$$

Bei alten Menschen nimmt die Ausscheidungs- und Umwandlungsrate vieler Arzneistoffe ab, so daß eine Dosisanpassung notwendig ist. Dieser Grundsatz wird leider häufig bei der Pharmakotherapie außer acht gelassen. Dies mag ein Grund dafür sein, daß bei alten Patienten häufiger Nebenwirkungen auftreten als bei jüngeren. Hinzu kommt, daß die Plasmaproteinbindung im Alter abnimmt, also mehr Arzneistoff ungebunden und damit wirksam im Körper zur Verfügung steht.
Auch Erkrankungen des Herz-Kreislaufsystems können einen Einfluß auf die Pharmakokinetik eines Arzneistoffes ausüben. So beinflussen Hypertonie, Herzinsuffizienz und Schock die Verteilung und Ausscheidung mit Folge einer Änderung der Perfusion in den Ausscheidungsorganen. Das Herzzeitvolumen kann dabei die Elimination beeinflussen.

2.3 Nebenwirkungen
*Neben*wirkungen sind Wirkungen eines Arzneimittels, die *neben* der Hauptwirkung auftreten. Im allgemeinen Sprachgebrauch sind damit *unerwünschte* Wirkungen gemeint. Sie lassen sich in verschiedene Gruppen einteilen:

a) Nebenwirkungen, die unmittelbar aus der unerwünschten Hauptwirkung resultieren

Diese treten besonders bei Pharmaka auf, die an mehreren Organen wirksam sind. So steigert Atropin als Parasympatholytikum die Herzfrequenz und ist deshalb bei Bradykardien indiziert. Als Nebenwirkung treten eine verminderte Motilität der Muskulatur von Magen-, Darm- und Gallenwegen auf. Am Auge führt Atropin zu einer Mydriasis. Im Rahmen einer Therapie von Bradykardien ist die Wirkung auf die Muskulatur nicht gewünscht und wird daher als (unerwünschte) Nebenwirkung betrachtet. Setzt man Atropin jedoch als Spasmolytikum ein, so wird gerade diese *Neben*wirkung zur *Haupt*wirkung und der positiv chronotrope Effekt zur Nebenwirkung. Es ist also immer eine Sache der Indikation, ob die begleitenden Wirkungen als erwünschte oder unerwünschte anzusehen sind.

Ebenso untrennbar mit der Hauptwirkung verbunden sind solche Wirkeffekte, die eine Gegenregulation des Körpers auslösen. Dieses ist dadurch zu erklären, daß alle Organe in einer Wechselbeziehung zueinander stehen. Wird dieser Regelkreis durch die Änderung eines Parameters gestört, kommt es zu einer negativen Beeinflussung des gesamten Systems. So können zum Beispiel vasodilatierend wirkende Calciumantagonisten (Nifedipin) zu einer Reflextachykardie im Sinne einer kompensatorischen Reaktion führen.

b) Nebenwirkungen, die unabhängig von der Hauptwirkung auftreten

Dies können beispielsweise lokale Unverträglichkeitsreaktionen bei Injektionen oder Auswirkungen auf andere Organsysteme sein. So wird Glukagon zur Therapie von akuten Hypoglykämien eingesetzt, da es die Glykoseneubildung und -ausschüttung steigert. Unabhängig von diesem Wirkmechanismus besitzt es eine positiv inotrope, chronotrope und dromotrope Nebenwirkung. Dieser Effekt kann bei therapieresistenter, nicht auf Glykoside ansprechender Herzinsuffizienz genutzt werden.

c) Nebenwirkungen im Rahmen einer Arzneimittelüberdosierung

Die bisher aufgeführten Nebenwirkungen können auch bei sachgemäßer Anwendung und bei therapeutischen Dosismengen auftreten. Demgegenüber stehen solche unerwünschten Effekte, die bei einer Überdosierung, falscher Applikationsweise oder Verwechslung im Sinne einer Intoxikation auftreten. Der Terminus »Nebenwirkung« ist nicht korrekt, da es sich um eine Auswirkung in Folge unsachgemäßer Arzneimittelanwendung handelt.

d) Nebenwirkungen, die situations- und patientengebunden auftreten

Bei diesen unerwünschten Effekten handelt es sich um solche, die nur bei besonders prädisponierten Personen auftreten:
- Allergische Reaktionen
- Nebenwirkungen in bestimmten Lebensphasen (Embryonal, Kindes- und Greisenalter)
- Nebenwirkung in Verbindung mit bestimmten Organfunktionsstörungen (Niereninsuffizienz etc.)
- Genetisch bedingte abnorme Reaktionen (Idiosynkrasie).

2.4 Arzneimittelwechselwirkungen

Bei der Wechselwirkung, auch als Interaktion bezeichnet, kommt es im Körper zu einer gegenseitigen Beeinflussung der eingesetzten Pharmaka untereinander. Die Wirkung der einzelnen Medikamente kann dabei entweder abgeschwächt, aufgehoben oder verstärkt werden. Das Auftreten solcher Interaktionen in der Notfallmedizin ist leicht vermeidbar, da die Zahl der eingesetzten Medikamente relativ gering ist. Doch diese Annahme stellt einen Trugschluß dar. Verglichen mit den auf dem Arzneimittelsektor verfügbaren Arzneimitteln (ca. 15.000) ist die Auswahl von etwa 50 im Rettungsdienst zwar gering, doch kann häufig nicht vorhergesehen werden, welche Arzneimittel der Patient zuvor bereits eingenommen hat. Auf dem Weg des Arzneimittels durch den Körper ergeben sich zahlreiche Möglichkeiten der Arzneimittelwechselwirkung:

• *Bei der Resorption*
Bei der Aufnahme (meist aus dem Magen) kann es zu einer Steigerung bzw. Verminderung der resorbierten Menge und/oder der Resorptionsgeschwindigkeit kommen. Dieser Vorgang ist von zahlreichen Faktoren abhängig, auf die hier jedoch nicht näher eingegangen werden soll, da die orale Applikation in der präklinischen Notfallmedizin eine untergeordnete Rolle spielt.

• *Bei der Verteilung*
Arzneistoffe werden reversibel an Gewebe und Plasmaproteine gebunden. Es handelt sich hierbei um eine Gleichgewichtsreaktion, die abhängig ist von den physikochemischen Eigenschaften des Arzneistoffes, der Affinität zum Rezeptor und der Gegenwart anderer Pharmaka. Bei der Gewebeverteilung kommt es dann zu Wechselwirkungen, wenn die Arzneistoffe um die gleiche Bindungsstelle konkurrieren.
Erhält der Patient Arzneistoff A, so besitzt dieser die entsprechende Bindungsstelle und übt einen Effekt aus. Gelangt zu diesem Zeitpunkt Arzneistoff B in den Körper zur Verteilung, kann er sich nicht an die entsprechende Stelle binden, da diese bereits von Arzneistoff A besetzt ist. Die Folge ist eine Verteilung im Blut.

Plasmaproteinbindung
Nur der freie, ungebundene Arzneistoff ist wirksam. Verdrängt ein Arzneistoff einen anderen aus seiner Bindung, so gelangt der vorher gebundene plötzlich zur Wirkung. Besonders bei Pharmaka mit hoher Plasmaproteinbindung kann eine solche Interaktion zu toxischen Plasmaspiegeln und damit zu Überdosierung im Sinne einer Intoxikation führen. Das Ausmaß der Verdrängung ist abhängig von der Konzentration und der Affinität der beteiligten Pharmaka. Orale Antikoagulantien, Salicylate, Thiazid-Diuretika und Muskelrelaxantien haben eine hohe Plasmaproteinbindung (über 90 %). Appliziert man beispielsweise einem Patienten mit zurückliegendem Infarkt, der zur Reinfarktprophylaxe das Antikoagulanz Marcumar® erhält, das Analgetikum Aspisol®, so verdrängt das Schmerzmittel

den Gerinnungshemmer aus seiner Proteinbindung. Die mögliche Folge ist ein erhöhter Marcumarblutspiegel mit schweren Blutungskomplikationen in Folge einer Gerinnungsstörung.

• *Bei der Elimination*
Die Ausscheidung erfolgt über den Weg der Metabolisierung und der Exkretion über Niere und Galle. Beeinträchtigt ein Arzneistoff diesen Teil der Körperpassage, so kann die Halbwertzeit verändert werden, d.h. der Wirkstoff kann kumulieren oder schneller abgebaut werden.

• *Bei der Biotransformation*
Pharmaka werden mit Hilfe von biochemischen Reaktionsprozessen umgewandelt. Fördert man dabei die Ausschüttung von abbauenden Enzymen, kommt es zu einem vermehrten Abbau und damit zu einer reduzierten Wirkung des Arzneistoffes.
Folgende Pharmaka können zu einer Enzyminduktion führen:
- Babiturate
- Tolbutamid (orales Antidiabetikum)
- Cortison
- Diphenhydramin

und beeinflussen somit den Abbau folgender Arzneistoffe:
- Analgetika
- Antikoagulanzien
- Hypnotika
- Antihistaminika
- Antiphlogistika.

2.5 Inkompatibilitäten

Die zuvor besprochenen Wechselwirkungen zwischen Arzneimitteln laufen im Körper (in vivo) ab, wohingegen die Inkompatibilitäten bereits in vitro, also im Infusionsbehälter auftreten. Der Charakter einer Inkompatibilität ist ausschließlich negativ zu bewerten, da die pharmakologische Wirkung des Arzneistoffes herabgesetzt oder aufgehoben wird.

Zu diesem Mechanismus kann es bei der Zubereitung, Herstellung oder Lagerung kommen. Im Bereich der präklinischen Notfallmedizin trifft dies hauptsächlich bei der Zubereitung parenteraler Lösungen zu, z.b. wenn Arzneistoffe einer Infusionslösung zugesetzt werden oder eine Mischspritze hergestellt wird.

Folgende Reaktionen sind dabei möglich

Der Arzneistoff reagiert mit:
- einem Hilfsstoff
  (Konservierungsmittel, Stabilisator, Puffer)

Der Arzneistoff reagiert mit:
- einem Lösungsmittel
- einer Trägerlösung
- dem Infusionsbehältnis
- dem Zuleitungssystem
- einem anderen Arzneimittel

Das Lösungsmittel reagiert mit:
- dem Infusionsbehältnis oder der Trägerlösung

Verschiedene Trägerlösungen reagieren untereinander.
Hinzu kommen Faktoren wie:
- Licht
- Luftsauerstoff
- Temperatur
- zu lange Lagerung im zubereiteten Zustand
- falsche Verdünnung.

Viele Inkompatibilitäten lassen sich nicht vorhersehen, da, wie oben angeführt, neben dem eigentlichen Arzneistoff auch Hilfsstoffe für eine Interferenz verantwortlich sein können. Diese Problematik stellt sich im besonderen Maße bei Generika, also Präparate, die zwar vom Inhaltsstoff nach Art und Menge mit dem Originalpräparat identisch sind, jedoch nicht in der Zusammensetzung der Hilfsstoffe. Man sollte deshalb nur dann eine Mischung anfertigen, wenn man sicher ist, daß die entsprechenden Pharmaka miteinander kompatibel sind.

Es reicht hier nicht, sich auf sein Auge zu verlassen, denn neben sichtbaren Inkompatibilitäten, die durch Ausfällung, Niederschlag oder Farbveränderung charakterisiert sind, gibt es larvierte Unverträglichkeiten. Hierbei laufen physikalisch-chemische Reaktionen wie Zersetzung, Adsorption, Komplex- und Salzbildung ab. Neben einer »bloßen« Wirkungsverminderung sind Nebenwirkungen bis hin zur Intoxikation möglich.

Zur sichtbaren Ausfällung von Arzneistoffen kommt es meistens durch eine herabgesetzte Löslichkeit, z.B. infolge einer Verschiebung des pH-Wertes. Ein bekanntes Beispiel hierfür ist die Unverträglichkeit von Adrenalin mit Natriumbicarbonat.
Zu einem Aussalzeffekt kommt es, wenn ein Arzneistoff in Form eines Salzes in einer zu hohen Konzentration in ein Medium gelangt. Wird hierbei das Löslichkeitsprodukt überschritten, kommt es zur Ausfällung, so wie bei Furosemid, wenn die zugesetzte Menge zu hoch ist.

Inkompatibilitäten können durch verschiedene Umstände forciert werden. So ist die Gefahr beim Zumischen eines Arzneistoffes zu einer Infusionslösung größer als beim Zuspritzen zu einer laufenden Infusion. Grund hierfür ist die längere Kontaktzeit und die ungenügende Verteilung beim Zumischen.
Nachfolgend sollen einige Beispiele für häufige Inkompatibilitäten unterschiedlicher Relevanz angeführt werden:

Arzneistoff A®	**Arzneistoff B**®
Adrenalin	alkalische Lösungen
Akrinor	Dextrane
Alupent	alkalische Lösungen
Arterenol	alkalische Lösungen
Brevibloc	alkalische Lösungen, Furosemid, Diazepam, Thiopental
Euphyllin	Atosil, Glucose-, Fructose-, saure Lösungen
Atosil	Euphyllin, Heparin, Kortikoide
Barbiturate	saure Lösungen, Succinylcholin
Brevimytal-Na	Jonosteril
Buscopan	alkalische oder oxidierende Lösungen
Calciumsalze	Atosil, Solu-Decortin H, Bicarbonat
Dextrane	Atosil, Barbiturate, Konakion, Streptokinase
Digitalisglykoside	nicht mischen
Distraneurin	Adsorption an PVC und Polyäthylen
Dobutrex	Furosemid, Heparin-Na, alkalische Lösungen oder Bisulfit (Stabilisator) UND Ethanol
Dolantin	alkalische Lösungen
Dopamin	Furosemid, Euphyllin, Haemaccel, lichtempfindlich
Ebrantil	alkalische Lösungen
Effortil	alkalische oder oxidierende Lösungen
Gilurytmal	Lasix, alkalische Lösungen
Heparin-Na	Atosil, Hydrokortison, mit Zuckerlösungen begrenzt stabil
Isoptin	Marcumar, Novalgin, alkalische Lösungen
Lasix	Auskristallisation bei Konzentration über 40 mg in sauren Lösungen, Glucoelsg., HAES, Jonosteril

Arzneistoff A®	Arzneistoff B®
Narcanti	hochmolekulare oder alkalische Lösungen
Nitroglycerin	Adsorption an PVC
Novalgin	Isoptin, Psyquil, nicht zur Infusion geeignet, da Hydrolyse
Pantolax	Jonosteril
Paspertin	alkalische Lösungen
Psyquil	Euphyllin, Novalgin
Succinylcholin	alkalische Lösungen
Temgesic	nicht zumischen
Thiopental	Ringerlsg., Jonosteril
Tramal	Diazepam, Nitroglycerin, Rohypnol
Trapanal	alkalische Lösungen
Valium	HAES, Jonosteril, nicht mischen, da ethanolhaltig, auch Adsorption an PVC-Material
Xylocain	alkalische Lösungen

Beeinflussung des peripheren Nervensystems

3. Anatomie/Physiologie

Das Nervensystem mit seinen Sinnesorganen, den Rezeptoren und Erfolgsorganen dient dem Organismus als Informations-, Koordinations- und Steuerungssystem. Es hat dabei die Aufgabe, endo- oder exogene Reize aufzunehmen, umzuwandeln, zu übertragen und zu verarbeiten. Die Grundeinheit stellt dabei das Neuron dar, das
- aus Zellkörper mit Zellkern,
- dem effektorischen Leitungsbereich mit dem Neurit und Axom sowie Myelinscheide und
- der Motorischen Endplatte der Muskelfaser als Übertragungsbereich besteht.

Die Ausläufer des Zellkörpers, die Dendriten, dienen als rezeptorische Areale, die Neuriten haben effektorische Funktionen. An den Nervenendigungen, den Synapsen, erfolgt die Erregungsübertragung meist mit Hilfe von chemischen Botenstoffen, den sog. Neurotransmittern.

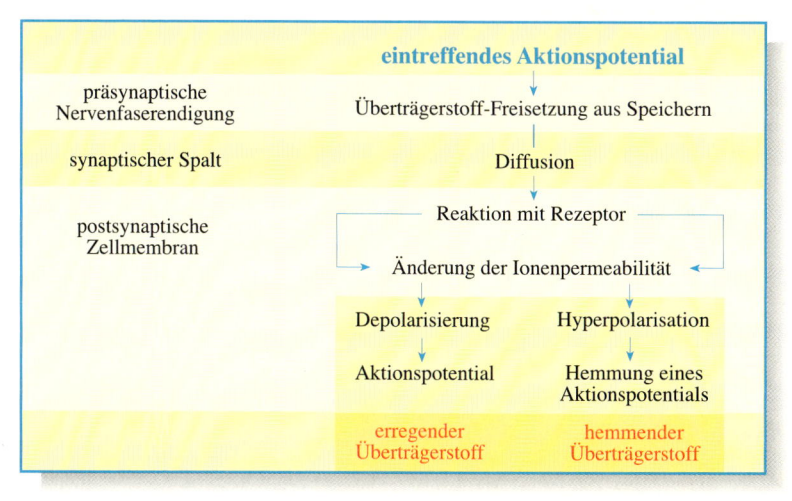

	eintreffendes Aktionspotential	
präsynaptische Nervenfaserendigung	Überträgerstoff-Freisetzung aus Speichern	
synaptischer Spalt	Diffusion	
postsynaptische Zellmembran	Reaktion mit Rezeptor → Änderung der Ionenpermeabilität	
	Depolarisierung	Hyperpolarisation
	Aktionspotential	Hemmung eines Aktionspotentials
	erregender Überträgerstoff	hemmender Überträgerstoff

Physiologie Nervensystem

Die Nervenfasern des autonomen Nervensystems sind verantwortlich für die Steuerung
- der Hohlorgane,
- der Drüsen,
- den Energiestoffwechsel der Gewebe und
- die Funktion des Blutgefäßsytems.

Auf der Ebene des Hirnstammes und des Rückenmarks trennen sich die Nervenfasern des peripheren autonomen Systems in zwei Systeme:
- den Parasympathikus, der vom Vagus, entspringend aus dem verlängerten Mark, gebildet wird und
- den Sympathikus, bestehend aus dem Grenzstrang, der durch rechts und links der Wirbelsäule liegende Ganglien gebildet wird, die zu den vegetativen Organen laufen.

Die meisten inneren Organe werden im Sinne einer zweizügeligen Steuerung von beiden Systemen beeinflußt. So ist eine unterschiedliche Organaktivität und eine adäquate Adaption an exogene Einflüsse möglich. Sympathikus und Parasympathikus üben meist eine entgegengesetzte Wirkung am betreffenden Organ aus. Eine sympathische Erregung löst eine ergotrope Reaktion aus, d. h. die Fähigkeit zur Arbeitsleistung und Auseinandersetzung mit der Umwelt wird erhöht. Eine parasympathische Beeinflussung hingegen führt zu einer trophotropen Reaktion, die der Wiederherstellung der Leistungsfähigkeit dient. So wird hierbei die Tätigkeit der Verdauungsdrüsen und der Darmmuskulatur gesteigert, während die Kreislauf- und Atemtätigkeit abnimmt.

Die Funktion der vegetativen Organe wird von zusätzlichen Neuronen beeinflußt, die als Überträgerstoffe auch Serotonin, Histamin, Aminosäuren und Peptide benutzen.

Eine Vielzahl von Arzneimitteln haben ihren Hauptangriffspunkt im Bereich des sympathischen und parasympathischen Nervensystems. Man kann sich beide Systeme dabei als Balkenwaage vorstellen. Je nachdem, welche Waagschale stärker belastet wird, dessen System wird angeregt. Arzneimittel können dabei eine anregende

(agonistische) oder blockierende (antagonistische) Wirkung ausüben, die sich auf eines oder auf beide Nervensysteme bezieht. Um das pharmakologische Profil der Arzneimittel mit Wirkung, Nebenwirkung und Toxikologie vollständig verstehen zu können, ist die Kenntnis der Physiologie des autonomen Nervensystems unerläßlich. Bevorzugte Angriffspunkte von Pharmaka im peripheren Nervensystem sind:
- Synapsen und Ganglien
- Synapsen am Ende von Nerven des autonomen Nervensystems (postganglionär)
- Synapsen an motorischen Endplatten
- die Neuronen selbst.

Ganglienblocker
Die Erregungsübertragung in den Synapsen der sympathischen und parasympathischen Ganglien erfolgt durch Acetylcholin als Überträgerstoff (cholinerg). Stoffe, die hier eine Erregungsübertragung blockieren, werden als Ganglienblocker bezeichnet. Als Arzneimittel sind sie nicht relevant. Ein typischer Vertreter dieser Gruppe ist das Nicotin.
Postganglionäre Erregungsübertragung:
Die Synapse zwischen dem Ende der postganglionären Nervenfaser und dem Erfolgsorgan ist ein weiterer Angriffsort für Arzneimittel. Die Erregungsübertragung wird durch unterschiedliche Neurotransmitter ausgelöst:
- Beim postganglionären Sympathikus durch Noradrenalin (adrenerg),
- am postganglionären Parasympathikus durch Acetylcholin (cholinerg).

Postganglionäre Erregungsübertragung am Sympathikus
Der Botenstoff Noradrenalin wird in den sympathischen Nervenenden gebildet und in den synaptischen Bläschen (Vesikeln) gespeichert. Durch den Impuls einer Erregung wird mit Hilfe von Kaliumionen das gespeicherte Noradrenalin in den synaptischen Spalt frei-

gesetzt und löst eine Erregung an den adrenergen Rezeptoren aus, die zu einer Wirkung am Erfolgsorgan führt. Im Nebennierenmark gebildetes Noradrenalin und Adrenalin gelangen außerdem über die Blutbahn zu den Rezeptoren und lösen eine Wirkung aus.
Es existieren zwei Gruppen von adrenergen Rezeptoren:
- Alpha- Rezeptoren, deren eine Erregung eine Kontraktion der Gefäßmuskulatur auslöst, und
- ß-Rezeptoren, deren Erregung zu einer Erschlaffung der Gefäßmuskulatur und am Herzen zu einer positiv inotropen und chronotropen Wirkung führt.

Die Wirkung von Adrenalin und Noradrenalin an einem Organ hängt von der Art der Rezeptoren und vom Grad der Erregung ab.

Am postganglionären Sympathikus angreifende Arzneimittel
Der Eingriff durch Arzneimittel auf die Erregungsübertragung geschieht über verschiedene Mechanismen:
a) Direkte Sympathomimetika: Diese erregen die adrenergen Rezeptoren wie Adrenalin und Noradrenalin. Beispiel: alpha-sympathomimetisch sind Norfenefrin (Novadral®), ß-sympathomimetisch Orciprenalin (Alupent®) und Salbutamol (Sultanol®).
b) Indirekte Sympathomimetika: Sie fördern die Freisetzung von Noradrenalin aus dem Axon oder hemmen dessen Rückresorption aus dem synaptischen Spalt, wodurch es zu einer stärkeren Erregung der Rezeptoren kommt. Beispiel: Ephedrin.
c) Rezeptorenblocker: Blockieren adrenerge Rezeptoren, wodurch es zu einer herabgesetzten Erregung an den adrenergen Rezeptoren kommt. Beispiel: ß-Sympatholytika (ß-Blocker) wie Pindolol (Visken®).
d) Antisympathotonika: Diese Arzneimittel stören die Synthese, Freisetzung oder Speicherung von Noradrenalin, was zu einer herabgesetzten Erregung der adrenergen Rezeptoren führt. Beispiel: Clonidin (Catapresan®)

Hauptanwendungsgebiet der am postganglionären Sympatikus angreifenden Substanzen ist das Herz-Kreislaufsystem.
Die Rezeptoren sind als Bindungsstellen in den Organen lokalisiert und dabei in verschiedene Klassen und Unterklassen differenziert.
Alpha 1-Rezeptoren sind lokalisiert in
- Auge
- Haut
- Skelettmuskulatur
- Abdominalgefäße
- Gehirn
- Niere
- Venen
- Speicheldrüsen
- Sphinkter im Magen-Darm-Trakt
- innerer Blasenschließmuskel
- Uterus

Alpha 2-Rezeptoren in
- Pankreas
- Magen-Darm-Trakt

Beta 1-Rezeptoren in
- Herz
- Niere (Reninsekretion)
- Fettzellen des Stoffwechsels

Beta 2-Rezeptoren in
- Skelettmuskulatur
- Herzkranzgefäße
- Magen-Darm-Trakt
- Bronchialsystem
- Blasenwandmuskulatur
- Uterus
- Leber
- Skelettmuskulatur (Glykogenbildung).

Es wird ersichtlich, daß ein und derselbe Rezeptortyp in unterschiedlichen Organen vorkommt und dessen Anregung bzw. Blockade unterschiedliche Reaktionen hervorruft. So bewirken ß-Blocker am Herzen einen negativ chronotropen, inotropen und bathmotropen Effekt, der z. B. im Rahmen einer Tachykardie erwünscht ist, gleichzeitig führen sie im Bereich der Bronchialmuskulatur zu einer Kontraktion und können so bei Asthmatikern einen Asthmaanfall provozieren, woraus sich eine Kontraindikation für diese Arzneimittelgruppe ergibt.

Folgende Tabelle gibt einen Überblick über die Aktivierungseffekte von Sympathikus und Parasympathikus, bezogen auf adrenerge Rezeptoren.

Am Sympathikus angreifende Substanzen

Effekte der Aktivierung von Sympathikus und Parasympathikus an verschiedenen Organen

Organ oder Organfunktion	Parasympathikus-Wirkungen	Sympathikus-Wirkungen	Adrenerger Rezeptor
Auge			
M. dilatator pupillae	Ø	Mydriasis	α_1
M. sphincter pupillae	Miosis	Ø	
Ziliarmuskel	Nahakkommodation	Ø	
Tränendrüse	Sekretion ↑	Ø	
Herz			
Sinusknoten	Herzfrequenz ↓	Herzfrequenz ↑	β_1
Vorhofmuskulatur	Kontraktilität ↓	Kontraktilität ↑	β_1
AV-Knoten	Überleitungsgeschwindigkeit ↓	Überleitungsgeschwindigkeit ↑	β_1
Kammermyokard	Ø	Kontraktilität ↑	β_1
Gefäße			
Haut, Schleimhaut	Ø	Vasokonstriktion	α_1
Skelettmuskulatur	Ø	Vasokonstriktion	α_1
		Vasodilatation	β_2
Abdominalbereich	Ø	Vasokonstriktion	α_1
Herzkranzgefäße	Ø	Vasokonstriktion	α_1
		Vasodilatation	β_2
Gehirn	Ø	Vasokonstriktion	α_1
Genitale		Vasodilatation	Ø
Niere	Ø	Vasokonstriktion	α_1
Venen	Ø	Vasokonstriktion	α_1
Magen-Darm-Trakt			
Speicheldrüsen	starke seröse Sekretion	schwache muköse Sekretion	α_1
Verdauungsdrüsen	Sekretionssteigerung	Amylaseaktivierung ↑	β_1
Gallenwege	Kontraktion	Erschlaffung	β_2
Motilität/Tonus	Zunahme	Abnahme	α_2, β_2
Sphinkteren	Erschlaffung	Kontraktion	α_1

Organ oder Organfunktion	Parasympathikus-Wirkungen	Sympathikus-Wirkungen	Adrenerger Rezeptor
Pankreas			
endokrin	Ø	Insulinsekretion ↓	α_2
		Insulinsekretion ↑	β_2
Bronchialsystem			
Muskulatur	Kontraktion	Erschlaffung	β_2
Drüsen	Sekretionssteigerung	?	
Haut			
Schweißdrüsen	Ø	Sekretion	cholinerg!
Niere und Harnwege			
Reninsekretion	Ø	Steigerung	β_1
Blasenwandmuskulatur	Kontraktion	Erschlaffung	β_2
innerer Schließmuskel	Erschlaffung	Kontraktion	α_1
Genitalorgane			
Uterus	Ø	Kontraktion	α_1
		Erschlaffung	β_2
Stoffwechsel			
Leber	(Glykogensynthese)	Glykogenolyse ↑	β_2
		Gluconcogenese ↑	β_2
Fettzellen	Ø	Lipolyse ↑	β_1
Skelettmuskel	Ø	Glykogenolyse ↑	β_2
Ø kein Effekt			nach MUTSCHLER

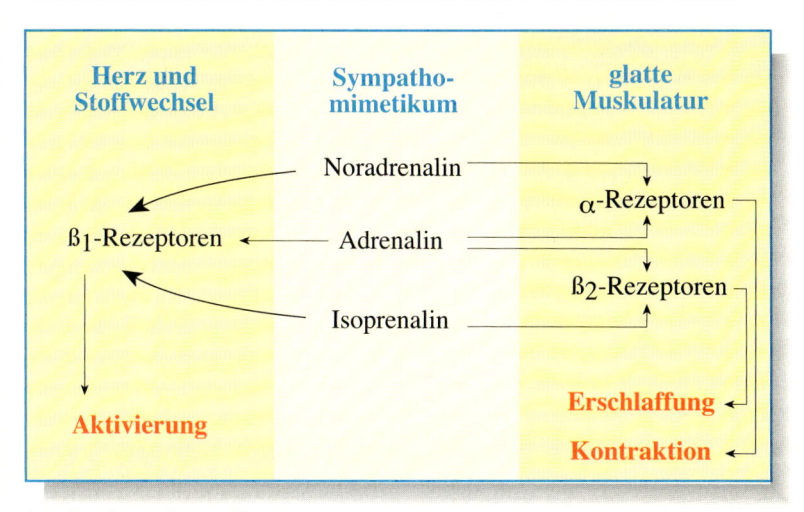

Herz und Stoffwechsel — **Sympathomimetikum** — **glatte Muskulatur**

Noradrenalin → α-Rezeptoren

β_1-Rezeptoren ← Adrenalin

β_2-Rezeptoren

Isoprenalin

Aktivierung

Erschlaffung

Kontraktion

Angriffspunkte von Botenstoffen

Am postganglionären Parasympathikus angreifende Substanzen:
Die Erregungsübertragung von der postganglionären parasympathischen Nervenfaser auf das Erfolgsorgan erfolgt durch den Überträgerstoff Acetylcholin, d. h. cholinerg. Speicherung und Freisetzung sind mit dem des Noradrenalin identisch. Das Acetylcholin reagiert am Erfolgsorgan an spezifischen Rezeptoren und löst eine Erregung infolge eines Aktionspotentials aus. Der Überträgerstoff ist auch für die physiologische Spannung von glatter und quergestreifter Muskulatur verantwortlich. Um eine Dauerkontraktion im Sinne eines Krampfes zu verhindern, wird Acetylcholin im Bruchteil einer Sekunde durch das Enzym Acetylcholinesterase wieder abgebaut.
Es existieren folgende Arzneimittelgruppen, die ihren Angriffspunkt am postganglionären Parasympathikus haben:

a) **Parasympathomimetika:**
Diese Pharmaka ahmen die Wirkung des Acetylcholins nach und führen an den cholinergen Rezeptoren zu einer Erregung. Beispiel: Pilocarpin zur Senkung des Augeninnendruckes, Muscarin aus dem Fliegenpilz. Indirekt wirken Physostigmin als Antidot und E 605 als Insektizid.

b) **Parasympatholytika:**
Sie verhindern oder hemmen eine Erregung der cholinergen Rezeptoren. Beispiel: Atropin, das Spasmolytikum Butylscopolamin (Buscopan®).

Arzneimittel, die die Erregungsübertragung vom Nerv auf den quergestreiften Muskel verhindern, werden als periphere Muskelrelaxantien eingesetzt.
Ein Beispiel ist Suxamethonium (Lystenon®, Succinyl-Asta®).

Raum für Notizen

Analgetika

Präparat	Wirkstoff	Gruppe	Ph.- Info
Aspisol®	Acetylsalicylsäure	nicht opioid	252
Buscopan®	Butylscopolamin	Spasmolytikum	258
Dipidolor®	Piritramid	opioid	262
Dolantin®	Pethidin	opioid	266
Fentanyl®	Fentanyl	opioid	272
Fortral®	Pentazocin	opioid	274
Ketanest®	Ketamin	Narko-Analgetikum	282
Morphin	Morphin	opioid	287
Novalgin®	Metamizol	nicht opioid	293
Temgesic®	Buprenorphin	opioid	301
Tramal®	Tramadol	opioid	304

Zu den Grundprinzipien einer jeden notfallmedizinischen Behandlung gehört neben der Sicherung von Atem- und Kreislauffunktion auch eine adäquate Schmerztherapie.

Der Schmerz hat primär eine sinnvolle Funktion als Alarmsignal zur Erkennung schädigender Einflüsse auf den Organismus. Ziel einer Therapie am Notfallort ist eine angemessene Analgesie. Der Schmerz hat seine Funktion als diagnostisches Instrument dank moderner Diagnoseverfahren verloren. Die Zeit, in der vor einer kompletten diagnostischen Abklärung beim Abdominalschmerz keine analgetische Therapie eingeleitet wurde, gehört zum Glück der Vergangenheit an.

Schmerzentstehung
Mechanische, thermische oder chemische Reize führen zu einer Anregung der peripheren nervösen Meldestellen für den Schmerz, den sog. Nociceptoren. Dieses sind frei endende Nervenfasern, die in allen Geweben vorkommen. Die Schmerzimpulse werden zum ZNS weitergeleitet und bereits auf Rückenmarksebene und in der Formatio reticularis, dem Thalamus und dem limbischen System verarbeitet. Man unterscheidet verschiedene Gruppen der Entstehungsmechanismen, wobei für die Notfallmedizin der *Nocizeptorenschmerz* die

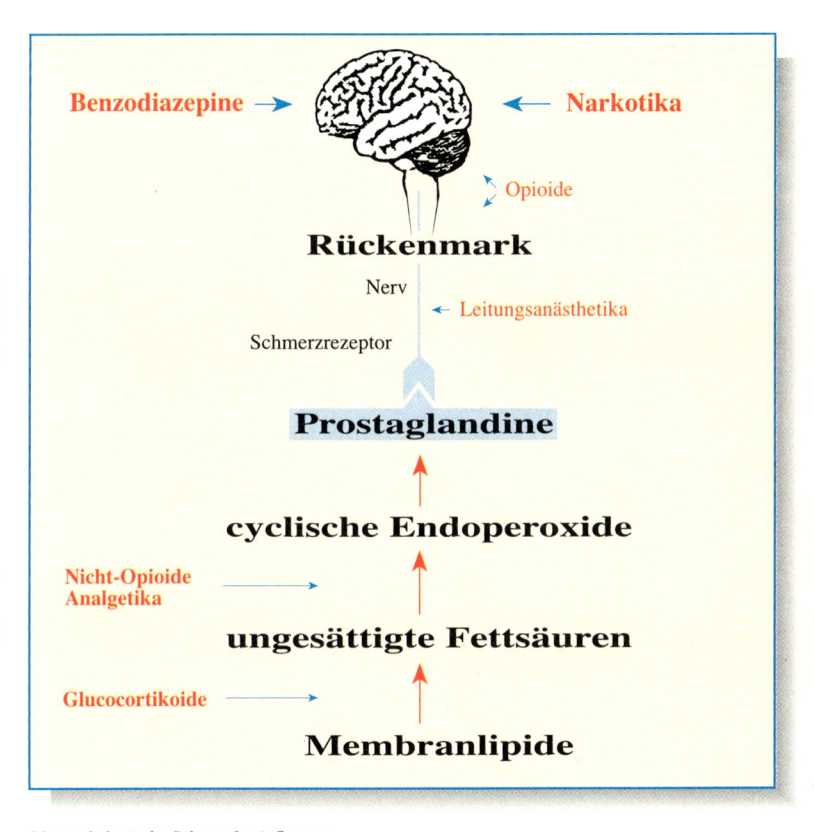

```
Benzodiazepine →   🧠   ← Narkotika
                        ↕ Opioide
              Rückenmark
                  Nerv
                   ← Leitungsanästhetika
           Schmerzrezeptor
              Prostaglandine
                   ↑
           cyclische Endoperoxide
                   ↑
Nicht-Opioide  →
Analgetika
           ungesättigte Fettsäuren
                   ↑
Glucocortikoide →
              Membranlipide
```

Pharmakologische Schmerzbeeinflussung

Schmerzart sein dürfte, die am häufigsten anzutreffen ist. Er tritt bei Entzündungen oder Traumen auf und entsteht durch eine verstärkte Freisetzung bestimmter körpereigener Stoffe. Diese alogenen Substanzen sind beispielsweise Kaliumchlorid, Wasserstoffionen und Serotonin. Weiterhin wird die Bildung schmerzauslösender Substanzen wie Bradykinin und der Prostaglandine bewirkt, wodurch es zu einer verstärkten Erregung der Rezeptoren kommt.

Das Symptom SCHMERZ hat neben der Belastung des Patienten

auch eine multiple negative Auswirkung auf viele Organfunktionen. Hauptgrund hierfür ist die mit dem Schmerz auftretende Stimulation des Sympathikus. Durch die damit verbundene Katecholaminfreisetzung kommt es zu einem Anstieg der Pulsfrequenz und des Blutdruckes. Der Sauerstoffbedarf des Herzens wird drastisch erhöht. Beim Myokardinfarkt beispielsweise kann die Inzidenz von Rhythmusstörungen und wahrscheinlich auch die Größe des nekrotisierten Gebietes durch eine frühzeitige Analgesie günstig beeinflußt werden. Mikrozirkulationsstörungen bis hin zum Organversagen im Schock sind möglich.

Der Körper schüttet bei einer Verletzung selbst endogene Opiate, die sog. Endorphine, aus, die zu einer Schmerzhemmung beitragen.

Das *ideale* Analgetikum - bis jetzt ein Traum
Das ideale Schmerzmittel sollte folgende Anforderungen erfüllen:
- Große therapeutische Breite
- Schneller Wirkungseintritt
- Intravenöse Applikationsform
- Hohe analgetische Potenz

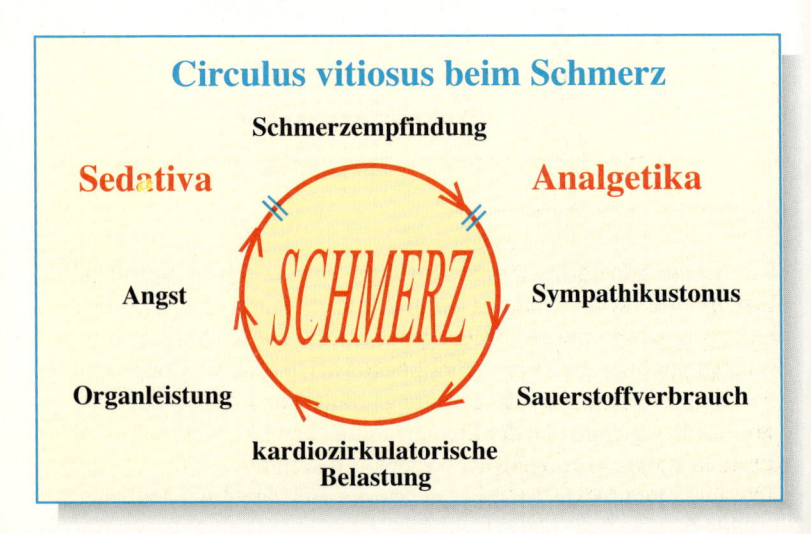

Circulus vitiosus beim Schmerz

Schmerzempfindung

Sedativa **Analgetika**

Angst SCHMERZ Sympathikustonus

Organleistung Sauerstoffverbrauch

kardiozirkulatorische Belastung

- Gute Steuerbarkeit
- Keine hämodynamische Beeinflussung
- Keine Atemdepression
- Keine anderen Nebenwirkungen (Erbrechen, Miosis etc.)
- Keine Suchtauslösung
- Gute lokale Verträglichkeit
- Keine Interaktionen und Inkompatibilitäten.

Trotz der Vielzahl der auf dem Markt befindlichen Analgetika erfüllt bis jetzt keines diese genannten Anforderungen in vollem Umfang. Diese Tatsache darf jedoch nicht davon abhalten, eine pharmakologische Schmerzbekämpfung in angemessener Dosierung durchzuführen.

Einteilung der Analgetika
Die Nomenklatur der Einteilung von Analgetika unterliegt einem ständigen Wandel, der den neuesten Erkenntnissen zum Wirkmechanismus angepaßt ist.
Die Gliederung in *schwach* und *stark* wirkende Analgetika kann nur bedingt richtig sein, da beispielsweise Acetylsalicylsäure bei bestimmten entzündlichen Erkrankungen den Schmerz stärker beeinflußt als Opiate.
Ebenso ist die Teilung in *kleine* und *große* Schmerzmittel obsolet. Die in den meisten Lehrbüchern getroffene Bezeichnung *zentral* und *peripher* wirkende Analgetika hat sich als pharmakologisch unkorrekt erwiesen, da auch „schwach" wirkende Analgetika zentrale Effekte aufweisen und Opiate und Opioide auch in der Peripherie wirksam sind. Somit ist die chemische Klassifizierung in Opiat (Opioid-) und Nicht-Opiat-Analgetika, die den neuen Erkenntnissen derzeit am meisten Rechnung trägt.

Opioide Analgetika
Pharmakologie der Opiate
Opium ist der getrocknete Milchsaft der unreifen Kapsel des Schlafmohnes. Der Name leitet sich vom griechischen Wort *opos* (= Saft) ab. Der Hauptwirkstoff ist das Morphin. Stoffe, die chemisch eng mit

Morphin verwandt sind oder ähnliche pharmakologische Wirkungen aufweisen, bezeichnet man als Opioide.

Die meisten Effekte nach der Gabe eines Opiates bzw. Opioides kann man durch die Interaktion mit den Opiatrezeptoren erklären, die sich in verschiedenen Geweben befinden. Die unterschiedlichen unerwünschten Wirkungen wie Suchtauslösung und Atemdepression lassen sich dadurch erklären, daß es nicht **den** Opiatrezeptor gibt, sondern daß verschiedene Subtypen existieren. Pharmakologisch bedeutend sind die Rezeptoren *Delta, Kappa, Mü* und *Sigma*. Um die spezifischen Wirkungen und Nebenwirkungen der Opiate verstehen zu können, ist eine Aufgliederung unerläßlich.

Mü-Rezeptor

Dieser Rezeptor ist die Hauptbindungsstelle für Opioide vom Morphin-Typ. Bewiesen ist ein Zusammenhang mit der Entstehung einer Atemdepression, einer Toleranzentwicklung, einer Miosis und der Ausbildung von Entzugssymptomen. Ebenfalls belegt ist die Beteiligung an der Entstehung der supraspinalen Analgesie und der Euphorie. Nach neueren Erkenntnissen wird noch eine weitere Unterteilung in μ, μ_1 und μ_2 vorgenommen, auf die hier jedoch nicht näher eingegangen werden soll.

Kappa-Rezeptor

Der Kappa-Rezeptor ist verantwortlich für eine Sedierung, eine spinale Analgesie, eine antikonvulsive Wirkung und eine Miosis. Der Wirkstoff Nalbuphin (Nubain®) hat an diesem Rezeptor seinen Angriffspunkt.

Sigma-Rezeptor

Diese Bindungsstelle wird mit Nebenwirkungen wie Tachykardie, Toleranz, Mydriasis und Halluzinationen in Verbindung gebracht.

Delta-Rezeptor

Der Delta-Rezeptor vermittelt Wirkungen wie Atemdepression, Toleranz, Hypotonie und Entzugssymptome.

Ausschlaggebend für die erwünschten und unerwünschten Wirkungen eines opioiden Arzneimittels ist die Affinität zu den unterschiedlichen Rezeptorsubtypen. Ziel ist es, ein Opioid zu entwickeln, das so spezifisch wirksam ist, daß man eine gut steuerbare Analgesie ohne Atemdepression und Sucht erreicht.
Am Rezeptor unterscheidet man verschiedene Bindungsarten:
- reine Agonisten:
  besetzen den Rezeptor und lösen eine Reiz aus, z.B: Endorphine, Morphin und andere Opiate.
- partielle Agonisten:
  Vertreter dieser Gruppe stimulieren den Opioid-Rezeptor wie die Agonisten, jedoch mit geringerer Aktivität. Beispiel für einen partiellen Agonisten ist Tramal®.
- gemischte Agonisten/Antagonisten:
  Diese Opioide haben sowohl agonistische als auch antagonistische Eigenschaften, d. h. auf den einen Opiatrezeptor haben sie eine blockierende (antagonistische), auf den anderen eine anregende (agonistische) Wirkung. So ist es möglich, daß sie zwar analgetisch wirksam sind, aber gleichzeitig Entzugssymptome bei einem Opiat-Abhängigen auslösen.
  Ein Beispiel ist Fortral®. An Mü-Rezeptoren reagiert es als partieller Antagonist, an Kappa- und Sigma-Rezeptoren dagegen als partieller Agonist.
  Dies ist auch der Grund, weshalb man Opioide verschiedener Substanzklassen nicht wahllos kombinieren kann. Ein solcher „Schmerz-Cocktail" birgt die Gefahr unüberschaubarer Nebenwirkungen bis hin zur Aufhebung der analgetischen Wirkung.
- reine Antagonisten
  Sie blockieren die Opiatrezeptoren, ohne eine Eigenwirkung auszuüben, und werden deshalb bei Intoxikationen als Antidot eingesetzt. Naloxon und Naltrexon gehören in diese Gruppe.

Morphinum hydrochloricum Amphiolen®

Zusammensetzung

Eine Amphiole Morphinum hydrochloricum® zu 1 ml enthält 10 bzw. 20 mg Morphinhydrochlorid.
Weiterhin stehen zur oralen Applikation MST Mundipharm® Sublingualtabletten zur Verfügung, die 10, 30, 60 oder 100 mg Morphinsulfat enthalten.

Wirkung

Die analgetische Wirkung von Morphin und seinen Verbindungen unterscheidet sich von der der nicht-opioiden Analgetika durch eine deutliche psychotrope Komponente.

- Im limbischen System wird die emotionale, negativ-affektive Schmerzreaktion vermindert. Der Patient kann den Schmerz zwar lokalisieren, empfindet ihn aber nicht mehr als bedrohlich.
- Im Rückenmark wirkt Morphin durch eine segmentale Hemmung des nozizeptiven Impulsstromes.
- Weiterhin werden im Bereich des verlängerten Markes (Medulla oblongata) Schmerzhemmsysteme aktiviert.

Neuere Untersuchungen belegen, daß Opiate auch peripher an kutanen und viszeralen sensorischen Nervenendigungen angreifen. Dies würde neue therapeutische Möglichkeiten eröffnen, da diese Substanzen nicht die Blut-Hirn-Schranke durchdringen und somit auch keine Sucht auslösen können.
Der Agonist Morphin ist bezüglich seiner analgetischen Wirkung als Leitsubstanz anzusehen. Der linksventrikuläre enddiastolische Druck (LVEDP) und der Pulmonalarteriendruck (PAP) werden nicht beeinflußt. Bei myokardialen Erkrankungen bewirkt die i.v.-Gabe eine Senkung des Sauerstoffverbrauchs und eine Abnahme des LVEDP um durchschnittlich 10%. Da Morphin ebenfalls sedierende und euphorisierende Eigenschaften besitzt, ist es deshalb besonders zur Schmerztherapie bei Myokardinfarkt geeignet.

Morphinum hydrochloricum Amphiolen®

Dosierung
10- 30 mg = 1 - 3 Amp. zu 10 mg s.c.
Die höchste Einzeldosis beträgt 30 mg, die Tageshöchstdosis 100 mg.
Die Wirkung tritt nach 3 bis 5 Minuten ein und hält 3 bis 5 Stunden
an. I.v.-Applikation: 2,5 - 15 mg = 1/4 - 1 1/2 Ampullen zu 10 mg über
5 Minuten.

Periphere Effekte von Morphin:

Magen:	Hemmung der Sekretion Tonuserhöhung Entleerungsverzögerung
Darm:	Spasmen der Ringmuskulatur, des Analsphinkters Obstipation
Gallengänge:	Tonuszunahme
Pankreas:	Hemmung der exokrinen Sekretion
Harnblase:	Tonuszunahme des Sphinkters Harnverhaltung
Blutdruck:	durch zentrale Sympathikolyse und Histaminfreisetzung Blutdruckabfall

---

Nebenwirkungen
- Die wohl gravierendste Nebenwirkung ist das Auftreten einer *Atemdepression*, die bereits bei subanalgetischer Dosierung von 4 mg auftreten kann. Die Ursache ist eine Wirkung auf den Mü-2-Rezeptor im Hirnstamm. Die Empfindlichkeit auf CO_2-Stimulation nimmt ab und bei höherer Dosierung kommt es zu einer Verlangsamung der Atmung.

Morphinum hydrochloricum Amphiolen®

Bei i.v.-Applikation therapeutischer Dosen setzt die Atemdepression nach 7, bei i.m. nach 30 und bei s.c. nach 90 Minuten ein und hält ca. 4 bis 5 Stunden an. Im Gegensatz dazu steht, daß das Gefühl der Atemnot unterdrückt wird. Der Patient verspürt keine Motivation zu atmen, er vergißt es einfach, wenn er dazu nicht aufgefordert wird. Die Gabe darf deshalb nicht bei bewußtseinsgetrübten Patienten erfolgen, wenn keine Intubation möglich ist.

- Durch eine Stimulation der Chemorezeptoren in der area postrema des Hirnstammes wird bei 40% der Patienten *Übelkeit*, bei 15% *Erbrechen* ausgelöst. Beim liegenden Patienten ist der emetische Effekt weniger ausgeprägt. Bei wiederholter Gabe tritt eine Blockade des Brechzentrums auf.
- Morphin bewirkt eine ausgeprägte *Miosis*. Im Falle einer Intoxikation sind diese stecknadelkopfgroßen Pupillen eines der Leitsymptome. Liegt beim Patienten eine Hypoxie vor, so kann hingegen eine Mydriasis auftreten.
- Durch eine Herabsetzung der sympathischen Aktivität bei gleichzeitiger Vagusaktivierung kann in höheren Dosen eine *Bradykardie* und durch eine periphere Vasodilation und Freisetzung von Histamin eine Hypotension auftreten, die bei bestehender Hypovolämie besonders gravierend ist.

Bei den Opioiden treten die gleichen Nebenwirkungen auf. Sie sind dosisabhängig stärker oder schwächer ausgeprägt. Zusätzlich kann es zu substanzspezifischen unerwünschten Wirkungen kommen.

Kontraindikationen
Wegen der tonuserhöhenden Wirkung auf die glatte Muskulatur ist Morphin bei kolikartigen Schmerzen und akuter Pankreatitis nicht geeignet.

Dolantin®

Zusammensetzung
1 ml Injektionslösung enthält 50 mg Pethidinhydrochlorid.

Wirkung
- Pethidin ist eines der ältesten morphinartigen Analgetika. Pethidin reagiert mit den Mü- und Kappa-Rezeptoren und besitzt ein dem Morphin ähnliches Wirkprofil. An Galle, Darm und Harnblase wirkt es jedoch weniger spasmogen.
- Es ist etwa 1/10 so wirksam wie die Muttersubstanz. Bei 10 bis 20% der Patienten sind die sedierenden und euphorischen Effekte stärker ausgeprägt als bei Morphin.
- Pethidin besitzt einen Ceiling-Effekt, d.h. wenn alle Opiatrezeptoren besetzt sind, kommt es trotz Dosissteigerung zu keiner Wirkungszunahme und zu keiner Steigerung der Atemdepression. Dies ist bei einer Dosis ab etwa 200 mg der Fall.

Dosierung
50 - 100 mg (1-2 ml) langsam i.v. mit 10 ml Glucose- oder Kochsalzlösung. Bei intramuskulärer und subcutaner Injektion erhält der Patient 0,5 - 3 ml.
Die Wirkung tritt nach 1 - 2 Minuten ein, hat ihr Maximum nach 15 Minuten erreicht und hält 2 - 3 Stunden an.

Nebenwirkungen
Nach rascher i.v.-Applikation sind sowohl
- Bradykardie als auch Tachykardie möglich.
- Weiterhin Hypotonie,
- Bronchospasmen,
- Übelkeit und
- Überempfindlichkeitsreaktionen.

Interaktionen
Buprenorphin und Pentazocin schwächen die Wirkung von Dolantin® durch Antagonismus ab.

Inkompatibilitäten
Die Mischung mit alkalischen Infusionslösungen führt zu einem Ausfall von Pethidin und damit zum Wirkungsverlust.

Fentanyl®

Zusammensetzung
Eine Ampulle zu 2 ml enthält 0,1 mg Fentanyl-Base, zu 10 ml 0,5 mg.

Wirkung
- Fentanyl ist ein Mü-Agonist und etwa 200mal stärker analgetisch wirksam als Morphin.
- Weiteres Einsatzgebiet ist die Neuroleptanalgesie. Fentanyl besitzt keinen Ceiling- Effekt.

Dosierung
Initialdosis zur Anästhesie: 5,0 µg/kg Kg i.v., Erhaltungsdosis 1,5 µg/kg KG. Analgesie: bis 1,5 µg/kg KG i.v. Das Wirkungsmaximum ist nach 1 - 2 Minuten erreicht, die Wirkung hält 30 Minuten an.

Nebenwirkungen
- Die ausgeprägte Atemdepression erfordert ein kontinuierliches Monitoring und Intubationsbereitschaft.
- Die Kreislaufwirkungen entsprechen denen von Morphin. Initial kann eine Blutdrucksenkung auftreten. Bei hypovolämischen und hyperkapnischen Patienten kann die Hypotension eine Dosisreduktion erforderlich machen.
- Weiterhin sind Übelkeit und Erbrechen möglich.
- Die auftretende Sedierung ist teilweise erwünscht.

Kontraindikationen
Wegen des Tonusverlustes der Bronchialmuskulatur ist die Anwendung bei Asthmatikern umstritten.

Fortral®

Zusammensetzung
1 Ampulle zu 1 ml enthält 30 mg Pentazocin.

Wirkung
- Pentazocin ist ein gemischter Agonist-Antagonist. Die analgetische Wirkung beruht hauptsächlich auf der Interaktion mit dem Kappa-Rezeptor und unterscheidet sich somit von der des Morphins.
- Die Wirksamkeit ist 3 - 6mal schwächer. Ab einer Dosierung von 1 mg/kg KG tritt ein Ceiling-Effekt auf.

Dosierung
Erwachsene erhalten 1 Ampulle (= 30 mg) i.v. Möglich ist auch die s.c. (nur in Ausnahmefällen) und i.m.-Gabe (cave: Herzinfarkt). Nach 3 - 4 Stunden kann eine Repetition erfolgen. Die maximale Tagesdosis beträgt 360 mg.
Die Wirkung tritt nach 2 - 6 Minuten ein, erreicht nach 20 Minuten ihr Maximum und hält 3 - 4 Stunden an.

Nebenwirkungen
- Fortral besitzt sedierende und atemdepressive Effekte.
- Durch sympathomimetische Wirkungen mit Erhöhung von Adrenalin- und Noradrenalinspiegel kommt es zu einem Anstieg von Blutdruck und Herzfrequenz.
- Die Folge ist eine Erhöhung des myokardialen Sauerstoffverbrauchs.
- Beobachtet wird auch ein Anstieg des Pulmonalarteriendruckes. Bei kardialen und pulmonalen Notfällen ist deshalb der Einsatz von Fortral® abzuschätzen.

Interaktionen
Da Fortral® auch partiell antagonistische Eigenschaften aufweist, kann es andere Opioide vom Rezeptor verdrängen und die Wirkung teilweise aufheben.

Fortral® ⇒ 274

Inkompatibilitäten

Fortral® ist unverträglich mit Bicarbonatlösungen, Diazepam (Valium®), Barbituraten (Trapanal®), Aminophyllin und Furosemid (Lasix®). Da diese Medikamente häufig bei Erkrankungen eingesetzt werden, die z. T. auch Fortral® als Indikation auflistet, ist besondere Vorsicht geboten.

Tramal®

Zusammensetzung
1 Ampulle zu 1 ml enthält 50 mg, zu 2 ml 100 mg Tramadolhydrochlorid.

Wirkung
Tramadol ist ein Partialagonist, der nicht unter das BtM-Gesetz fällt. Seit der Unterstellung von Fortral® unter die BtM-pflichtigen Substanzen ist Tramal® vielerorts an dessen Stelle getreten. Verantwortlich hierfür sind logistische Gründe. Es ist das einzige injizierbare Opioid-Analgetikum, das nicht der BtM-Pflicht untersteht. Die antagonistischen Eigenschaften sind nur gering ausgeprägt. Die analgetische Wirkung ist drei- bis fünfmal geringer als die von Morphin und etwa mit Pentazocin vergleichbar.

Dosierung
Initialdosis: 1,0 - 1,5 mg/kg KG langsam i.v., ggf. Repetition.
Die Wirkung setzt nach 5 - 8 Minuten ein, erreicht nach 20 Minuten ihr Maximum und hält 3 - 4 Stunden an.

Nebenwirkungen
- Es können Schwitzen, Sedierung und Übelkeit auftreten. In therapeutischen Dosen hat Tramal® keinen relevanten Einfluß auf die Atmung und den Pulmonalarteriendruck.
- Die Wirkung auf Blutdruck und Herzfrequenz ist nur sehr gering ausgeprägt.

Interaktionen
Andere Opiate verdrängen Tramadol wegen der größeren Affinität vom Rezeptor und heben damit seine Wirkung auf.

Inkompatibilitäten
Tramal® ist nicht mischbar mit Diazepam (Valium®) und beschränkt verträglich mit Flunitrazepam (Rohypnol®) und Glycerolnitrat (Nitrolingual®).

Temgesic®

⇒ 301

Zusammensetzung
1 Amp. enthält 0,3 mg, eine Sublingual-Tablette 0,2 mg Buprenorphin.

Wirkung
Buprenorphin ist gemischter Agonist-Antagonist. Es wirkt ca. 25- bis 50mal stärker als Morphin und besitzt eine Ceiling-Effekt.

Dosierung
1 - 2 Ampullen i.v. Nach 8 Stunden kann eine Repetition erfolgen. Nachteilig für den Bereich der präklinischen Notfallmedizin ist die Tatsache, daß die Wirkung erst nach 5 - 15 Minuten eintritt und nach 45 Minuten ihr Maximum erreicht. Positiv ist hingegen die lange Wirkdauer von 6 - 8 Stunden. Die Gabe kann auch in Form einer Sublingual-Tablette geschehen: 1 - 2 Tabletten unter der Zunge zergehen lassen, Wiederholung der Dosis nach 8 Stunden.

Nebenwirkungen
- Das Maximum der Atemdepression tritt erst nach 45 Minuten ein. Die negativen hämodynamischen Auswirkungen sind gering und treten erst bei höherer Dosierung auf. Hierbei kann es durch Senkung des pulmonalen und peripheren Widerstandes zu einem Blutdruckabfall und zu einer Senkung der Pulsfrequenz kommen.
- Ein Anstieg des Pulmonalisdruckes ist nicht zu erwarten.
- Verglichen mit Morphin ist die emetische Potenz geringer. Bei einer Überdosierung sind Opiatantagonisten wie Narcanti® (Naloxon) nicht wirksam! Bei einer Atemdepression wird das Analepticum Dopram® angewendet.

Kontraindikationen
Das Präparat darf nicht bei Opiatabhängigen gegeben werden.

Interaktionen
Die Wirkung von anderen Opiaten (Agonisten) kann durch Temgesic® abgeschwächt werden.

Dipidolor®

Zusammensetzung
Eine Ampulle zu 2 ml enthält 15 mg Piritramid.

Wirkung
Der Agonist Piritramid ist etwas schwächer wirksam als Morphin, 15 mg entsprechen 10 mg Morphin. Die sedierende Wirkung ist stärker ausgeprägt. Ein Ceiling-Effekt tritt nicht auf.

Dosierung
Bei der i.v.-Gabe erhält der Patient 7,5 - 15 mg, i.m.: 15 - 30 mg. Nach 6 Stunden kann eine Repetition erfolgen. Die Wirkung tritt erst nach 10 - 20 Minuten ein, hat nach 20 - 30 Minuten ihr Maximum erreicht und hält 4 - 6 Stunden an.

Nebenwirkungen
- Die Atemdepression ist geringer ausgeprägt als bei Morphin. Initial kann es zu einem leichten Blutdruckanstieg infolge einer peripheren Widerstandserniedrigung kommen.
- Die Myokardkontraktilität und der Pulmonalisdruck werden nicht beeinflußt.

Rechtliche Aspekte zum Umgang mit BtM im Rettungsdienst

Im Januar 1993 ist die novellierte Fassung der Betäubungsmittel-Verschreibungsverordnung (BtMVV) in Kraft getreten. Sie hat den Umgang mit BtM z.T. erheblich liberalisiert und trägt den Bedürfnissen aus der Praxis Rechnung.

Neu ist der § 8a BtMVV, der das Verschreiben von BtM für Einrichtungen des Rettungsdienstes und deren Teileinheiten regelt.

Nach § 2 Abs. 4 Satz 2 BtMVV dürfen BtM bis zur Menge eines durchschnittlichen Zweiwochenbedarfs der Rettungsdiensteinrichtung bzw. ihrer Teileinheit, mindestens jedoch die kleinste Packungseinheit verschrieben werden. Die Vorratshaltung soll für jedes BtM den Monatsbedarf nicht überschreiten.

Der Rettungsassistent bzw. -sanitäter darf Arzneimittel, die der Betäubungsmittelverschreibungsverordnung unterstehen, nicht selbständig verabreichen (§ 13 BtMG).

Es ist dem nichtärztlichen Assistenzpersonal erlaubt, dem Arzt bei der Applikation zu assistieren und für die ordnungsgemäße Lagerung der BtM sowie der Betäubungsmittelbücher zu sorgen.

> **Betäubungsmittel-Verschreibungsverordnung - BtMVV**
> in der Fassung vom 23. Dezember 1992 (BGBl. I S. 2483, 2487)
>
> **§ 8a Verschreiben für Einrichtungen des Rettungsdienstes**
> (1) Für das Verschreiben des Bedarfs an Betäubungsmitteln für Einrichtungen und Teileinheiten von Einrichtungen des Rettungsdienstes finden die Vorschriften über das Verschreiben für den Stationsbedarf nach § 2 Abs. 4 entsprechende Anwendung.
> (2) Der Träger oder der Durchführende des Rettungsdienstes hat einen Arzt damit zu beauftragen, die benötigten Betäubungsmittel nach § 2 Abs. 4 zu verschreiben und die monatliche Prüfung nach § 9 Abs. 3 durchzuführen.
> (3) Die Aufzeichnung des Verbleibs und Bestandes der Betäubungsmittel nach § 9 in den Einrichtungen und Teileinheiten der Einrichtungen des Rettungsdienstes obliegt dem jeweiligen behandelnden Arzt. Es sind Betäubungsmittelbücher nach § 9 Abs. 1 Satz 3 zu führen.
> (4) Der Träger oder der Durchführende des Rettungsdienstes hat einen Apotheker damit zu beauftragen, die Verschreibungen über Betäubungsmittel zu beliefern und die Betäubungsmittelvorräte in den Einrichtungen bzw. Teileinheiten der Einrichtungen des Rettungsdienstes mindestens halbjährlich insbesondere auf deren einwandfreie Beschaffenheit sowie ordnungsgemäße und sichere Aufbewahrung zu überprüfen. Zur Beseitigung festgestellter Mängel hat der beauftragte Apotheker dem Träger oder Durchführenden des Rettungsdienstes eine angemessene Frist zu setzen und im Falle der Nichteinhaltung die nach § 19 Abs. 1 Satz 3 des Betäubungsmittelgesetzes zuständige Landesbehörde zu unterrichten.

Nicht-opioide Analgetika

Im Gegensatz zu den opioiden Analgetika sind die Vertreter dieser Gruppe sehr heterogene Verbindungen, die aufgrund ihres Wirkmechanismus ein ähnliches Wirkprofil aufweisen.
Die Tatsache, daß für die präklinische Notfallmedizin vorrangig parenteral zu verabreichende Pharmaka in Betracht kommen, schränkt die Auswahl erheblich ein.

Wirkmechanismus
Prostaglandine sind Gewebshormone, die neben ihren physiologischen Funktionen an der Schmerzentstehung wesentlich beteiligt sind, jedoch selbst nicht schmerzerzeugend wirken. Sie sensibilisieren die Schmerzrezeptoren (Nozizeptoren), indem sie die Schwellendosis für andere Schmerzmediatoren wie Bradykinin, Histamin und Serotonin herabsetzen. Prostaglandine lassen sich in verschiedene Unterklassen aufteilen, die teilweise entgegengesetzte Wirkungen aufweisen. Nachfolgend eine Auswahl von beeinflußten Funktionen:
- Thrombozytenaggregation - Aggregationshemmung (Blutgerinnung)
- Broncholyse - Bronchokonstriktion (Analgetika-Asthma)
- Vasodilatation - Vasokonstriktion (Kreislaufwirkung)
- Ödembildung
- Hyperalgesie
- Fieberauslösung
- Schleimsekretion (Schutz der Magenschleimhaut).

Es leuchtet ein, wenn man pharmakologisch eine Hemmung einer endogenen Stoffgruppe bewirkt, die so unterschiedliche Angriffspunkte hat, daß es zu einer Anzahl von Wirkungen und Nebenwirkungen kommt. Dabei entscheidet das Anwendungsgebiet, ob der ausgelöste Effekt therapeutisch erwünscht oder unerwünscht ist. Gibt man beispielsweise Acetylsalicylsäure (Aspirin®) gegen Schmerzzustände, so ist die Hemmung der Blutgerinnung und damit die Gefahr von Magenblutungen etc. als unerwünschte Nebenwirkung anzusehen. Im Rahmen einer Infarktprophylaxe oder -therapie ist sie hingegen erwünscht.

Die nicht-opioiden Analgetika führen peripher zu einer Hemmung der Bildung von körpereigenen Prostaglandinen und somit zu einer Schmerzlinderung, einer Fiebersenkung und einer Unterdrückung entzündlicher Reaktionen. Darüber hinaus weisen sie mehr oder weniger zentrale analgetische Effekte auf.

Für die Notfallmedizin stehen zwei Wirkstoffe zur Verfügung, die teilweise erhebliche Unterschiede in ihrem Wirkungsspektrum aufweisen.

Aspisol®

Zusammensetzung

Eine Injektionsflasche enthält als Trockensubstanz 0,9 g DL-Lysinomonoacetylsalicylat = 0,5 g Acetylsalicylsäure. Eine Ampulle mit Lösungsmittel enthält 5 ml Wasser für Injektionszwecke.

Indikation
- Aspisol® ist für leichte bis mittlere Schmerzzustände, besonders bei koronarer Herzerkrankung, Entzündungszuständen und zur
- Thromboseprophylaxe geeignet.
  Es kann mit opioiden Analgetika kombiniert werden und bewirkt so einen analgetisch additiven und antiphlogistischen Effekt.

Wirkung

Die in Aspisol® enthaltene Verbindung stellt die wasserlösliche und damit injizierbare Form der Acetylsalicylsäure (Aspirin®, ASS) dar. Die Wirkstärke zur oralen Applikationsform ist wesentlich größer, wobei das Wirkspektrum qualitativ der oralen Form entspricht. Der Wirkstoff wirkt durch Hemmung der Prostaglandinbiosynthese
- analgetisch
- antiphlogistisch
- antipyretisch und
- hemmt die Thrombozytenaggregation (Blutgerinnung).

Daneben zeigt ASS eine Beeinflussung des Zentralnervensystems, wodurch die Wärmeregulation und damit Fiebersenkung erklärt werden kann.
Bei der Behandlung thrombotischer Erkrankungen wie Myokardinfarkt etc. steht die Hemmung der Thrombozytenaggregation im Vordergrund. Hierbei wird die Synthese von aggregationsauslösend und gefäßkonstriktorisch wirkenden Thromboxan A2 bewirkt. Dieses Prostaglandin führt zu einer Verklumpung der Blutplättchen (Thrombozyten) und damit zu einer Gerinnung und Eindickung des Blutes, was bei einem Myokardinfarkt das Geschehen negativ beein-

Aspisol®

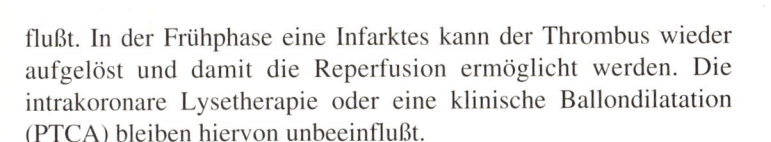

⇒ 252

flußt. In der Frühphase eine Infarktes kann der Thrombus wieder aufgelöst und damit die Reperfusion ermöglicht werden. Die intrakoronare Lysetherapie oder eine klinische Ballondilatation (PTCA) bleiben hiervon unbeeinflußt.

Dosierung
Erwachsene erhalten eine Injektionsflasche = 0,5 g langsam i. v., bei starken Schmerzen die doppelte Dosis. Die maximale Tagesdosis beträgt 5 g. Der Eintritt der analgetischen Wirkung setzt nach 4 - 10 Minuten ein, erreicht nach 20 Minuten ihr Maximum und hält 3 - 4 Stunden an. Die Thrombozytenaggregationshemmung beginnt nach 2 Minuten. Die Lösung kann einer Kurzinfusion beigemischt werden.

Nebenwirkungen
- Aspisol® zeigt keine Beeinträchtigung von Atmung und Kreislauf und keine verstärkenden Effekte von Anästhetika, Narkotika oder Sedativa.
- Es tritt keine Sedierung und keine Atemdepression ein.
- Auftreten können hingegen Magenbeschwerden bis hin zu Blutungen. Dies resultiert zum einen aus der gerinnungshemmenden Wirkung, zum anderen aus den negativen Auswirkungen auf die Schleimhaut-Schutzschicht des Magens. Für die Notfallmedizin dürfte dies, negative Ulcusanamnese vorausgesetzt, von untergeordneter Bedeutung sein.
- Das Auftreten von Überempfindlichkeitsreaktionen wie „Analgetika-Asthma" und Hautveränderungen sind selten. In sehr seltenen Fällen kann es bei Kindern zu der Auslösung des Reye-Syndroms kommen. Hierbei handelt es sich um eine sehr seltene, jedoch lebensbedrohende Erkrankung, die sich durch langanhaltendes Erbrechen und Fieber äußert.

Kontraindikationen
Wegen der erhöhten Blutungsgefahr darf Aspisol® nicht angewendet werden bei:

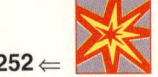

- Magen- und Zwölffingerdarmgeschwüren oder bei erhöhter
- Blutungsneigung

Weiterhin bei
- Asthmatikern,
- werdenden Müttern im letzten Drittel der Schwangerschaft und bei
- gleichzeitiger Therapie mit gerinnungshemmenden Arzneimitteln (Marcumar® etc.).

Interaktionen
- Die Wirkung von gerinnungshemmenden und blutzuckersenkenden Arzneimitteln wird erhöht,
- die von Diuretika (Furosemid, Spirolonacton) vermindert.

Novalgin®

Zusammensetzung
Eine Ampulle zu 2 ml enthält 1g Metamizol-Natrium.

Indikation
- Starke Schmerzzustände nach Verletzungen sowie
- Nieren- und Gallensteinkoliken sowie therapieresistentes Fieber.

Wirkung
Die analgetische Wirkung beruht neben der Prostaglandinhemmung wahrscheinlich auf einer Aktivierung von Neuronen der zentralen Schmerzhemmung. Es wirkt stärker analgetisch und antipyretisch als ASS und hat zudem einen spasmolytischen Effekt, der durch die Kombination mit Spasmolytika wie Buscopan® verstärkt werden kann. Die entzündungshemmenden Eigenschaften sind jedoch wesentlich geringer ausgeprägt.
Um eine dem Morphin vergleichbare Wirkung zu erreichen, müßten *theoretisch* 2,5 g appliziert werden.

Dosierung
Erwachsene erhalten 10 - 20 mg/kg KG = 1 - 2 ml (= 500 - 1000 mg) langsam über 1 - 2 Minuten i. v. Nach 4 Stunden kann eine Repetition erfolgen. Die Gabe sollte langsam und fraktioniert erfolgen. Die Wirkung setzt nach 4 - 8 Minuten ein, erreicht nach 15 Minuten ihr Maximum und dauert 3 - 4 Stunden an.

Nebenwirkungen
- Metamizol verursacht keine Atemdepression, keine Sedierung und keine gastrointestinalen Nebenwirkungen.
- Bei schneller Injektion kann es durch eine Tonusminderung der glatten Muskulatur und Senkung des peripheren Widerstandes zu einem Blutdruckabfall kommen.
- Eine extrem seltene, jedoch lebensbedrohende Nebenwirkung ist die Auslösung einer allergischen Agranulozytose.

Novalgin®

Diese Erkrankung hat eine Letalitätsrate von nahezu 10%, tritt jedoch nach der *BOSTON*-Studie in 1 : 1,1 Millionen Fällen auf.
- Ebenfalls selten ist das Auftreten eines anaphylaktischen Schocks.

Kontraindikation
Wegen der möglichen Blutdrucksenkung ist bei Patienten mit einem Blutdruck unter 100 mm Hg eine Risikoabschätzung nötig.

Inkompatibilitäten
Lösungen mit einem sauren pH-Wert führen zu einer Ausfällung von Metamizol.

Buscopan®

⇒ 258

Zusammensetzung
1 Ampulle zu 1 ml enthält 20 mg, eine Stechampulle zu 10 ml 200 mg n-Butylscopolaminiumbromid.

Indikation
- Spasmolyse bei Erkrankungen des Gallenganges und des Darmes
- Harnleiterkoliken.

Wirkung
Butylscopolaminium gehört zur Gruppe der peripher wirksamen Parasympatholytika mit zusätzlicher neurogener Beeinflussung. Wie Atropin blockiert es als Antagonist die muskarinischen Cholinrezeptoren und verhindert so die Freisetzung von Acetylcholin an den postganglionären Bindungsstellen des parasympathischen Nervensystems. Durch die Verdrängung des Neurotransmitters wird eine Erregungsübertragung verhindert. Durch die Blockierung des Parasympathikus treten folgende erwünschte Wirkungen auf:
- Tonus- und Peristaltikverminderung der glatten Muskulatur

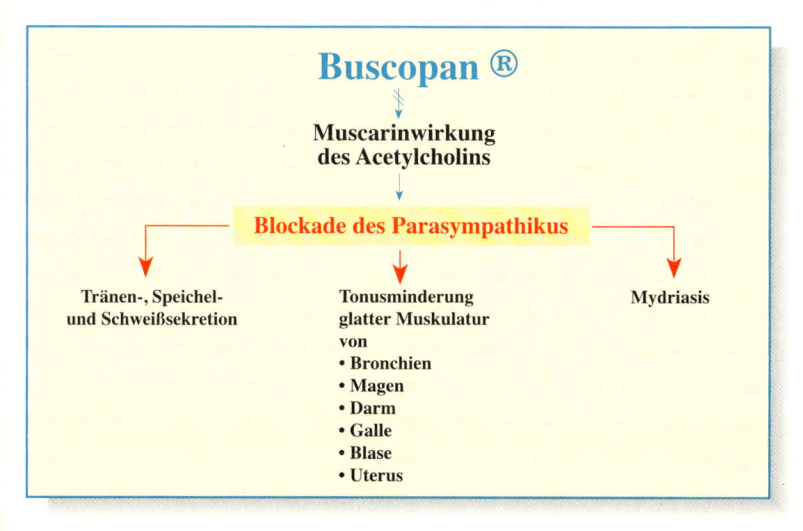

Buscopan ®

Muscarinwirkung
des Acetylcholins
↓
Blockade des Parasympathikus

Tränen-, Speichel- und Schweißsekretion	Tonusminderung glatter Muskulatur von • Bronchien • Magen • Darm • Galle • Blase • Uterus	Mydriasis

Buscopan®

im Bereich der abdominalen Hohlorgane
- Verminderung der Sekretion von Speichel-, Bronchial- und Schweißdrüsen (teilweise erwünscht).

Dosierung
1 ml (=20 mg Butylscopolaminium) langsam i. v. oder s. c.
Kinder erhalten 1/4 Ampulle. Die Wirkung tritt nach 2 - 4 Minuten (i. v.) bzw. 8 - 10 Minuten (s. c./i. m.) ein und hält mehrere Stunden an. Ggf. kann eine Repetition erfolgen. Max. Tagesdosis: 100 mg.

Nebenwirkungen
Die unerwünschten Wirkungen beruhen auf der parasympatholytischen Beinflussung.
- Infolge eines Wegfalls der schrittmacherhemmenden Parasympathikuswirkung wird die Herzfrequenz erhöht und die atrioventrikuläre Überleitung verkürzt.
- Beim Engwinkelglaukom wird durch eine Behinderung des Kammerwasserabflusses der Augeninnendruck erhöht.
- Durch Wirkung auf unterschiedliche Muskeln am Auge kommt es zu Mydriasis und Akkomodationsstörungen
- Mundtrockenheit
- Hemmung der Schweißsekretion mit Wärmestau
- Miktionsbeschwerden bis zum Harnverhalten
- Schockreaktionen sind möglich, jedoch sehr selten. Da der Wirkstoff die Blut-Hirn-Schranke nicht überwindet, sind die Nebenwirkungen quantitativ schwächer ausgeprägt als bei Atropin.

Kontraindikationen
Die Anwendungseinschränkungen ergeben sich aus den auftretenden Nebenwirkungen:
- Tachyarrhythmien
- Engwinkelglaukom
- Prostataadenom mit Restharnbildung
- Stenosen im Magen-Darm-Trakt.

Buscopan®

⇒ 258

Interaktionen

Die anticholinerge Wirkung von Antihistaminika, Pethidin und Phenothizinen kann bei gleichzeitiger Gabe verstärkt werden.
Die tachykarde Wirkung von ß-Sympathomimetika kann erhöht werden.
Buscopan® kann die spasmolytische Wirkung von Spasmo-Analgetika (Novalgin®) oder Nitrolingual® verstärken. Im Einzelfall kann eine Kombination sinnvoll sein.

Kombinations- und Stufentherapie

Aus pharmakologischer Sicht erscheint eine Stufentherapie sinnvoll, die dem Arzt eine Empfehlung an die Hand geben soll. Darüber hinaus wird das Analgetikum Anwendung finden, mit dem der Benutzer gute Erfahrungen gemacht hat und das er somit sicher einsetzen kann.

- Bei leichteren Schmerzzuständen eignen sich nicht-opioide Analgetika.
- Bei stärkerer Schmerzintensität ist eine Kombination mit zentralen Schmerzmitteln, etwa Tramadol + Metamizol oder Tramadol + ASS möglich.
- Bei stärksten Schmerzen sind stark wirksame Analgetika vom Opioid-Typ Mittel der Wahl. Auch hier kann eine Kombination erfolgen. Sei es mit Sedativa wie Valium® oder Dormicum®. Dies trägt zu einer positiven Modifizierung des Schmerzerlebens und zu einer Schmerzdistanzierung bei. Eine weitere vorteilhafte Kombination ist die Gabe von Opiaten/Opioiden mit emetischem Potential mit dem Neuroleptikum Atosil® (Phenothiazin), welches den negativen Effekt der Übelkeit teilweise antagonisiert und zu einer Anxiolyse führt.

1. Stufe ↓	Metamizol	Acetylsalicylsäure
2. Stufe ↓	Tramadol + Metamizol *oder* Tramadol + Acetylsalicylsäure	
3. Stufe	Morphin	

Stufentherapie

Wann welches Analgetikum?

Kolikartige Schmerzen
Bei spastischen Schmerzzuständen hat sich besonders Novalgin® bewährt, da es direkt auf den Muskeltonus wirkt. Auch Medikamente, die nicht zu den Analgetika gehören, können gegeben werden. So wirken Benzodiazepine wie Valium® im Bereich der Blase effektiv krampflösend. Bei Nieren- und Gallenkoliken ist der Vasodilatator Nitroglycerin vergleichbar wirksam wie Metamizol. Bei Krämpfen der Hohlorgane ist Morphin nicht geeignet.

Myokardinfarkt
Nicht-opioide Analgetika reichen hier allein meist nicht aus. Bei geringer Schmerzintensität kann Tramal® gegeben werden, das keine atemdepressorischen Effekte aufweist. Geringe Auswirkungen auf die Herzleistung sind von Vorteil.
Durch die gute analgetische Wirkung und die Vorlastsenkung ist auch Morphin sehr gut geeignet. Eine Verstärkung der infarktbedingten Übelkeit kann mit Atosil® oder Psyquil® gemildert werden.

Traumaschmerzen
Je nach Schwere der Schmerzen kommen Opiate/Opioide oder aber auch das Narkotikum Ketanest® zum Einsatz (cave: Schädel-Hirn-Trauma).
Da im Schock der intravasale Verteilungsraum verkleinert ist, ist eine Dosisanpassung notwendig. Initial sollte nur die halbe der üblichen Dosis fraktioniert gegeben werden. Sinnvoll ist die Verdünnung des Analgetikums mit physiologischer Kochsalzlösung auf 10 ml, um eine genauere Titration vornehmen zu können.
Die pharmakologische Schmerztherapie in der Notfallmedizin läßt sich treffend mit einem Zitat von PELLEGRINO beschreiben:
„Wir alle können dafür entschuldigt werden, wenn wir Patienten nicht heilen können, aber nicht dafür, daß wir nicht versucht haben, das Leiden und den Schmerz zu lindern".

Narkotika

In dieser Gruppe werden Präparate zusammengefaßt, die zur Einleitung einer Narkose verwendet werden. Erwähnt werden:

Präparat	Wirkstoff	Gruppe	Ph.-Info
Fentanyl®	Fentanyl	Neurolept-Narkotikum	272
Hypnomidate®	Etomidat	Barbituratnarkotikum	279
Ketanest®	Ketamin	Analgo-Narkotikum	282
Norcuron®	Vecuroniumbromid	periph. Muskelrelaxans	292
Succinyl®	Suxamethoniumchl.	depol. Muskelrelaxans	299
Trapanal®	Thiopental	Barbiturat	305

Auch Präparate aus der Reihe der Benzodiazepine, Valium® und Dormicum® werden zur Prämedikation eingesetzt.

Hypnomidate®

Zusammensetzung
Eine Ampulle zu 10 ml enthält 20 mg Etomidat

Indikation
- Antikonvulsivum bei Status epilepticus
- Narkoseeinleitung
- Supplementierung von Opioiden

Wirkung
- Etomidat ist ein stark wirkendes, intravenös zu applizierendes Anästhetikum mit kurzer Wirkdauer. Es besitzt keine analgetische Wirkung und muß deshalb ggf. mit Analgetika kombiniert werden.

Hypnomidate®

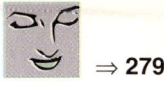

⇒ 279

- Weiterhin besitzt es einen geringen koronardilatierenden Effekt.
- Es übt - ähnlich den Barbituraten Thiopental und Methohexital - wahrscheinlich eine anregende Wirkung auf die GABA-Rezeptoren (Gamma-Amino-Buttersäure) aus. Hieraus resultiert eine dämpfende Wirkung auf die Formatio reticularis des Hirnstamms.
- Die Wirkung ist etwa 15mal stärker als die von Thiopental. Die Schlafdauer hängt von der Höhe der verabreichten Dosis ab.

Es ergibt sich folgendes pharmakologisches Profil:
- Schlagvolumenindex: weitgehend unbeeinflußt
- Herzfrequenz: weitgehend unbeeinflußt
- LVEDP: weitgehend unbeeinflußt
- Myokardialer Sauerstoffverbrauch: weitgehend unbeeinflußt
- Peripherer Widerstand: geringfügige Abnahme
- HZV: geringfügige Zunahme
- mittlerer Aortendruck: gleichbleibend oder fällt etwas ab
- Koronardurchblutung: nimmt zu (um 20%)
- Koronarer Gefäßwiderstand: nimmt ab
- Atemzugvolumen: nimmt ab (20%)
- Atemminutenvolumen: nimmt ab (20%)
- Atemfrequenz: steigt an (13%)

Die Zahlenangaben in Klammern gelten für herzgesunde Patienten und beziehen sich auf eine Einleitungsdosis von 0,3 mg/kg KG.

Etomidat senkt den cerebralen Sauerstoffverbrauch und die Hirndurchblutung. Diese Effekte sind, verglichen mit den Barbituraten, schwächer ausgeprägt. Gleiches gilt für die Herabsetzung des intrakraniellen Druckes.
Eine Anwendung im Rahmen einer Intubation bei Patienten mit

Hypnomidate®

Schädel-Hirn-Trauma ist deshalb möglich.
Ob der tierexperimentell nachgewiesene hirnprotektive Effekt infolge einer Verhinderung einer Hypoxie bzw. Anoxie auf den Menschen übertragbar ist, wird kontrovers diskutiert.
Bereits in subhypnotischen Dosen um 0,2 mg/kg KG wirkt Etomidat antikonvulsiv und kann bei therapieresistentem Status epilepticus eingesetzt werden.
Wegen des fehlenden kardiodepressiven Effektes eignet sich Etomidat gut als Narkotikum für die Kardioversion.

Dosierung
- Initial: 0,2-0,3 mg/kg KG i.v., Repetition von 0,1 mg/kg KG,
- Maximaldosis 80 mg.
  Intraarterielle Injektionen müssen vermieden werden.
- Die Wirkung tritt innerhalb von 10 Sekunden ein und hält 2-3 Minuten an.
- Durch eine Vorinjektion von Fentanyl (0,05-0,1 mg i.v.) oder Diazepam können Myoklonien und Dyskinesien verhindert werden.
- Die Erholungsphase ist mit 45-60 Minuten verhältnismäßig kurz.

Nebenwirkungen
Eine Gewöhnung, ein Nachschlafphänomen und eine Histaminfreisetzung treten nicht auf.

Als unerwünschte Wirkungen können vorkommen:
- Injektionsschmerzen (häufig)
- Unfreiwilligen Muskelbewegungen
- Die Funktion der Nebennierenrinde wird unterdrückt und führt zu einer Abnahme des Kortisolspiegels. Aus diesem Grund sollte keine kontinuierliche Infusion erfolgen.
- Ein 15-30 Sekunden andauernder Atemstillstand, besonders bei geriatrischen Patienten, ist möglich.

Hypnomidate® ⇒ 279

• Da Reflexreaktionen nur wenig beeinflußt werden, kann es im Rahmen einer Intubation zum Anstieg des arteriellen Blutdruckes sowie der Herzfrequenz kommen.

Kontraindikationen
keine

Interaktionen
• Bei gleichzeitiger Gabe von Fentanyl wird die Ausscheidung verzögert und die Aufwachphase verlängert.
• Da Etomidat zu einer geringen Senkung des peripheren Widerstandes führt, kann die Wirkung von blutdrucksenkenden Pharmaka verstärkt werden.

Inkompatibilitäten
Bei gleichzeitiger Applikation mit Barbituraten, Benzodiazepinen, Furosemid und Katecholaminen kann es zu Ausfällungen kommen.

Ketanest®

Zusammensetzung
1 Injektionsflasche enthält 10 mg (5 und 20 ml) bzw. 50 mg (2 und 10 ml) Ketaminhydrochlorid pro ml.

Indikation
- Als Kurznarkotikum für diagnostische und therapeutische Eingriffe
- zur Analgesie, zur Rettung von eingeklemmten Patienten und
- bei therapieresistentem Status asthmaticus.

Narkoseeinleitung
Indikationen zur präklinischen Narkoseeinleitung sind Polytrauma, schwere Verbrennungen, ausgeprägter Schockzustand und nicht beherrschbarer Status asthmaticus.
Die Vorteile einer Narkoseeinleitung mit Intubation sind ein sicherer Aspirationsschutz, eine optimale Ventilation und eine effektive Analgesie. Wie jedes invasive medizinische Verfahren sind auch bei der Narkose Nachteile und Kontraindikationen zu beachten. Die

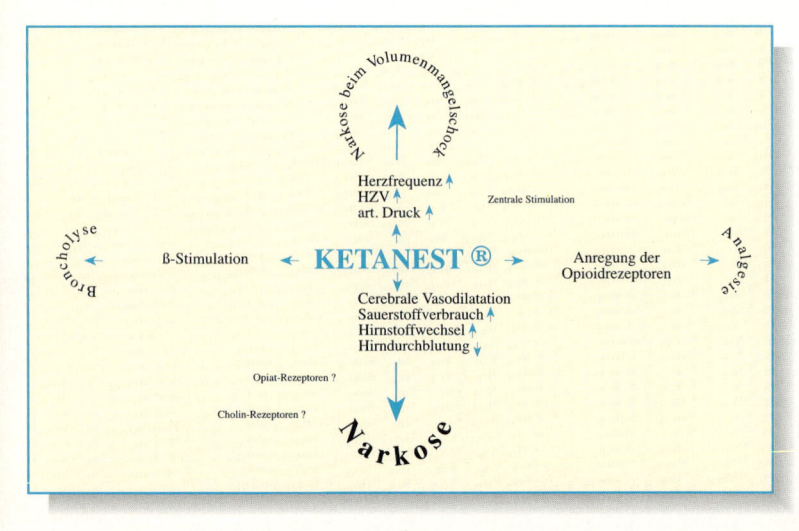

```
                    Narkose beim Volumenmangelschock
                              ↑
                         Herzfrequenz ↑
                         HZV ↑            Zentrale Stimulation
                         art. Druck ↑
                              ↑
  Bronchiolyse ← ß-Stimulation ← KETANEST® → Anregung der        → Analgesie
                                              Opioidrezeptoren
                         Cerebrale Vasodilatation
                         Sauerstoffverbrauch ↑
                         Hirnstoffwechsel ↑
                         Hirndurchblutung ↓
          Opiat-Rezeptoren ?        ↓
          Cholin-Rezeptoren ?    Narkose
```

80

Ketanest® ⇒ 282

Methode stellt besondere Anforderungen an Material und Rettungsdienstpersonal. Die Narkose am Notfallort birgt eine Reihe von Risiken: Hypoxie, Blutdruckabfall, Fehlintubation, Erbrechen, Aspiration und Überempfindlichkeitsreaktionen können auftreten.
Als *Analgetikum* ist Ketanest® bei Schmerzen indiziert, die durch Verletzungen der Extremitäten sowie Verbrennung hervorgerufen wurden. Viszerale Schmerzen, wie sie etwa bei einem Bauchtrauma auftreten, werden ebenfalls beeinflußt. Von Vorteil ist hierbei, daß bei einer Untersuchung das Ergebnis nicht beeinträchtigt wird, da die Analgesie nur kurz anhält und damit gut steuerbar ist.

Wirkung
Ketamin ist ein Narkotikum mit kurzer Wirkdauer. Es ist chemisch mit Phencyclidin verwandt, was auch unter dem Namen PCP oder „Angel dust" als haluzinogene Rauschdroge bekannt ist. Ketamin besitzt jedoch nicht diese negativen Eigenschaften.
- Es ruft eine reversible Schmerzausschaltung und eine Sedierung hervor, bei der die Schutzreflexe (Husten und Schlucken) nicht negativ beeinträchtigt werden.
- Der Muskeltonus wird gesteigert.
- Der Patient fällt nach der Gabe in eine tranceähnlichen Zustand, wobei die Augen geöffnet bleiben. Diese Form der Narkose bezeichnet man als „dissoziative Anästhesie", die mit der Neuroleptanalgesie vergleichbar ist.
- Ketamin bewirkt eine cerebrale Vasodilatation und eine Zunahme des Sauerstoffverbrauchs, des Hirnstoffwechsels und des intrakraniellen Druckes, wobei die Hirndurchblutung leicht herabgesetzt wird. Der genaue Wirkmechanismus ist noch ungeklärt. Diskutiert werden cholinerge Mechanismen sowie die Beteiligung von Opioidrezeptoren.
- Durch eine Anregung der Kreislauffunktionen kommt es zu einem Anstieg der Herzfrequenz, des Herzminutenvolumens mit erhöhtem Sauerstoffverbrauch und einer Steigerung des arteriellen Druckes.

Ketanest®

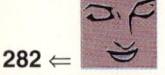

Da die Schmerzhemmung durch Opiatantagonisten aufhebbar ist, vermutet man, daß die Analgesie durch eine Beeinflussung der Opiatrezeptoren ausgelöst wird. Bei diesem Rezeptortyp nimmt man eine weitere Unterteilung vor. Ketamin bindet nur an den Typ, der für die Analgesie zuständig ist. Der Rezeptortyp, der für eine Suchterzeugung und eine Atemdepression verantwortlich ist, wird nicht besetzt. Die Analgesie tritt bereits bei Dosen ein, die unterhalb der anästhesierenden Wirkung liegen.
Besonders bei der Narkoseeinleitung beim Volumenmangelschock besitzt Ketamin gewisse Vorteile. In der Phase der Zentralisation wird durch die Gabe des Narkotikums durch den stimulierenden Effekt auf das kardiozirkulatorische System ein Zusammenbruch verhindert.

- Die Anwendung bei Patienten mit Schädel-Hirn-Trauma wird kontrovers diskutiert. Einige Studien sprechen für eine Anstieg des intrakraniellen Druckes, was bei diesem Krankheitsbild nachteilig wäre. Als Alternativmedikamente stehen hier Barbiturate oder Etomidat zur Verfügung, die hirndrucksenkende Eigenschaften besitzen.
- Die Wirkung von Ketanest beim therapieresistenten Status asthmaticus ist vielfach nachgewiesen, jedoch nicht ursächlich geklärt. Vermutet wird eine sympathomimetische Stimulation und eine damit verbundene Bronchodilatation.

Derzeit befindet sich eine Molekülvariante von Ketamin im Zulassungsverfahren beim Bundesgesundheitsamt, dessen pharmakologische Potenz deutlich größer ist als die seines Vorgängers. Im Ketanest® liegt der Wirkstoff als Gemisch (Racemat) zweier Molekülvarianten (Enantiomere) vor, die zwar die gleiche chemische Formel aufweisen, sich jedoch in der optischen Drehung anders verhalten.
Studien zeigen, daß eine der beiden Verbindungen, es handelt sich

Ketanest®

⇒ 282

hierbei um das S(+)Ketamin, eine um den Faktor 2 stärkere Wirksamkeit besitzt, besser steuerbar ist und Nebenwirkungen weniger stark ausgeprägt sind.
Ob diese Innovation das bisherige Präparat ablösen oder zusätzlich zu diesem eingeführt wird, ist noch unklar.

Dosierung
Narkotika werden nach der Beurteilung der Narkosetiefe dosiert. Es können deshalb nur Richtwerte genannt werden.
Narkoseeinleitung: initial 75 - 150 mg = 1 - 2 mg/kg KG langsam i.v. (1 - 3 Amp. zu 5 ml mit 10 mg/ml. Als Erhaltungsdosis gibt man 500 mg (5 Amp. zu 2 ml mit 50 mg/ml) auf 500 ml NaCl oder Glucose. Tropfgeschwindigkeit: 20 - 60 Tropfen/min = 1 - 3 ml/min = 1 - 3 mg kg KG/h.
Im Perfusor gelangen 500 mg auf 50 ml (5 Amp. zu 2 ml mit 50 mg/ml) mit 7,5 - 15 ml/h = 1 - 2 mg/kg KG/h zum Einsatz.
Analgesie und Status asthmaticus: 0,5 - 1 mg/kg KG.
Die Wirkung tritt nach etwa 30 bis 60 Sekunden ein und hält nach einmaliger i.v.-Injektion 5 - 10 Minuten an. Die Anästhesie dauert ca. 40 Minuten und die Amnesie hält 1 - 2 Stunden an.
Bei der intramuskulären Injektion beträgt die Initialdosis zur Anästhesie 4 - 8 mg/kg KG, der Wirkungseintritt ist nach wenigen Minuten erreicht, die Wirkdauer beträgt bis zu 25 Minuten.

Nebenwirkungen
- Bei sehr rascher i.v.-Injektion sind Atemdepressionen möglich.
- Durch die sympathomimetische Wirkung kann es zu Blutdruckanstieg (häufig) und
- Tachykardie (um 15 Schläge/min) kommen.
  Diese negativen Effekte können mit Diazepam (Valium®) abgeschwächt werden.
- Wegen einer Übererregung der Larynxreflexe kann es zu einer verstärkten Salivation kommen.
- Aufwachreaktionen sowie eine Steigerung des Hirn-

Ketanest®

druckes sind möglich. Haluzinogene Erscheinungen in der Aufwachphase wurden bisher nicht bei Kindern und älteren Patienten beobachtet.

Kontraindikationen
Ketanest® wirkt sich ungünstig auf den myokardialen Sauerstoffverbrauch aus, weshalb die Gabe bei Herzinfarkt kontraindiziert ist. Beim schweren Schädel-Hirn-Trauma mit Spontanatmung sowie bei Apoplex darf das Narkotikum wegen seiner hirndrucksteigernden Eigenschaften nicht gegeben werden.

Interaktionen
Gemeinsam mit Schilddrüsenhormonen können schwere Hypertonien und Tachykardien auftreten.

Trapanal®

Zusammensetzung
1 Stechflasche zu 20 ml enthält 0,5 g Thiopental-Natrium als Trockensubstanz, die mit 20 ml Aqua f. Injektionszwecke in Lösung gebracht wird. 1 ml der zubereiteten Lösung enthält 25 mg Wirkstoff.

Indikation
- Narkoseeinleitung und
- cerebrale Protektion bei Schädel-Hirn-Trauma (SHT).

Bei der *Narkose* handelt es sich um einen iatrogenen reversiblen Verlust des Bewußtseins. Im Gegensatz zum natürlichen Schlafzustand ist der Patient auch durch starke Reize nicht zu erwecken.

Die Haupttodesursache bei einem SHT ist der erhöhte intracranielle Druck (ICP). Man versucht den erhöhten Druck durch Kurzzeithyperventilation, Oberkörperhochlagerung oder durch pharmakologische Maßnahmen zu senken. Hierzu eignen sich bestimmte Diuretika (Mannitol), Kortikoide und Barbiturate. Für alle Methoden liegen kontroverse Studienergebnisse vor.

Die Barbiturate erfüllen nicht die Hoffnungen, die man eingangs in

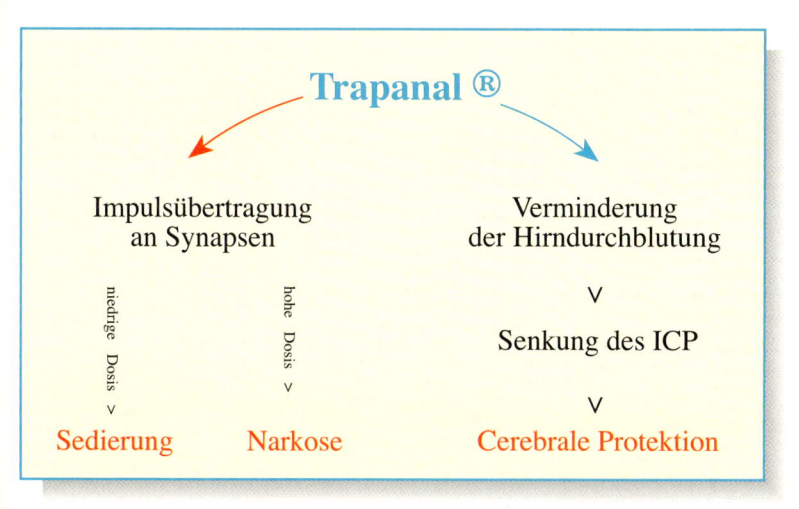

```
                    Trapanal ®
                   ↙         ↘
      Impulsübertragung      Verminderung
        an Synapsen       der Hirndurchblutung

    niedrige   hohe               v
    Dosis     Dosis          Senkung des ICP
      v         v                  v
   Sedierung  Narkose       Cerebrale Protektion
```

Trapanal®

sie gesetzt hat. Sie werden nicht mehr im Rahmen einer Reanimation oder bei posttraumatischer Hirnschädigung eingesetzt, hohe Dosierungen (bis zu 30 mg Thiopental/kg KG), wie sie SAFAR nach einer Hirnhypoxie vorschlug, gelten als obsolet.

Wirkung
Thiopental gehört zur Stoffgruppe der Barbiturate. Diese sog. schlaferzwingenden Hypnotika wirken je nach Dosierung und Applikationsweg:
- sedativ,
- hypnotisch oder
- narkotisch sowie
- antikonvulsiv.

Außerhalb der Notfallmedizin werden Vertreter dieser Stoffgruppe wegen ihrer geringen therapeutischen Breite und ihres Abhängigkeitspotentials kaum noch angewendet. Die Benzodiazepine (z.B: Valium®, Dormicum® etc.) sind an ihre Stelle getreten.
Im Bereich der Notfallmedizin treten die erwähnten Nachteile in den Hintergrund, da Barbiturate nur kurzfristig und bei schweren Erkrankungen eingesetzt werden.

Der Wirkmechanismus der Barbiturate ist bisher nicht geklärt.
Der Angriffspunkt liegt in einer relativ undifferenzierten Hemmung des ZNS. Man vermutet eine Beeinflussung bestimmter Überträgersubstanzen, die auch von den Benzodiazepinen gehemmt werden, sowie eine Hemmung des cerebralen Energiestoffwechsels. Thiopental hemmt die Impulsübertragung an den Schaltstellen der Nervenendigungen (Synapsen).
In niedriger Dosierung wird eine sedierende und hypnotische Wirkung durch eine Hemmung *vor* der Synapse (präsynaptisch) und in höherer Konzentration eine Narkose durch eine Beeinflussung *hinter* der Synapse (postsynaptisch) erreicht.
In tiefer Narkose wird eine Muskelrelaxation bewirkt. Im Gegensatz zu anderen Anästhetika, wie beispielsweise Ketanest®, tritt keine Schmerzhemmung ein. Thiopental führt sogar zu einer verstärkten

Trapanal®

Wahrnehmung der Schmerzreize. Wegen dieser Hyperalgesie erfolgt die kombinierte Gabe mit einem Analgetikum.
Für den hirnprotektiven Effekt nach SHT können mehrere Faktoren angenommen werden. Durch eine Verminderung der Hirndurchblutung wird eine Senkung des ICP erreicht. Durch eine Vasokonstriktion in gesunden Hirnbezirken kommt es zu einer besseren Versorgung durch einen Anstieg des Perfusionsdruckes der minderversorgten Areale. Der gesteigerte Stoffwechsel nach einer Hypoxie wird unterdrückt und die Bildung sog. „freier Radikale", d. h. schädlicher Stoffwechselprodukte, nach einem Sauerstoffdefizit verhindert. Entscheidend für die Wirkung ist eine frühzeitige Applikation.
Ein vergleichbares Barbiturat ist Brevimytal® (Methohexital), welches jedoch 2,5mal stärker wirksam ist und eine kürzere Wirkdauer besitzt.

Dosierung

Die Dosierung hat individuell nach Wirkung und Allgemeinzustand des Patienten zu erfolgen.
Zur Narkoseeinleitung gibt man Erwachsenen 3-5 mg/kg KG über 10 - 15 Sekunden i.v. Maximale Gesamtmenge 1 g. Die Wirkung tritt nach etwa 20 Sekunden ein und hält 5 - 10 Minuten an. Der Nachschlaf dauert 10 - 30 Minuten. Bei der Hirnödemprophylaxe erhält der Patient initial die gleiche Gabe, wobei nach jeweils 5 - 10 Minuten die halbe Dosis nachinjiziert werden kann.

Nebenwirkungen

- Recht häufig treten *erregende Effekte* wie Husten, Schluckauf und Laryngospasmen zu Beginn der Narkose auf.
- Ein *Abfall des Blutdruckes* ist nach i.v.-Gabe sehr häufig. Beim kreislaufgesunden Patienten ist die kardial depressive Wirkung von Trapanal® nur gering ausgeprägt. Bei Personen mit Hypertonie, Myokardinsuffizienz sowie Hypovolämie sind die negativ inotropen Wirkungen häufiger.

Trapanal®

- Bei Überdosierung kann es zu *ventrikulären Arrhythmien* kommen.
- Eine Abflachung der Atmung bis hin zum *Atemstillstand* ist möglich.
- Die Lösung ist durch die Zugabe von Lösungsvermittlern stark alkalisch und somit *gewebetoxisch*. Paravenöse Injektionen sind unbedingt zu vermeiden.

Kontraindikationen
- Bei Intoxikationen mit zentraldämpfenden Pharmaka und Alkohol darf Trapanal® wegen einer Wirkungsverstärkung nicht angewendet werden.
- Ebenso bei obstruktiven Atemwegserkrankungen wie Asthma, bei Schockzuständen, Herzrhythmusstörungen, drohendem Kreislaufversagen und schweren Leberschädigungen (Porphyrie).

Interaktionen
Zentraldämpfende Arzneimittel und Alkohol führen zu einer Wirkungsverstärkung.

Kreislauf

In dieser Gruppe stehen Präparate, die überwiegend kreislaufwirksam sind, wobei die Übergänge zu anderen Organsystemen wie Herz etc. z. T. fließend sind.

Präparat	Wirkstoff	Gruppe	Ph.-Info
Arterenol®	Noradrenalin	Sympatho-mimetikum	251
Akrinor®	Theophyllinderivat	Kreislauf-Analeptikum	246
Catapresan®	Clonidin	Alpha-Sympatho-mimetikum	260
Dobutrex®	Dobutamin	Sympatho-mimetikum	264
Ebrantil®	Urapidil	Sympatho-lytikum	268
Effortil®	Etilefrin	Sympatho-mimetikum	269
Lasix®	Furosemid	Diuretikum	285
Novadral®	Norvenefrin	Sympatho-mimetikum	-

Akrinor®

Zusammensetzung

1 Ampulle zu 2 ml enthält 200 mg Cafedrinhydrochlorid und 10 mg Theoadrenalinhydrochlorid.

Indikation
- Hypotonie durch vegetative Dysregulation.

Die Ursachen für eine Hypotonie durch akute Vasodilatation sind vielfältig:
- Orthostatische Kreislaufregulationsstörungen,
- starke Schmerz- oder Schreckreize,
- Stoffwechselerkrankungen oder
- Schockgeschehen.

Akrinor®

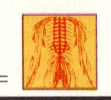

Auch Medikamente können, besonders bei Überdosierung, einen auslösenden Faktor darstellen. In Frage kommen Antihypertonika, Antidepressiva sowie Phenothiazine.

Häufig folgt einer starken Hypotension eine Bewußtlosigkeit. Hält diese nur sehr kurzzeitig an und wird durch die liegende Position aufgehoben, so spricht man von einer Synkope. Die erste Maßnahme ist hier eine Autotransfusion mit anschließender Schocklage.

Die Gefäßdilatation kann kombiniert mit einer Bradycardie auftreten, wodurch das Herzzeitvolumen so weit herabgesetzt werden kann, daß durch eine cerebrale Hypoxie Bewußtlosigkeit eintritt.

Für die Therapie des hypovolämischen Schocks ist Akrinor® nicht geeignet, da hierbei bereits eine maximale Gefäßverengung vorliegt, die sich durch die Gabe des vasokonstriktorisch wirkenden Arzneistoffes nicht verstärken läßt. Beim anaphylaktischen Schock sind neben Cortikoiden Adrenalin und Volumen die Mittel der Wahl.

Hauptanwendungsgebiet ist eine Hypotension mit oder ohne Synkope, die durch vegetative Beeinflussung ausgelöst wurde.

Wirkung

Akrinor® ist eines der wenigen in der präklinischen Notfallmedizin gebräuchlichen Arzneimittel, das mehr als einen Wirkstoff enthält. Grundsätzlich sind Monopräparate vorzuziehen, da Wirkung und Nebenwirkung überschaubarer sind, was insbesondere bei anaphylaktischen Reaktionen oder Überdosierungen gilt. Ein Kombinationspräparat sollte immer nur dann angewendet werden, wenn klare Vorteile für diese Kombination sprechen.

Beim Akrinor® wirken beide Arzneistoffe synergistisch, d. h. sie ergänzen sich gegenseitig in ihrer antihypotonen Hauptwirkung. Die Wirkung von Theoadrenalin (gebildet aus Theophyllin und Noradrenalin) setzt rasch ein, klingt jedoch schnell wieder ab. Cafedrin (aus Theophyllin und Norephedrin) besitzt hingegen einen verzögerten Wirkungseintritt mit langer Wirkdauer. Das Kreislaufanaleptikum gehört zur Gruppe der ß-Sympathomimetika. Beide Wirkstoffe sind Verbindungen des Bronchospasmolytikums Theophyllin und bewirken eine

Akrinor® ⇒ 246

- Erhöhung des arteriellen Blutdruckes. Während der systolische Wert stark ansteigt, ist die Erhöhung des diastolischen Druckes gering, so daß die Amplitude durch eine Vergrößerung des Herzschlagvolumens erhöht wird.
- Das Herzminutenvolumen wird gesteigert,
- die Herzfrequenz nimmt geringfügig ab.
- Die Durchblutung des Myokards wird verbessert und der Herzmuskelstoffwechsel positiv beeinflußt.
- Der Lungenarteriendruck und der enddiastolische rechtsventrikuläre Druck werden kurzfristig und geringfügig erhöht. Grund hierfür könnte eine Zunahme des venösen Rückstromes sein. Hinzu kommt eine Mobilisierung von Blutreserven aus dem kapazitiven Venensystem.

Dosierung

1 Ampulle zu 2 ml intramuskulär. In lebensbedrohlichen Situationen oder wenn ein sofortiger Wirkungseintritt erwünscht ist, 1/2 - 1 Ampulle langsam (1ml/min) intravenös.
Der Wirkungseintritt erfolgt bei der i.m.-Injektion nach 5 - 10 Minuten und hält 60 - 90 Minuten an. Nach der i.v.-Applikation tritt die Wirkung sofort ein und ist ausgeprägter, klingt aber schneller ab.
Zur Schockbehandlung: 1 - 2 Ampullen (hierfür steht eine besondere Zubereitung zur Verfügung) in 500 ml Trägerlösung.

Nebenwirkungen

- Bei Patienten mit schweren Erkrankungen der Herzkranzgefäße können pectanginöse Beschwerden verstärkt werden. Bei extremer Überdosierung kann als Antidot die Gabe von ß-Blockern oder Vasodilatantien erfolgen.

Kontraindikationen

- Akrinor® sollte nicht bei Patienten mit einer Mitralstenose angewendet werden, da es beim Vorliegen dieser Abflußbehinderung zu einem stärkeren Anstieg des

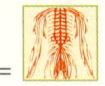

systolischen Druckes und des mittleren Pulmonalarteriendruckes kommen kann. Hiermit verbunden ist eine Widerstandserhöhung in der Lungenstrombahn. Eine weitere Anwendungseinschränkung ist das Engwinkelglaucom sowie Volumenmangelzustände.
- Vereinzelt kann es bei Asthmatikern durch das zugesetzte Stabilisierungsmittel Natriumdisulfit zu Überempfindlichkeitsreaktionen (Erbrechen, Asthmaanfall) kommen.

Wechselwirkungen
Eine kombinierte Anwendung mit ß-Blockern kann eine Verstärkung der negativ chronotropen Wirkung nach sich ziehen.

Catapresan®

⇒ 260

Zusammensetzung
Eine Ampulle zu 1 ml enthält 0,15 mg Clonidin.

Indikation
- Hauptanwendungsgebiet ist die hypertensive Krise, deren Pathophysiologie beim Medikament EBRANTIL® besprochen wird.

Seit einiger Zeit wird Clonidin auch bei der Behandlung der
- Opiatentwöhnung und bei
- Delirium tremens nach Alkoholentzug eingesetzt.

Der *Alkoholentzug* ist gekennzeichnet durch morgentliches Zittern (Prädilir), epileptische Anfälle, akustische Halluzinationen, Paranoia und Delirium tremens als schwere Form. Beim Alkoholdelir kommt es zu psychischen Symptomen wie Desorientiertheit, Verwirrtheit, Angst, Unruhe bis hin zu schwerster Erregtheit und optischen Halluzinationen. Körperliche Symptome sind Ataxie, epileptische Grand-mal-Anfälle sowie grobschlägiges Zittern. Der Katecholaminspiegel

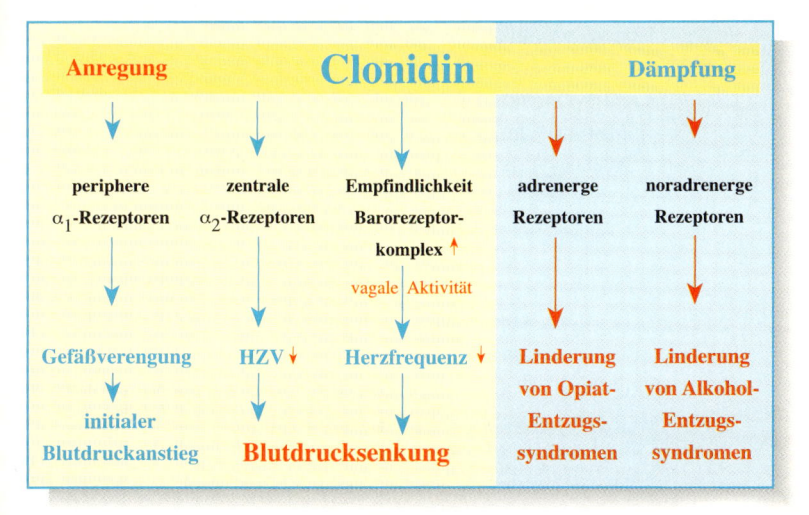

Anregung		Clonidin	Dämpfung	
↓	↓	↓	↓	↓
periphere α_1-Rezeptoren	zentrale α_2-Rezeptoren	Empfindlichkeit Barorezeptor-komplex ↑ vagale Aktivität	adrenerge Rezeptoren	noradrenerge Rezeptoren
↓	↓	↓	↓	↓
Gefäßverengung ↓ initialer Blutdruckanstieg	HZV ↓ ↓	Herzfrequenz ↓ ↓ **Blutdrucksenkung**	Linderung von Opiat-Entzugs-syndromen	Linderung von Alkohol-Entzugs-syndromen

Catapresan®

ist im Plasma und im Urin erhöht. Die Letalität beim unbehandelten Delir liegt bei 15 bis 30 Prozent. Ab einem bestimmten Zeitpunkt ist eine Durchbrechung des Anfalls durch Alkoholzufuhr nicht mehr möglich. Zum Alkoholdelir kommt es in der Regel nur nach regelmäßigem, über zehn Jahre andauernden Alkoholabusus. Die Pharmakotherapie besteht aus der Gabe von Clomethiazol (Distraneurin®), Neuroleptika und Benzodiazepinen.

Wirkung

Clonidin gehört zur Gruppe der Alpha-Sympathomimetika mit zentralem und peripherem Angriffspunkt.
- Als solches stimuliert es die Alpha$_2$-Rezeptoren und bewirkt eine Senkung des arteriellen Blutdruckes durch eine
- Herabsetzung des Herzzeitvolumens. Der periphere Widerstand wird hingegen kaum beeinflußt.
- Durch eine Erhöhung der Empfindlichkeit des Barorezeptorenreflexes wird die vagale Aktivität am Herzen verändert, was zu einer Abnahme der Herzfrequenz führt. Neben seiner blutdrucksenkenden Wirkung, wodurch die Anwendung bei der hypertensiven Krise möglich ist, besitzt Clonidin noch
- analgetische, anxiolytische, zentral dämpfende und antimanische Eigenschaften.
  Diese psychische Wirkkomponente erklärt die günstige Beeinflussung bei der Behandlung des Opiatentzuges und beim Delirium tremens.

Die kontinuierliche exogene Zufuhr von Opiaten und Opioiden führt zu einer ständigen Stimulation von Opiatrezeptoren, was eine Hemmung der von dort ausgehenden noradrenergen Neuronen auslöst. Es kommt zu einer Verminderung der Empfindlichkeit bestimmter Opiatrezeptoren (Down-Regulation) und zu einer Steigerung der Empfindlichkeit von adrenergen Rezeptoren (Up-Regulation). Wird die exogene Zufuhr der Opiate beim Entzug unterbrochen, so entfällt

Catapresan® ⇒ 260

die Hemmung der Neuronen und es kommt zu einer überschießenden Gegenreaktion dieser zuvor gehemmten Nervenzellen. Durch die Gabe des Alpha$_2$-Sympathomimetikums lassen sich die Aktivität wieder senken und die Entzugssymptome mildern. Clonidin ist als Paracefan® zum Opiatentzug zugelassen.

Die Gabe von Clonidin beim Alkoholdelir ist empirisch und vom Bundesgesundheitsamt als Zulassung noch nicht anerkannt. Die Wirksamkeit ist jedoch in zahlreichen klinischen Studien belegt. So werden die Symptome, die durch eine gesteigerte noradrenerge Aktivität bedingt sind, gemildert.

Dosierung

Bei der hypertensiven Krise gibt man initial 1/2 - 1 Ampullen Catapresan® verdünnt mit mind. 10 ml NaCl-Lösung dem liegenden Patienten. Die Lösung kann unverdünnt auch i.v. oder s.c. gegeben werden.

Einige Autoren empfehlen zur Akuttherapie auch die orale Applikation von Catapresan 150® (0,150 mg). Bis zum Therapieerfolg und unter Blutdruckkontrolle kann stündlich 1/2 Tablette gegeben werden. Vorteil dieser Methode ist das Ausbleiben eines möglichen initialen Blutdruckanstieges.

Im Perfusor gelangen 3 Amp. in 50 ml NaCl-Lösung mit 1 - 5 ml/h (9 - 45 µg/h) zum Einsatz. Die Wirkung tritt bei der i.v.-Gabe nach etwa 5 - 10 Minuten ein und hält 1 - 4 Stunden an. Nach intramuskulärer Injektion tritt die Wirkung nach 15 - 20, bei oraler nach etwa 30 Minuten ein.

Beim Alkoholentzug erfolgt die Gabe nur oral. Mittlere Dosis sind 4 - 5 µg/kg KG.

Nebenwirkungen
- Durch die Stimulation der *peripheren* Alpha-Rezeptoren kommt es zu einer Verengung der Gefäße, wodurch ein initialer Blutdruckanstieg möglich ist, weshalb die Anwendung bei der hypertensiven Krise in neuerer Zeit kontrovers diskutiert wird.

Catapresan®

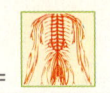

- Weiterhin möglich sind Sinusbradycardie und AV-Überleitungsstörungen (selten) sowie
- Mundtrockenheit (häufig) und
- Sedierung.

Bei einer Überdosierung ist der Alpha-Rezeptorenblocker Priscol® (Trolazolin) wirksam. 10 mg antagonisieren etwa 0,6 mg oral appliziertes Clonidin.

Kontraindikationen
Die gleichzeitige Gabe mit Diuretika, Vasodilatantien, Neuroleptika und Hypnotika führt zu einer Wirkungsverstärkung.

Dobutrex® ⇒ 264

Zusammensetzung
Eine Injektionsflasche enthält 280 mg Dobutaminhydrochlorid entsprechend 250 mg Dobutamin als Trockensubstanz.

Indikation
- *Herzversagen* bei Herzinsuffizienz und Kreislaufversagen, wo eine Steigerung der Kontraktionskraft des Herzens sinnvoll ist, z. B: Herzinfarkt und
- *kardiogener Schock.*

Bei der *Herzinsuffizienz* ist das Herz nicht mehr in der Lage, eine adäquate Organdurchblutung aufrechtzuerhalten. Die Kontraktilität ist stark herabgesetzt, was ein vermindertes Herzzeitvolumen zur Folge hat und sich in einem Rückstau des Blutes äußert.

Beim kardiogenen Schock kommt es zu einem Versagen des linken Ventrikels und damit zu einer Minderdurchblutung der Peripherie. Als Ursache kommen u. a. ein Myokardinfarkt, eine Lungenembolie oder eine Herzbeuteltamponade in Frage. Tachycarde Rhythmusstörungen können durch eine Verkürzung der Diastole zu einer Verschlimmerung eines bestehenden kardiogenen Schocks führen.

Wirkung
- Dobutamin gehört wie Adrenalin, Noradrenalin und Dopamin zur Gruppe der Katecholamine, ist jedoch synthetischen Ursprungs.
- Es stimuliert als Sympathomimetikum vorwiegend die am Herzen vorkommenden $ß_1$-Rezeptoren. Die Alpha-Rezeptoren in den Gefäßen und die $ß_2$-Rezeptoren werden kaum besetzt.
- Dobutamin führt somit zu einer Zunahme von Herzminuten- und Schlagvolumen, einer Steigerung der Koronardurchblutung, insbesondere im ischämischen Bereich, und zu einer Abnahme des peripheren Widerstandes.
- In höherer Dosierung steigert es die Herzfrequenz.
- Ein möglicher Blutdruckanstieg wird durch eine Volumen-

zunahme in Folge einer Steigerung des Herzminutenvolumens ausgelöst.

Bewährt hat sich die Kombination von Dobutamin mit Dopamin, bei der sich der kräftige inotrope Effekt des Dobutamins mit der Stimulation der Alpha-Rezeptoren und der damit verbundenen verbesserten Nierendurchblutung durch Dopamin günstig verbindet. Diese Kombinationstherapie vereint die hämodynamischen Vorteile beider Substanzen und vermeidet unerwünschte Nebenwirkungen. Hauptindikation dieser Mischung ist die Phase nach erfolgreicher Schocktherapie, nach Reanimation sowie akute Myokardinsuffizienz mit Hypotonie und verminderter Nierenperfusion.

Dosierung

Der größte Teil der Patienten spricht auf eine Dosierung von 2,5 - 10 µg/kg pro Minute ausreichend an. Die Maximaldosierung beträgt 15 µg/kg/min. Im Perfusor gelangt eine Ampulle in 50 ml Trägerlösung zum Einsatz (1 ml = 5 mg Wirkstoff). Die Trockensubstanz wird in Wasser für Injektionszwecke oder 5%iger Glucoselösung gelöst und direkt vor der Verabreichung weiter verdünnt. Dies kann mit Kochsalz- oder Ringerlactatlösung geschehen. Die Wirkung setzt 1 - 2 Minuten nach der Applikation ein und erreicht nach 10 Minuten ihr Maximum. Wird über einen Zeitraum infundiert, der mehr als 72 Stunden beträgt, sind Wirkverluste von Dobutrex beschrieben worden, die auf eine Verringerung der Rezeptoren zurückzuführen sind, für den präklinischen Einsatz jedoch keine Rolle spielen. Die Dosierung wird durch das Auftreten der klinischen Wirkung bestimmt.

Bei der Kombination Dobutamin/Dopamin wird das Mischungsverhältnis beider Pharmaka durch die Indikation bestimmt. Bei einem Myokardinfarkt als Ursache eines kardiogenen Schocks empfiehlt sich ein Mischungsverhältnis von Dobutamin zu Dopamin von 2:1. Bei einem Vorwärtsversagen nach der Reanimation mit unzureichender Urinproduktion ist das Mischungsverhältnis 1:1 vorzuziehen. Durch diese Kombination lassen sich Nebenwirkungen wie Frequenzsteigerung und Erhöhung des pulmonal-arteriellen Druckes, die für Dopamin typisch sind, weitgehend vermeiden. Je nach Reaktion des

Dobutrex®

⇒ 264

Organismus läßt sich die Kombination variieren und somit den individuellen Bedürfnissen anpassen. Kommt es nicht zu einem erwünschten Ansteigen des arteriellen Blutdruckes, wird der Dopaminanteil erhöht; kommt es hingegen zu einer Tachycardie oder Arrhythmie, steigert man die Menge des Dobutamins. Mit einer Infusionspumpe werden beide Katecholamine genau dosiert.

Nebenwirkungen
- Arrhythmien
- Übelkeit
- Tachycardien
- Anginaschmerz
- Herzklopfen und
- Blutdruckanstieg sind Erscheinungen, die dosisabhängig sind und bei weniger als 10 µg/kg/min selten auftreten und sich meist nach einer Dosisreduktion zurückbilden.

Kontraindikationen
Bei tachycarden Arrhythmien und Volumenmangel sollte Dobutrex nicht angewendet werden.

Inkompatibilitäten
- Physikalische Unverträglichkeiten bestehen mit alkalischen Lösungen wie Natriumbicarbonat.
- Weiterhin mit Furosemid (Lasix®) und Heparin-Natrium.
- Die Trockensubstanz sollte initial nicht in Salzlösungen gelöst werden, da diese die Löslichkeit von Dobutrex herabsetzen. Eine Weiterverdünnung mit diesen ist jedoch möglich. Vor der weiteren Verdünnung kann die Lösung ohne Aktivitätsverlust bei Raumtemperatur 6 Stunden aufbewahrt werden. Aus hygienischen Gründen sollte die Weiterverdünnung und Applikation jedoch baldmöglichst erfolgen. Lösungen, die Dobutrex enthalten, können sich rosa verfärben. Diese Färbung kann durch Oxidation stärker werden und stellt keinen wesentlichen Wirkstoffverlust dar.

Dopamin® Giulini

Zusammensetzung

Eine Ampulle Dopamin Giulini® zu 5 ml enthält 50 mg,
eine Ampulle Dopamin Giulini® 200 zu 10 ml enthält 200 mg,
eine Ampulle Dopamin Giulini® 250 zu 50 ml enthält 250 mg,
eine Ampulle Dopamin Giulini® 500 zu 50 ml enthält 500 mg
Dopaminhydrochlorid.

Indikation

Niedrige Dosierung:
- Drohendes Nierenversagen
- Einsatz sinnvoll zur forcierten renalen Ausscheidung bei Intoxikationen mit Antiarrhythmika und Barbiturat-Hypnotika.

Nierenversagen

Dopamin ist das einzige Katecholamin, das spezifisch die Durchblutung der Niere und damit die Diurese erhöht. Dieser Effekt kommt durch eine Gefäßerweiterung im Bereich des renalen Gefäßbettes zustande. Bei einer Dosierung um etwa 5 µg wird die Nierendurch-

Dopamin

Dosis	Rezeptoren	Kontraktilität	HZV	periph. R	RR	Nierendurchblutung	Indikation
niedrig	DA β$_1$	↑	↑	↓	0	↑	Nephrologie
mittel	↓	↑↑	↑↑	↑	↑	0	Kardiologie
hoch	α	↑↑↑	↑↑	↑↑	↑↑	↓	Sept. Schock

Dopamin® Giulini

blutung zusätzlich durch eine Erhöhung des HZV infolge ß-Rezeptoren-Stimulation gesteigert.
Um einen synergistischen Effekt zu erreichen, ist eine Kombination mit dem Diuretikum Furosemid (Lasix®) möglich.

Intoxikationen
Bei Vergiftungen mit negativ chrono- und inotropen Arzneimitteln wird das Katecholamin eingesetzt, um die kardiodepressiven Wirkeffekte zu kompensieren. Bei Intoxikationen mit Hypnotika (Carbromal- und Barbitursäurederivate) ist hingegen der diuresesteigernde Effekt Grund der Anwendung. Positive Begleitwirkung ist dabei die Steigerung des häufig gesenkten Herzzeitvolumens.

Mittlere bis hohe Dosierung:
- kardiogener Schock
- septischer Schock
- Vorwärtsversagen des Herzens mit Blutdruckabfall
- PEEP-Beatmung.

Bei *Schockzuständen* infolge niedriger Herzauswurfleistung ist neben der Basistherapie-Azidoseausgleich, Sauerstoff- und Volumengabe sowie Analgesie und Sedierung- Dopamin das Mittel der Wahl. Der Ausgleich eines Volumenmangels sowie die Therapie von Tachyarrhythmien sollte nach Möglichkeit vor der Applikation erfolgen.
Um beim *septisch-toxischen Schock* eine adäquate Wirkung zu erzielen, sind extrem hohe Dosen notwendig. Um die ausgeprägte periphere Vasodilatation bei dieser Schockform zu reduzieren, sind u.U. Gaben über 100 µg/kg/min notwendig.
Unerwünschte Effekte einer *Überdruckbeatmung* können eine Abnahme des HZV und eine verminderte Diurese mit Natriumretention sein. Ohne die Ventilationsverhältnisse nennenswert zu beeinflussen, führt Dopamin zu einer Kompensierung dieser Negativwirkung bei der PEEP-Beatmung.

Dopamin® Giulini

Wirkung

Dopamin gehört wie Adrenalin und Noradrenalin zur Gruppe der endogenen Katecholamine. Im zentralen- und peripher-vegetativen Nervensystem nimmt es die Stelle eines Neurotransmitters ein. Es bindet an Alpha-, $ß_1$-, $ß_2$- und Dopamin-Rezeptoren. Je nach Höhe der Dosis kommt es zu einer unterschiedlich starken Interaktion mit den jeweiligen Rezeptortypen. Hieraus resultiert die Indikationstrias
- nephrologische Indikation bei niedriger,
- kardiale Indikation bei mittlerer und
- septischer Schock bei hoher Dosierung.

Niedrige Dosis:

Bei einer Gabe von 2-3 µg/kg/min kommt es zu einer
- Stimulierung von Dopamin-Rezeptoren (DA_1-Rezeptor) in der Niere, die mit einer Steigerung der renalen Durchblutung und der Diurese verbunden ist. Die Beeinflussung von $ß_1$- und $ß_2$-Rezeptoren bei einer Dosierung von 3-5 µg bewirkt zusätzlich eine
- geringe Senkung des arteriellen Druckes
- geringe Erhöhung des Herzzeitvolumens
- geringe Steigerung der Kontraktilität.
  Eine Aktivierung von $ß_2$-Rezeptoren hat eine
- geringe Senkung des peripheren Widerstandes zur Folge.

Durch die Vasodilatation der Nieren- und Mesenterialgefäße werden die glomeruläre Filtrationsrate und die Urinausscheidung gefördert. Bei Patienten mit Herzinsuffizienz ist zusätzlich eine erhöhte Natriumausscheidung nachweisbar.

Der positiv inotrope Effekt resultiert aus einer indirekten Alpha-Rezeptorwirkung, die zu einer Freisetzung von Noradrenalin führt, und aus der direkten ß-sympathomimetischen Wirkkomponente des Dopamins. Eine Folge der Freisetzung von Noradrenalin kann eine Entleerung der präsynaptischen Speicher sein, wodurch es zur Wirkungsabschwächung von Dopamin kommen kann. Dieser Effekt besitzt jedoch nur bei längerer Therapiedauer eine Relevanz.

Dopamin® Giulini

Mittlere Dosis
Bei einer Gabe bis zu 10 µg/kg/min werden überwiegend die $ß_1$-Rezeptoren angeregt, woraus sich folgende hämodynamische Effekte ergeben:
- Nierendurchblutung unbeeinflußt
- geringer Anstieg des arteriellen Druckes
- starke Erhöhung des Herzzeitvolumens
- starke Steigerung der Kontraktilität.

Die Vasodilatation infolge $ß_2$-Stimulation ist nur sehr gering ausgeprägt. Die Vasokonstriktion der peripheren Gefäße sowie die Blutdrucksteigerung (besonders des diastolischen Druckes) können im Einzelfall zu einer Afterload-Erhöhung im linken Ventrikel und zu einem Druckanstieg im Bereich der Pulmonalarterie führen.

Hohe Dosierung
Bei Dosierungen über 10 µg/kg/min kommt es zu einer ausgeprägten Anregung der Alpha-Rezeptoren und damit zu einer Wirkung wie beim Noradrenalin.
- Nierendurchblutung wird gesenkt
- starker Anstieg des arteriellen Druckes
- starke Erhöhung des Herzzeitvolumens
- extreme Steigerung der Kontraktilität
- mäßige Zunahme der Herzfrequenz
- ausgeprägte Steigerung des peripheren Widerstandes.

Bei dieser hohen Dosisgabe sind Wirkungen am Dopamin- und Beta-Rezeptor kaum zu verzeichnen. Die Wirkung wird durch die Beeinflussung der alphaadrenergen Rezeptoren geprägt.

Dosierung
Da Dopamin mit einer Wirkungsdauer von etwa einer Minute einem raschen Abbau unterliegt, ist eine kontinuierliche Infusion mit Hilfe des Perfusors nötig. Die Möglichkeit eines differenzierten Monitorings muß gegeben sein.

Dopamin® Giulini

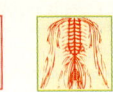

Die 5 ml-Zubereitung mit 50 mg und die 10 ml-Zubereitung mit 200 mg Dopamin werden mit Trägerlösung verdünnt. Dopamin Giulini 250 und 500® gelangen in der Infusionspumpe unverdünnt zum Einsatz. Die Dosierungsangaben stellen nur eine Richtlinie dar, die je nach Wirkung und Krankheitsbild modifiziert werden muß.

Nephrologische Indikation: 2-3 µg/kg/min (bei 70 kg KG: 1,6-2,5 ml/h)
Kardiologische Indikation: 10 µg/kg/min (bei 70 kg KG: 8,4 ml/h)
Septischer Schock: 20 µg/kg/min (bei 70 Kg KG: 16,8 ml/h) oder mehr, Dosierung nach Wirkung. Für diese Indikation stehen Zubereitungen mit 200 mg auf 10 ml und 500 mg Dopamin auf 50 ml in Form von Infusionskonzentraten zur Verfügung.

Die Infusion sollte nach Stabilisierung der Symptomatik nicht abrupt abgebrochen werden. Es empfiehlt sich, die Tropfenzahl ausschleichend zu reduzieren.

Die Dosisangaben beziehen sich auf 250 mg Dopamin in 50 ml Trägerlösung (NaCl).

Nebenwirkungen

Das Auftreten unerwünschter Wirkungen ist stark dosisabhängig.
- Durch die positiv chronotrope Wirkung sind Tachykardien und Tachyarrhythmien möglich.
- Durch eine Steigerung des myokardialen Sauerstoffverbrauchs kann es zu pectanginösen Beschwerden kommen.
- Bei höherer Dosierung nimmt das Risiko von Herzrhythmusstörungen und
- eines Ansteigens des linksventrikulären enddiastolischen Druckes zu.
- Hautnekrosen sind durch eine Blutumverteilung zuungunsten von Haut und Muskulatur möglich. Dies gilt in besonderem Maße bei höherer Dosierung oder bei Durchblutungsstörungen infolge von Gefäßerkrankungen. Bei paravenöser Injektion können zur Schadenslimitierung 5 - 10 mg des Alpha-Blockers Phentolamin (Regitin®) 1:10 verdünnt mit NaCl-lsg. s.c. appliziert werden, ggf. in Kombination mit einem Lokalanästhetikum.

Dopamin® Giulini

Kontraindikationen
Das Präparat sollte nicht gegeben werden bei Tachyarrhythmien und Schilddrüsenüberfunktion. Durch den Zusatz des Stabilisators (Sulfit) muß von einer Anwendung bei Asthmatikern mit entsprechender Überempfindlichkeit abgeraten werden.

Interaktionen
Dopamin ist ein gutes Beispiel dafür, daß Arzneimittelwechselwirkungen im Rahmen einer Kombination nicht immer nachteilig sein müssen. Das Katecholamin läßt sich mit einer Reihe von Pharmaka kombinieren, um eine synergistische oder gar überadditive Wirkung zu erreichen und somit die Dosis zu reduzieren.

• Dopamin/Dobutamin
Die kombinierte Behandlung mit diesen beiden Katecholaminen wird häufig bei kardiogenem und septischen Schock, Low-output-Syndrom und bei therapieresistenter Herzinsuffizienz angewendet. Der Folgeeffekt ist eine Zunahme des systemarteriellen Mitteldruckes, eine verbesserte Nierenperfusion und eine Ökonomisierung der Herzarbeit. Mögliche Nebenwirkung einer alleinigen Dopamin-Gabe wie Tachyarrhythmie und überproportionale Gefäßverengung können so vermieden werden (siehe auch Dobutrex®).

• Dopamin/Nitroglycerin
Folge dieser Kombination ist eine größere Steigerung des Herzzeitvolumens und des Herzindex, wobei der linksventrikuläre Füllungsdruck abnimmt. Hieraus resultieren eine Zunahme des kardialen Fördervolumens und eine Druckreduktion im kleinen Kreislauf. Indikation dieser Therapie sind schwere hämodynamische Auswirkungen im Rahmen des kardiogenen Schocks und der Linksherzinsuffizienz. Durch die gemeinsame Applikation mit einem Vasodilatator ist ein Einsatz auch bei erhöhtem Preload und herabgesetzter Kontraktilität möglich, wo eine Dopamin-Monotherapie pharmakologisch eher ungünstig wäre.

Dopamin® Giulini

• **Dopamin/Adrenalin - Dopamin/Noradrenalin**
Die gemeinsame Applikation dieser Katecholamine führt zu einer effizienteren Verbesserung der hämodynamischen Situation als eine Dosissteigerung einer Dopamin-Monotherapie.
Indikation ist eine dopaminresistente arterielle Hypotonie.

• **Dopamin/Furosemid**
Ziel dieser Kombination zweier Pharmaka mit unterschiedlichem Wirkungsort ist eine Steigerung der Diurese und Natriurese bei Nierenversagen mit Oligurie, wo eine Monotherapie keinen ausreichenden Behandlungserfolg erbracht hat.

Unerwünschte Interaktionen sind zu erwarten bei der gleichzeitigen Verabreichung mit Präparaten, die eine dopaminantagonistische Wirkung aufweisen und somit den vasodilatierenden Effekt von Dopamin aufheben, z.B. Phenothiazin (Atosil®). Über die Wirkungsbeeinflussung mit Haloperidol (Haldol®) liegen kontroverse Studienergebnisse vor.
Antidepressiva, die den Abbau der Monoaminooxidase hemmen (MAO-Hemmer wie Parnate®), führen zu einer Hemmung des Katecholaminabbaus, die eine Dosisreduktion auf 1/10 erforderlich macht.

Inkompatibilitäten
Eine Inaktivierung von Dopamin findet durch alkalische Infusionslösungen (Natriumbicarbonat) statt.

Ebrantil®

⇒ 268

Zusammensetzung
1 Ampulle zu 5 ml enthält 25 mg Urapidil.
1 Ampulle zu 10 ml enthält 50 mg Urapidil.

Indikation
• *Hypertensive Krise* sowie kontrollierte Blutdrucksenkung bei Patienten während und/oder nach operativen Eingriffen.
Eine feststehende Grenze, ab wann man von einer Hypertensiven Krise spricht, kann nicht angegeben werden. Ab systolischen Blutdruckwerten von 220-250 mm Hg können beim Patienten irreversible Folgen auftreten. Die Ursachen für einen dramatischen Blutdruckanstieg können vielfältig sein:
  • *kardiovaskulär* ein hyperkinetisches Herzsyndrom oder ein AV-Block,
  • *neurogen eine* gesteigerte Sympathikusaktivität. Weiterhin kann die Hypertonie durch
  • *hormonelle* Ursachen, durch
  • Vergiftungen (Kohlenmonoxid) oder einfach durch das
  • plötzliche Absetzen von blutdrucksenkenden Pharmaka ausgelöst werden.

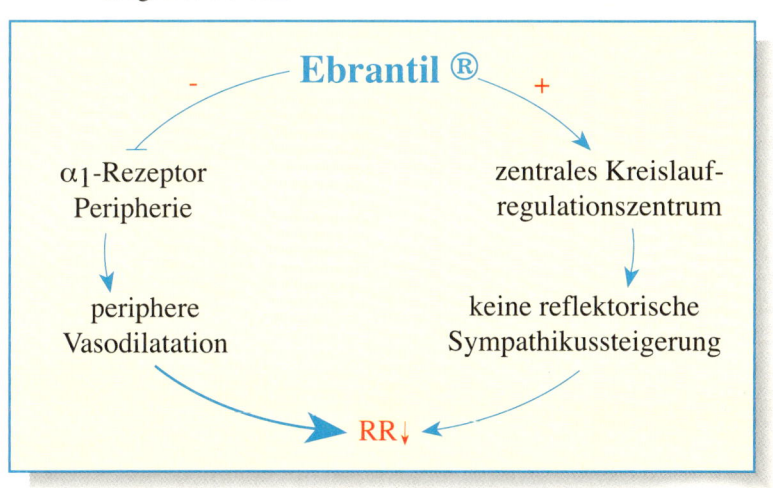

Ebrantil ®

− α_1-Rezeptor Peripherie → periphere Vasodilatation → RR↓

+ zentrales Kreislaufregulationszentrum → keine reflektorische Sympathikussteigerung → RR↓

Ebrantil®

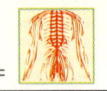

Wirkung

Ebrantil® gehört zur Gruppe der Alpha-Sympatholytika, die auch als Alpha-Blocker oder Adrenozeptorenblocker bezeichnet werden. Dies bedeutet, daß der Arzneistoff in der Lage ist, bestimmte Rezeptoren (Bindungsstellen) des Sympathikus zu blockieren und damit dessen Wirkung aufzuheben. Um eine genaue Beschreibung der Wirkung von Pharmaka vornehmen zu können, unterteilt man die Alpha-Rezeptoren in $Alpha_1$ und $Alpha_2$.

$Alpha_1$ Rezeptoren befinden sich im
- Herzen (geringe Erhöhung der Kontraktionskraft)
- in den Gefäßen (Kontraktion = Blutdruckanstieg)
- in der Bronchialmuskulatur (Kontraktion)
- weiterhin in der Muskulatur des Uterus
- im Urogenitaltrakt und
- am Auge.

$Alpha_2$-Rezeptoren sind im Magen-Darm-Trakt und in den Stoffwechselorganen lokalisiert.

In Klammern sind jeweils die Wirkungen am Organ angegeben, wenn die Rezeptoren stimuliert werden. Da Urapidil eine Hemmung der Rezeptorwirkung vom $Alpha_1$-Typ auslöst, wird das Gegenteil erreicht.

- Die Folge ist eine *periphere* Vasodilatation und damit eine Senkung des Blutdruckes.
- Weiterhin besitzt Urapidil einen *zentralen* Angriffspunkt: Es moduliert die Aktivität des Kreislaufregulationszentrums, wodurch eine reflektorische Zunahme des Sympathikustonus (welcher einen Blutdruckanstieg bewirken würde) verhindert wird.
- Die Herzfrequenz bleibt unter einer Urapidilgabe weitgehend konstant und das Herzzeitvolumen wird nicht erniedrigt.

Neuere Untersuchungen belegen, daß Ebrantil die Autoregulation der cerebralen Durchblutung nicht beeinflußt und den intrakraniellen

Ebrantil®

⇒ 268

Druck nicht erhöht. Diese negativen Eigenschaften besitzen hingegen viele blutdrucksenkende Arzneimittel (z. B. Verapamil, Nifedipin, Nitroglycerin u. a.). Aus diesem Grund ist Ebrantil® auch bei cerebraler, hypertoner Massenblutung geeignet.
Ein initialer Druckanstieg soll wegen geringer peripherer Beeinflussung unterbleiben.

Dosierung
Unter laufender Blutdruckkontrolle werden 10 - 50 mg Urapidil langsam intravenös appliziert. Sollte nach dieser Bolusgabe eine Blutdrucksenkung ausbleiben, kann eine repetitive Injektion erfolgen. Um das Blutdruckniveau aufrechtzuerhalten, wird eine Dauerinfusion durchgeführt. Dazu werden in 500 ml Trägerlösung (z. B. Kochsalz- oder Glucoselösung) 250 mg Urapidil gelöst. Im Perfusor gelangen 20 ml Injektionslösung (= 100 mg Wirkstoff) auf 50 ml verdünnt zum Einsatz. Die Tropfgeschwindigkeit wird durch das individuelle Blutdruckverhalten des Patienten bestimmt. Die initiale Richtgeschwindigkeit beträgt 2 mg/min, die Erhaltungsdodis 9 mg/h. Die Wirkung ist nach etwa 5 Minuten zu erwarten und dauert mehrere Stunden an.
Bei einer Überdosierung wird der Patient in Schocklage gebracht und eine Volumensubstitution durchgeführt. Sollte dies erfolglos bleiben, können gefäßverengende Pharmaka (z. B. Akrinor®, Effortil®) gegeben werden.

Nebenwirkungen
- Kopfschmerzen,
- Schwindel,
- Erbrechen und
- pectanginöse Beschwerden können bei zu rascher Blutdrucksenkung auftreten.
- Als Antwort auf die periphere Vasodilatation kann es in seltenen Fällen zu einer Reflextachycardie und damit zu einer teilweisen Kompensation der Blutdrucksenkung kommen.

Ebrantil®

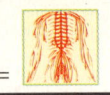

Kontraindikationen

Ebrantil sollte, soweit bekannt, nicht bei einer Aortenisthmusstenose angewendet werden. Hierbei handelt es sich um eine bestimmte Form einer Einengung im thorakalen Bereich. In der Schwangerschaft liegen für die Anwendung noch keine ausreichenden Erkenntnisse vor.

Interaktionen

Das Diuretikum Furosemid (Lasix®) kann die blutdrucksenkende Wirkung von Ebrantil erhöhen.

Inkompatibilitäten

Wegen seiner sauren Eigenschaften sollte Ebrantil nicht mit alkalischen Lösungen (z.B. Natriumbicarbonat) gemischt werden, da eine Trübung und Ausfällung möglich ist.

Effortil®

⇒ 269

Zusammensetzung
Eine Ampulle zu 1 ml enthält 10 mg,
eine Infusionsampulle zu 5 ml 50 mg Etilefrinhydrochlorid.

Indikation
- Hypotone Kreislaufregulationsstörungen,
- Kollaps, Synkope,
- Schockzustände mit vermindertem Herzzeitvolumen und des venösen Rückstroms infolge kardialer Grunderkrankung.

Wirkung
Etilefrin ist ein direktes Sympathomimetikum und in seiner Kreislaufwirkung dem Adrenalin ähnlich. Im Gegensatz zu diesem ist die Beeinflussung der Alpha-Rezeptoren schwächer, die der ß-Rezeptoren stärker ausgeprägt.

- Im Vordergrund der sympathomimetischen Wirkung steht die Stimulation der $ß_1$-Rezeptoren am Herzen. Als Folge hiervon kommt es zu einer dosisabhängigen Steigerung der Kontraktionskraft und der Herzfrequenz bei Abnahme des peripheren Widerstandes. Hieraus resultiert eine Zunahme von Schlag- und Herzminutenvolumen und des systolischen Blutdruckes. Eine Auswirkung auf die $ß_2$-Rezeptoren im Bronchialsystem und in den Stoffwechselorganen ist nur gering vorhanden.
- Da sich auch im Uterus $ß_2$-Rezeptoren befinden, kann es bei schwangeren Patientinnen zu einer Relaxation der Gebärmuttermuskulatur kommen.

In hoher Dosierung (0,7 mg/min = 12 µg/kg/min) werden die alphaadrenergen Rezeptoren angeregt, was zu einer peripheren Vasokonstriktion führt, die eine Erhöhung des diastolischen Blutdruckes nach sich zieht. Aufgrund reflektorischer Gegenregulation wird die vorangegangene Frequenzsteigerung unterdrückt. Eine Erhöhung des Herzzeitvolumens bleibt dennoch bestehen, da durch die gleichzeitige Gefäßverengung der Blutfluß zum Herzen verstärkt

Effortil®

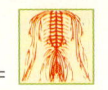

wird. Die Koronardurchblutung wird durch eine Erhöhung des mittleren Aortendruckes gesteigert.

Effortil® ist sicherlich kein ausgesprochenes Notfallarzneimittel. Dennoch sehen nach einer Studie immerhin 27% der befragten Notärzte das Medikament als unbedingt erforderlich und die gleiche Anzahl als wünschenswert an.

Nach Ansicht des Verfassers liegt der Einsatzschwerpunkt der Therapie bei nicht lebensbedrohenden Hypotensionen wie Synkopen oder solchen nach psychischer Überbelastung.

Dosierung

Die intravenöse Anwendung sollte bevorzugt als Infusion erfolgen. Die mittlere Dosis beträgt 6 µg/kg KG/min. Dies entspricht 1 - 4 ml Infusionslösung pro Stunde.

Bei schwerem Kreislaufversagen kann 1/2 - 1 Ampulle zu 1 ml langsam i.v. injiziert werden, die Wirkung tritt nach etwa 2 Minuten ein. auch die intramuskuläre oder subcutane Anwendung ist möglich. Die Dosierung erfolgt unter ständiger Kontrolle von Blutdruck und Puls. Der Effekt ist abhängig von der applizierten Menge. So steigt nach intravenöser Injektion von 2 mg der systolische Blutdruck um 10 - 30 mm Hg an. Bei 5 mg um 30 - 50 und bei 10 mg um 30 - 70 mm Hg. Bei der Infusion reichen 0,5 mg/min, um ein Steigerung um 10 - 30 mm Hg zu bewirken.

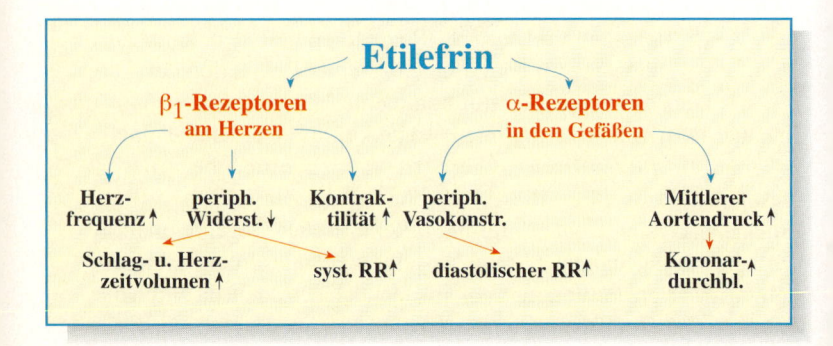

Etilefrin

β_1-Rezeptoren am Herzen:
- Herzfrequenz ↑
- periph. Widerst. ↓
- Kontraktilität ↑
- Schlag- u. Herzzeitvolumen ↑
- syst. RR ↑

α-Rezeptoren in den Gefäßen:
- periph. Vasokonstr.
- diastolischer RR ↑
- Mittlerer Aortendruck ↑
- Koronardurchbl. ↑

Effortil®

⇒ 269

Nebenwirkungen
- Wegen der ß-sympathomimetischen Wirkung kann es zu Herzklopfen und Tachykardie kommen.
- Bei älteren Patienten sind Angina-pectoris-artige Beschwerden möglich.
- Bei hohen Dosen und i.v. Injektion besteht die Gefahr einer Arrhythmie.
- In seltenen Fällen kommt es im letzten Trimenon einer Schwangerschaft zum Einsetzen der Wehentätigkeit.
- Bei paravenöser Injektion ist die Gefahr von Gewebsnekrosen gegeben.

Kontraindikationen
- Bei Engwinkelglaucom und
- bekannter Hypothyreose sollte Effortil nicht gegeben werden.
- Vorsicht ist geboten bei älteren Patienten mit Arteriosklerose und Koronarinsuffizienz.

Lasix®

Zusammensetzung
Eine Ampulle Lasix® zu 2 ml (4 ml) enthält 20 mg (40 mg) Furosemid.
Eine Ampulle zu 25 ml als Infusionslösung enthält 250 mg Furosemid.

Indikation
Das Medikament wird eingesetzt bei
- hypertonen Krisen,
- Lungenödem, Ödembildung (Aszites, Schwangerschaftsödeme, renale Ödeme)
- sowie zur Steigerung der renalen Giftelimination.

Die *forcierte Diurese* wird durchgeführt, um bei Vergiftungen die renale Ausscheidung des Toxins zu steigern. Mittel der Wahl ist hierzu das Diuretikum Furosemid®, welches in Verbindung mit Elektrolyten und Glucose infundiert wird. Durch eine Anhebung oder Senkung des Urin-pH-Wertes kann der Erfolg der Diurese gesteigert werden. Eine Alkalisierung steigert die Ausscheidung schwacher Säuren (Analgetika von Salicylattyp, Hypnotika mit Barbitursäure). Eine Änderung des pH-Wertes in den sauren Bereich begünstigt die

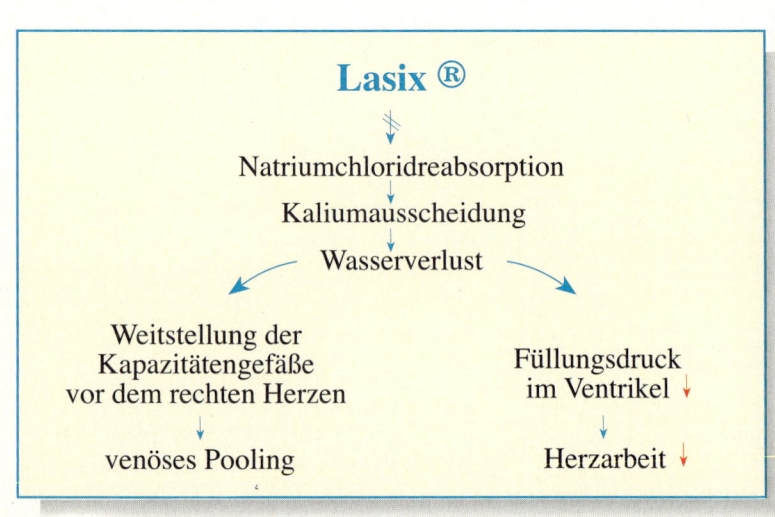

Lasix ®

↓̸ Natriumchloridreabsorption
↓ Kaliumausscheidung
↓ Wasserverlust

↙ ↘

Weitstellung der
Kapazitätengefäße
vor dem rechten Herzen

Füllungsdruck
im Ventrikel ↓

↓ ↓

venöses Pooling

Herzarbeit ↓

Lasix®

Elimination schwacher Basen wie Amphetamine, Methadon und Ephedrin. Dieses Verfahren ist nur bei wenigen Giftstoffen anwendbar, bei einigen kann es sogar schädlich sein.

Bei der *hypertonen Krise* wird Furosemid in Verbindung mit anderen Medikamenten (Nitraten u.a.) eingesetzt, um dessen Wirkung zu unterstützen.

Wirkung
- Furosemid gehört zur Gruppe der sog. Diuretika.
- Es hemmt die Rückresorption von Natrium und Chlorid im aufsteigenden Teil der Henle'schen Schleife, weshalb man es zu den sog. Schleifendiuretika rechnet.
- Als Folge der erhöhten Natrium-Konzentration nimmt auch die Ausscheidung von Kalium, Calcium und Magnesium zu. Die Elektrolyte binden osmotisch Wasser an sich, so daß es bei deren Ausscheidung zum gewünschten diuretischen Effekt kommt. Furosemid ist ein stark wirkendes Diuretikum. Je nach Dosis können bis zu 60 Liter Flüssigkeit in 24 Stunden ausgeschieden werden.
- In höherer Dosierung (1mg/kg KG) bewirkt Furosemid eine Weitstellung der Kapazitätsgefäße vor dem rechten Herzen, was zu einem „inneren Aderlaß" (venöses pooling) führt.
- Die Folge ist eine Abnahme des linksventrikulären Füllungsdruckes und damit eine Reduktion der Herzarbeit. Dies erklärt die Wirkung beim Hypertensiven Notfall und beim Lungenödem, die noch vor Einsetzen der Diurese eintritt.
- Weiterhin nimmt der Pulmonalarteriendruck ab und die venöse Kapazität zu.

Wie alle diuretischen Pharmaka darf Lasix® nur bei intaktem Harnabfluß gegeben werden. Bei Miktionsstörungen muß vor der Applikation ein Blasenkatheter gelegt werden, um einen Urinstau und eine damit verbundene Überdehnung der Blase zu verhindern.

Lasix®

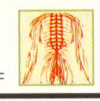

Dosierung
- Als Initialdosis gibt man 20 bis 40 mg der Injektionslösung langsam i.v. (max. 4 mg/min).
- Bei der Anwendung höherer Dosen (1 - 2 g) kommt die Infusionspumpe oder der Perfusor zum Einsatz.
- Säuglinge und Kleinkinder erhalten 0,4 - 0,6 mg/kg KG. Die Wirkung setzt innerhalb von 2 Minuten ein und hält ca. 2 Stunden an.

Nebenwirkungen
- Am häufigsten treten Störungen des *Wasser- und Elektrolythaushaltes* auf, wobei der Übergang von therapeutisch erwünschtem Effekt und unerwünschter Wirkung fließend ist. So kann es nach längerer Anwendung zu Hypokaliämie, Hypomagnesämie, Hyponatriämie und Hypochlorämie kommen.
- Durch einen möglichen *Anstieg der Harnsäure* kann bei gichtkranken Patienten ein Anfall ausgelöst werden.
- Nach schneller intravenöser Applikation hoher Dosen kann es durch eine Änderung der Elektrolytzusammensetzung der Lymphflüssigkeit im Ohr zu reversiblen *Hörverlusten* kommen. Die Gefahr wird durch eine Niereninsuffizienz verstärkt.
- Vereinzelt wird von paradoxen hämodynamischen Reaktionen berichtet, wobei es kurz nach der Verabreichung zu einer Vasokonstriktion mit chronischer Herzinsuffizienz kam. Später stellte sich dann der erwünschte Effekt der Abnahme des Füllungsdruckes und die Steigerung der venösen Kapazität ein.
- In seltenen Fällen sind allergische Reaktionen möglich.
- Bei manifester metabolischer Alkalose kann es unter der Gabe von Furosemid zu einer Verschlechterung kommen.

Lasix®

Kontraindikationen
- Bei Nierenversagen mit Anurie sowie
- Überempfindlichkeit auf Antibiotika der Sulfonamidgruppe darf das Diuretikum nicht angewendet werden.
- In der Schwangerschaft muß eine strenge Indikationsstellung erfolgen.

Interaktionen
- Bei gleichzeitiger Gabe von Herzglykosiden ist der Kalium-Serum-Spiegel zu kontrollieren, da es zu einer Wirkungsverstärkung der Glykoside durch Kaliumverluste kommen kann.
- Durch Alkohol, Barbiturate und Benzodiazepine wird die hypotensive Wirkung verstärkt.
- Antihypertensiva und Fursemid verstärken sich gegenseitig in ihrer hypotensiven Wirkung.

Inkompatibilitäten
- Furosemid reagiert sehr empfindlich auf pH-Verschiebungen. Die Folge wäre ein Ausfällen des schwer wasserlöslichen Wirkstoffes als kristalliner Niederschlag. Es besteht eine Unverträglichkeit mit einer Vielzahl von Arzneistoffen, weshalb Lasix ®grundsätzlich nicht in einer Mischspritze zu verabreichen ist.
- Folgende Infusionslösungen dürfen nicht verwendet werden: Glucose, HAES sowie Jonosteril L5, HL 5 und Na 100. Eine Mischung mit isot. Kochsalzlösung ist bis zu 24 Stunden verwendbar.

Kardiaka

Unter dieser Gruppe, die zahlenmäßig die umfangreichste aller Medikamentengruppen in der Notfallmedizin darstellt, werden eine Vielzahl unterschiedlicher Pharmaka zusammengefaßt. Die Unterschiede betreffen sowohl die Indikation als auch die chemische und pharmakologische Stoffklasse.

Präparat	Wirkstoff	Gruppe	Ph.-Info
Adalat®	Nifedipin	Calcium-antagonist	244
Arterenol®	Noradrenalin	Sympathomimetikum	251
Atropin®	Atropin	Parasympatholytikum	254
Brevibloc®	Esmolol	Sympatholytikum	257
Calcium	Calcium	Mineral	259
Dopamin®	Dopamin	Sympathomimetikum	265
Dobutrex®	Dobutamin	Sympathomimetikum	264
Gilurytmal®	Ajmalin	Antiarrhythmikum	275
Isoptin®	Verapamil	Calcium-antagonist	281
Isoket®	Isosorbiddinitrat	Nitrat	280
Lanitop®	Metildigoxin	Herzglykosid	284
Magnesium	Magnesium	Mineral	-
Nitrolingual®	Nitroglycerin	Nitrat	291
Suprarenin®	Adrenalin	Sympathomimetikum	245
Visken®	Pindolol	Sympathomimetikum	307
Xylocain®	Lidocain	Antiarrhythmikum	308

Adalat®

⇒ 244

Zusammensetzung
1 Kapsel enthält 10 mg Nifedipin. Weiterhin gibt es Zubereitungen mit 5 und 20 mg, die für den Rettungsdienst jedoch ohne Bedeutung sind, sowie Injektions- und Infusionslösungen.

Indikation
- Hypertensive Krise und
- Angina pectoris.

Die Pathophysiologie der hypertensiven Krise wurde beim Medikament EBRANTIL besprochen.

Bei *Angina pectoris* besteht ein Mißverhältnis zwischen Sauerstoffangebot und Sauerstoffverbrauch, bei dem das Herz nicht mehr in der Lage ist, dies zu kompensieren. Die Folge ist eine Unterversorgung mit Sauerstoff am Herzmuskel, welche dieser mit den typischen Symptomen quittiert. Es kommt zum Engegefühl im Sternumbereich, als werde der Brustkorb in eine Schraubstock gespannt, worauf auch die Bezeichnung der Erkrankung beruht, daß sie soviel wie „Enge in der Brust" bedeutet.

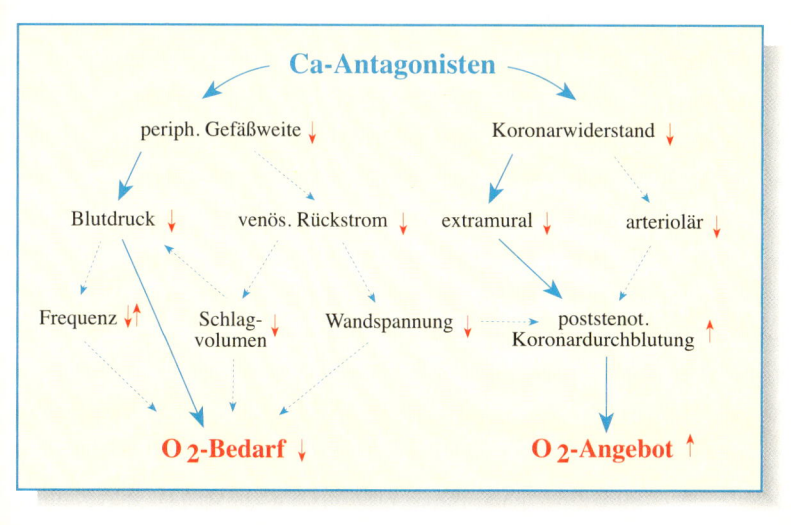

Kardiaka

Ca-Antagonisten

- periph. Gefäßweite ↓
  - Blutdruck ↓
  - venös. Rückstrom ↓
- Koronarwiderstand ↓
  - extramural ↓
  - arteriolär ↓

- Frequenz ↓↑
- Schlagvolumen ↓
- Wandspannung ↓ → poststenot. Koronardurchblutung ↑

O₂-Bedarf ↓   **O₂-Angebot ↑**

Adalat®

Wirkung

Calcium nimmt im Herz-Kreislaufsystem eine wichtige Stellung ein: Am Herzen tritt es durch die Poren der Zellwand (Kanäle) in die Muskelzelle ein, setzt dort weiteres Calcium aus den Speichern frei und bewirkt so ein Ineinanderschieben von Actin und Myosin. Dieses sind Zellstrukturen, die sich durch Energiezufuhr verkürzen und in allen Muskelzellen vorkommen. Dieser Vorgang stellt die eigentliche Kontraktion dar und wird wegen der notwendigen Anwesenheit von Ionen als *elektromechanische Koppelung* bezeichnet. An den Gefäßen bewirkt Calcium eine Kontraktion der Gefäßzelle und damit eine Engstellung.

Der Wirkstoff Nifedipin gehört zur Gruppe der Calciumantagonisten. Der Begriff *Antagonismus* bedeutet soviel wie entgegenarbeiten. Calciumantagonisten, auch als Calcium-Kanal-Blocker bezeichnet, wirken dem körpereigenen Calcium entgegen und schwächen seine Wirkung ab oder heben sie in hoher Dosierung auf.

- Am Herzen kommt es durch eine Hemmung des Calcium-Kanals zu einer Verringerung der intrazellulären Calciumkonzentration und dadurch zu einer Abschwächung der Kontraktion (negativ inotrope Wirkung).
- Außerdem wird die Herzfrequenz vermindert und die Überleitung der Erregung verzögert.
  Insgesamt bewirkt dies eine Verringerung der Herzarbeit und einen gesenkten Sauerstoffbedarf.
  Das Ausmaß der Wirkung ist bei jedem Calciumantagonisten unterschiedlich. Bei Nifedipin im Adalat steht die Gefäßwirkung im Vordergrund. Neben der Weitstellung der Gefäße und der Koronararterie werden auch die Gefäße anderer Kreislaufgebiete erweitert.
- Die Folge ist eine Abnahme des peripheren Widerstandes (Nachlast), was bei gleichbleibender Herzarbeit eine *Blutdrucksenkung* zur Folge hat. In therapeutisch üblichen Dosen beeinträchtigt Nifedipin die Kontraktionskraft der Herzmuskulatur nicht oder nur wenig.
- Durch eine reflektorische Steigerung der Sympathikusaktivität

Adalat® ⇒ 244

werden lediglich die Herzfrequenz und das Herzminutenvolumen mäßig gesteigert.
- Im Gegensatz zu anderen Calciumantagonisten (z.B. Verapamil in Isoptin®) beeinflußt Nifedipin die kardiale Erregungsbildung und -leitung nicht und hat somit keine direkte antiarrhythmische Wirkung.

Die pharmakologische Wirkung der Blutdrucksenkung und der Herabsetzung des Sauerstoffbedarfs macht eine Anwendung bei der Hypertonen Krise und beim Angina pectoris-Anfall deutlich.

Dosierung

Um im akuten Krankheitsfall einen schnellen Wirkungseintritt zu gewährleisten, werden 1 - 2 Kapseln vom Patienten zerbissen und (möglichst mit Flüssigkeit) geschluckt. Ist er dazu nicht mehr in der Lage (Prothesenträger etc.), kann die Kapsel mit einer Kanüle angestochen und der Inhalt ausgelutscht werden. Bis vor kurzem wurde vom Hersteller die sublinguale Applikation angegeben; seit 1989 trägt jedoch die Packungsbeilage den neuen Erkenntnissen Rechnung und empfiehlt im Akutfall die oben dargestellte Verabreichung. Nach oraler Gabe der unversehrten Kapsel setzt die Resorption nach 15 - 20 Minuten ein, nach dem Zerbeißen schon nach 3 - 5 Minuten. Die maximale Plasmakonzentration ist in beiden Fällen nach 1 - 2 Stunden erreicht, die Wirkdauer beträgt ca. 6 Stunden. Bei der Hypertensiven Krise kann zur Vermeidung eines erneuten Blutdruckanstieges zusätzlich eine Kapsel geschluckt werden.

Nebenwirkungen

- Durch die gefäßerweiternde Wirkung kommt es zu Kopfschmerzen, Rötung des Gesichtes (Flush), Wärmegefühl, überschießende Blutdrucksenkung (insbesondere in Kombination mit weiteren blutdrucksenkenden Pharmaka).
- In seltenen Fällen ist es möglich, daß nach der Gabe von Nifedipin ein Angina pectoris-Anfall ausgelöst wird oder

stenokardische Beschwerden und Übelkeit auftreten. Diese Nebenwirkungen können einen Myokardinfarkt vortäuschen und erfordern eine gründliche Differentialdiagnostik.

Für das Auftreten dieser Auswirkungen gibt es in der Literatur unterschiedliche Auffassungen. Möglich ist, daß durch den gesenkten Blutdruck und/oder die gesteigerte Herzfrequenz der koronare Perfusionsdruck abfällt und daß damit sekundär eine Verschlechterung der energetischen Situation im ischämie-gefährdeten Myokardbezirk eintritt. Unwahrscheinlicher ist, daß Blutgefäße in den gesunden Gewebeteilen stärker erweitert werden als in den geschädigten Abschnitten, so daß die Durchblutung in den geschädigten Abschnitten noch weiter abnimmt. Dieses als *steal effect* bezeichnete Phänomen wird auch für andere Pharmaka diskutiert.

Kontraindikationen
- schwere Hypotonie
- Schock
- Schwangerschaft und
- Eklampsie.

Alupent®

⇒ 247

Zusammensetzung
1 Ampulle (1 ml) enthält 0,5 mg Orciprenalinsulfat.
1 Ampulle (10 ml) enthält 5,0 mg Orciprenalinsulfat.

Weiterhin gibt es Alupent® als Dosieraerosol (Bronchospasmolytikum), Lösung zum Einnehmen und Inhalieren sowie Tabletten und Depotdragees. Die oralen Darreichungsformen haben im Rettungsdienst keine Bedeutung.

Indikation
Alupent wird bei Erkrankungen eingesetzt, die auf den ersten Blick nichts miteinander gemein haben:
- Asthma bronchiale, als Prophylaktikum und zur Therapie evtl. kombiniert mit anderen, inhalativ zu verabreichenden Medikamenten,
- bradykarde Reizbildungs- und Erregungsleitungsstörungen, Adam-Stokes-Anfall
- sowie als Antidot bei Überdosierungen von ß-Blockern.

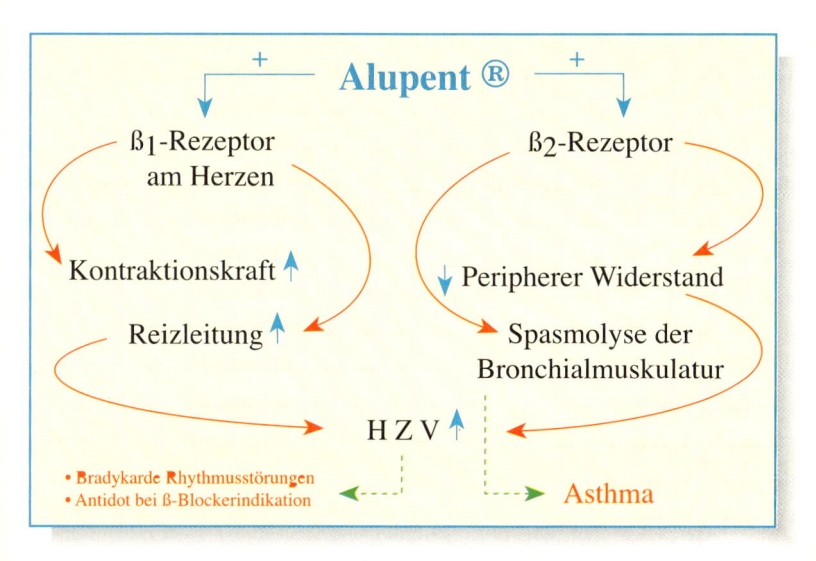

Alupent ®

$ß_1$-Rezeptor am Herzen → Kontraktionskraft ↑, Reizleitung ↑ → HZV ↑
- Bradykarde Rhythmusstörungen
- Antidot bei ß-Blockerindikation

$ß_2$-Rezeptor → ↓ Peripherer Widerstand, Spasmolyse der Bronchialmuskulatur → HZV ↑ → Asthma

Kardiaka

Alupent®

Die früher empfohlene Anwendung im Rahmen der kardiopulmonalen Reanimation ist heute nicht mehr zu vertreten, seine Rolle hat das Adrenalin übernommen. Die Hauptindikation im Rettungsdienst für Alupent sind *bradykarde Herzrhythmusstörungen,* die auf eine Atropingabe nicht ansprechen. Somit ist dieses Medikament nicht Mittel der ersten Wahl. Bei asthmoiden Erkrankungen verläßt man sich lieber auf Pharmaka, deren herzwirksame Komponente weniger ausgeprägt ist und somit geringere Nebenwirkungen zu erwarten sind. Die Broncholytika Salbutamol (Sultanol®) und Fenoterol (Berotec®) haben sich hier als wirksamer erwiesen.

Bradykarde Rhythmusstörungen (Herzfrequenz unter 60/min.) sind in der präklinischen Medizin erst dann therapiebedürftig, wenn durch ungenügende Förderleistungen des Herzens stärkere Durchblutungsstörungen von Herz, Gehirn oder anderer Organe zu befürchten sind und das Herzzeitvolumen erheblich absinkt. Ursache der Bradykardie kann eine herabgesetzte Reizfrequenz des Sinusknotens als Reizbildungsstörung oder eine verzögerte Reizleitung bzw. -blockierung als Erregungsleitungsstörung sein. Eine medikamentöse Therapie ist besonders dann angezeigt, wenn die Rhythmusstörungen vorübergehenden Charakter haben. Dies ist beispielsweise nach einem Herzinfarkt oder bei diagnostischen Eingriffen der Fall. Bei schweren Verlaufsformen kommt die Schrittmacherbehandlung zum Einsatz. Bei einem Adam-Stokes-Anfall mit Asystolie erfolgt initial ein praecordialer Faustschlag. Bei der *Intoxikation mit ß-Rezeptorenblockern* wirkt Alupent als Gegenspieler, der das Symptom der ausgeprägten Sinusbradykardie günstig beeinflußt. Empfehlenswert ist die Gabe als Dauerinfusion. Als wirksamstes Antidot hat sich Glukagon erwiesen, welches seine Wirkung nicht über ß-Rezeptoren entfaltet und somit auch dann wirksam ist, wenn diese Bindungsstellen blockiert sind. Beide Arzneimittel ergänzen sich in ihrer Wirkung und werden kombiniert verabreicht.

Wirkung

ß-Rezeptoren befinden sich in Herz, Gefäßen, Bronchial- und Uterusmuskulatur, in der Niere, in den Stoffwechselorganen und im

Alupent®

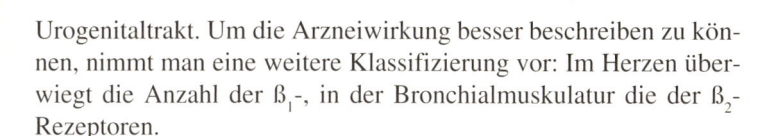

⇒ 247

Urogenitaltrakt. Um die Arzneiwirkung besser beschreiben zu können, nimmt man eine weitere Klassifizierung vor: Im Herzen überwiegt die Anzahl der $ß_1$-, in der Bronchialmuskulatur die der $ß_2$-Rezeptoren.

Eine Anregung dieser Bindungsstellen führt am Herzen zu einer
- Steigerung der Frequenz, der Kontraktilität und der Überleitungsgeschwindigkeit und
- im Bronchialbereich zu einer Erschlaffung. Das in Alupent enthaltene Orciprenalin ist ein direktes Sympathomimetikum, d.h. es ahmt die Wirkung des Sympathikus nach und regt die Rezeptoren an.

Da es sowohl $ß_1$- als auch $ß_2$-Rezeptoren besetzt, wirkt es
- am Herzen kontraktionskraftsteigernd (positiv inotrop),
- frequenzsteigernd (positiv chronotrop)
- setzt die Reizschwelle herab (positiv bathmotrop) und
- steigert das Herzzeitvolumen.
- Bei Schrittmacherausfall wird die Reizbildung im tertiären Automatiezentrum angeregt.
- An den Bronchien wirkt es spasmolytisch und erleichtert somit die Atmung bei asthmatischen Erkrankungen.

Dosierung
1/2 - 1 Ampulle (= 0,25 - 0,5 mg) i.v. oder 1 - 2 Amp. i.m. bzw. s.c. Als Infusion (evtl. Perfusor): Erwachsene 10 - 30 µg/min., Kleinkinder und Säuglinge 2,5 - 7,5 µg/min.
Zur Herstellung einer Infusionslösung wird 1 Ampulle zu 5,0 mg /10 ml) zu einer Infusionsträgerlösung (z.B. Kochsalz, 5%ige Glucose oder Ringer-Laktat) gegeben. Die Mischung soll kurz vor Infusionsbeginn erfolgen. Bei 20° C bleibt die Lösung 8 Stunden stabil. Die Infusionsdosis richtet sich nach Herzfrequenz und -rhythmus.
Nach intramuskulärer oder subkutaner Gabe setzt die Wirkung nach etwa 10 Minuten ein, die Halbwertzeit beträgt ca. 6 Stunden.

Alupent®

Nebenwirkungen
- Gesichtsrötung
- Händezittern
- Tachykardie bis hin zum Kammerflimmern
- Blutdruckabfall
- Extrasystolen.

Kontraindikationen

Bei Patienten mit frischem Myokardinfarkt muß die Behandlung mit Alupent - besonders bei Überschreiten der empfohlenen Dosierungen - abgewogen werden. Im akuten Notfall ergeben sich jedoch keine Kontraindikationen.

Brevibloc®

⇒ 257

Zusammensetzung
10 ml Infusionslösung enthalten 100 mg, 10 ml Infusionslösungskonzentrat 2,5 g Esmololhydrochlorid.

Indikation
- Supraventrikuläre Tachykardien, soweit diese nicht durch eine vorzeitige Erregung des Herzens aufgrund atypischer Leitungsbahnen bedingt sind (Reentry-Mechanismen).
- Lungenödem als Folge einer akuten Tachyarrhythmie bei Patienten mit Mitralstenose. Hierbei liegt eine Sonderform der Herzinsuffizienz vor.
- Therapiebedürftige, nicht-kompensatorische Sinustachykardie
- Hypertensive Krise
- Hyperkinetisches Herzsyndrom
- Für die Anwendung beim akuten Myokardinfarkt und instabiler Angina pectoris liegen einige positive Studienergebnisse vor. Der positive Effekt beruht auf der Senkung des myokardialen Sauerstoffverbrauchs infolge des

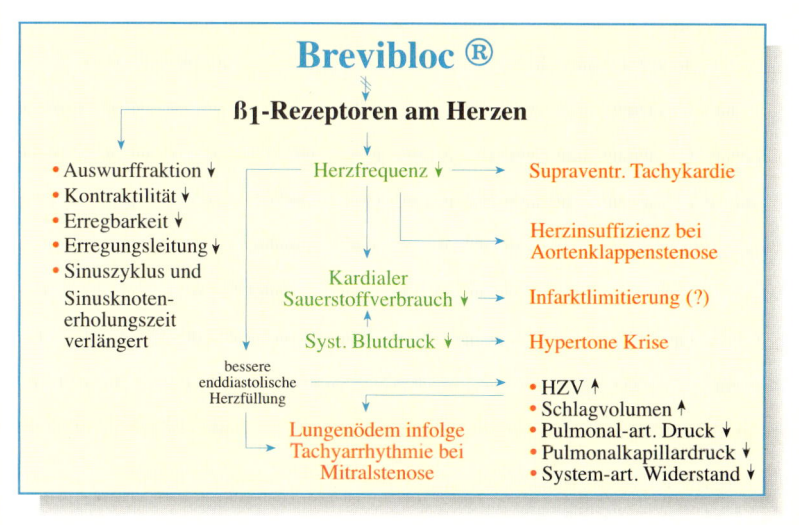

Brevibloc ®
ß$_1$-Rezeptoren am Herzen

- Auswurffraktion ↓
- Kontraktilität ↓
- Erregbarkeit ↓
- Erregungsleitung ↓
- Sinuszyklus und Sinusknotenerholungszeit verlängert

Herzfrequenz ↓ → Supraventr. Tachykardie

→ Herzinsuffizienz bei Aortenklappenstenose

Kardialer Sauerstoffverbrauch ↓ → Infarktlimitierung (?)

Syst. Blutdruck ↓ → Hypertone Krise

bessere enddiastolische Herzfüllung

Lungenödem infolge Tachyarrhythmie bei Mitralstenose

- HZV ↑
- Schlagvolumen ↑
- Pulmonal-art. Druck ↓
- Pulmonalkapillardruck ↓
- System-art. Widerstand ↓

Brevibloc®

negativ chronotropen und blutdrucksenkenden Effektes. Um eine abschließende Bewertung vornehmen zu können, liegen jedoch noch keine ausreichenden Erfahrungen vor.

Wirkung
Esmolol gehört zur Gruppe der ß-Sympatholytika (ß-Blocker) und blockiert (relativ) selektiv adrenerge $ß_1$-Rezeptoren am Herzen. Dies hat zur Folge, daß der stimulierende Einfluß des Sympathikus auf das Herz vermindert wird. Daraus resultieren folgende pharmakologische Wirkungen:
- Senkung der Herzfrequenz
- Verminderung der Kontraktilität
- Herabsetzung der Erregbarkeit
- Verlangsamung der Erregungsleitung
- Senkung des systolischen Blutdruckes
- Reduktion des myokardialen Sauerstoffverbrauchs.

In therapeutischen Dosen besitzt Esmolol keine intrinsische sympathomimetische Aktivität, d. h. es übt neben der Blockade keine adrenerge Eigenwirkung am Rezeptor aus.

Dosierung
Initial: 500 µg Esmololhydrochlorid/kg Kg über 1 Minute, Erhaltungsdosis: 50 µg/kg KG/min. Wenn nach 4 Minuten keine Wirkung eintritt, können erneut 500 µg gegeben und die Erhaltungsdosis auf 100 µg gesteigert werden.
Die maximale Erhaltungsdosis beträgt 200 µg/kg KG/min.

Infusionslösungskonzentrat: 2 Ampullen (5 g Esmolol) werden in 500 ml Trägerlösung (Ringer-Lactat, NaCl, Dextrose) gelöst. Die Endkonzentration beträgt 10 mg/ml.

Verglichen mit anderen ß-Blockern besitzt Brevibloc® eine ultrakurze Halbwertzeit von 9 Minuten. Der schnelle Wirkungseintritt innerhalb von 2 Minuten und eine gute Steuerbarkeit machen das Präparat zu einem „Notfall-ß-Blocker".

Bревibloc®

Nebenwirkungen

Da die Wirkung auf die $ß_1$-Rezeptoren relativ selektiv ist, sind die Nebenwirkungen, die durch eine Blockade der $ß_2$-Rezeptoren entstünden, gering ausgeprägt.
In therapeutischen Dosen kommt es zu keiner Erhöhung des Atemwegswiderstandes.

- Dennoch kann es, besonders bei empfindlichen Patienten, zu einem Bronchospasmus kommen. Weiterhin möglich sind
- Blutdruckabfall bis hin zur Hypotension
- Bradykardie
- AV-Block (selten)
- Übelkeit, Erbrechen
- Übermäßiger Anstieg der Herzfrequenz ca. 30 Minuten nach Infusionsende (Rebound-Phänomen).

Kontraindikationen

- Wegen der negativ chronotropen Wirkung darf Brevibloc® nicht bei Bradykardie gegeben werden.
- Bei Patienten mit bronchospastischen Erkrankungen, Diabetes sowie kompensatorischer Herzinsuffizienz (Asthma bronchiale) muß eine strenge Nutzen-Risiko-Abschätzung erfolgen und die Dosis gering gewählt werden.

Interaktionen

- Bei gleichzeitiger Gabe kann Brevibloc® die blutdrucksenkende Wirkung anderer Antihypertensiva, Narkotika oder Psychopharmaka verstärken.
- In Verbindung mit Clonidin (Catapresan®), Herzglykosiden (Lanitop® u.a.) oder Fentanyl ist eine Bradykardie möglich. Calciumantagonisten vom Verapamil- oder Diltiazemtyp oder andere Antiarrhythmika können eine Herzinsuffizienz verstärken sowie Hypotonie, Bradykardie und Herzrhythmusstörungen auslösen.
- Eine durch Succinylcholin aufgelöste neuromuskuläre Blok-

Brevibloc®

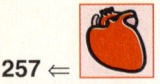

kade wird durch Brevibloc® verlängert.
- Morphin erhöht die Blutkonzentration des ß-Blockers, was besonders bei Patienten mit niedrigen Blutdruckwerten klinisch relevant sein kann.

Inkompatibilitäten
Es bestehen chemische Unverträglichkeiten mit Natriumhydrogencarbonat, Furosemid, Diazepam und Thiopental.

Gilurytmal®

Zusammensetzung
Eine Ampulle Gilurytmal® 2 a 2 ml zur Infusion enthält 50 mg Ajmalin.
Eine Ampulle Gilurytmal® 10 a 10 ml zur Injektion enthält 50 mg Ajmalin.

Indikation
- Supraventriculäre Tachycardien, besonders bei AV-Knoten-Reentry und bei WPW-Syndrom und
- ventrikuläre Tachykardien auch bei Myokardinfarkt.
- Weiterhin als diagnostisches Instrument zur Risikoabschätzung bei WPW-Syndrom.

Beim *Wolf-Parkinson-White-Syndrom (WPW)* handelt es sich um eine elektrokardiographische Besonderheit, die durch eine vorzeitige Erregung basisnaher Myokardbezirke entsteht. Die Ursache sind anomale Muskelbrücken zwischen Vorhof und Kammer unter Umgehung des AV-Knotens. Im EKG kommt es zu einer Verkürzung der

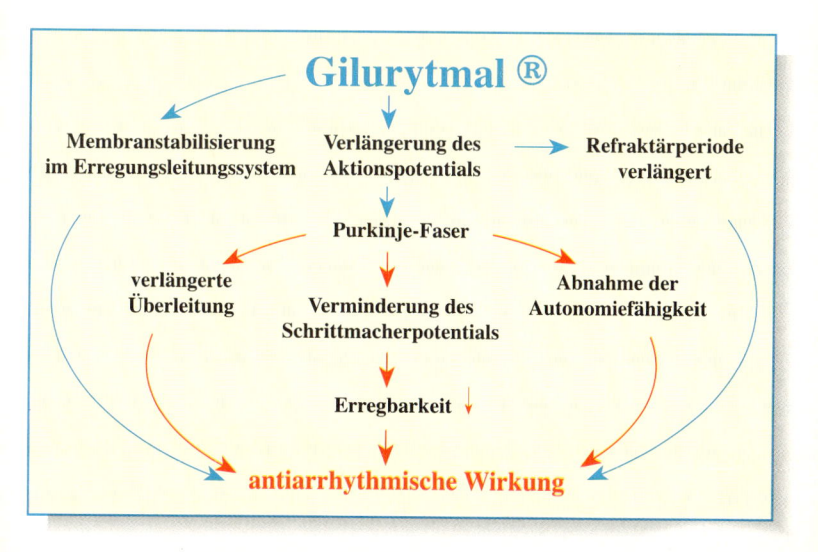

Gilurytmal ®

- Membranstabilisierung im Erregungsleitungssystem
- Verlängerung des Aktionspotentials → Refraktärperiode verlängert
- Purkinje-Faser
- verlängerte Überleitung
- Verminderung des Schrittmacherpotentials
- Abnahme der Autonomiefähigkeit
- Erregbarkeit ↓
- **antiarrhythmische Wirkung**

Gilurytmal®

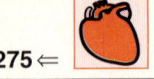

PQ-Strecke zugunsten einer Verbreiterung der QRS-Gruppe. Man erkennt breite Q-Zacken oder Deltawellen. Die Folge ist ein verzögerter initialer Kurvenverlauf von QRS mit entsprechender Störung der Erregungsrückbildung. Klinisch bedeutsam ist dieses Syndrom wegen der auftretenden Tachycardien durch kreisende Erregungswellen. Um diese Erkrankung von anderen Rhythmusstörungen abzugrenzen, gibt man Gilurytmal®. Handelt es sich um ein WPW-Syndrom, kommt es unter Ajmalin-Gabe nicht zu einer Leitungsblockierung in der akzessorischen Leitungsbahn (negativer Ajmalin-Test).

Die antiarrhythmische Therapie wird wahrscheinlich in der nächsten Zeit einige Änderungen erfahren. Auslöser hierfür ist die CAST-Studie (Cardiac Arrhythmia Supression Trial), die belegte, daß einige Antiarrhythmika keinen Nutzen für Postinfarktpatienten bringen. Auch auf die Notfallmedizin bezogen scheint sich eine Änderung anzubahnen. Bis jetzt ist bei ventrikulären Arrhythmien Lidocain das Mittel der Wahl. In einigen Fällen, besonders bei stabilen Tachycardien mit breitem QRS-Komplex, bleibt die Gabe jedoch erfolglos. Einige Publikationen beschreiben hier die überlegene Wirksamkeit Ajmalin. Lidocain hat bei normaler bis höherer Frequenz weniger Einfluß auf die Depolarisationsgeschwindigkeit als Ajmalin. Daraus resultiert die gute Wirksamkeit von Lidocain bei Arrhythmien mit höchsten Frequenzen, wobei Ajmalin auch schon bei niederfrequenten Tachycardien wirksam ist. Besonders bei stabilen Kammertachycardien in der chronischen Phase nach Myokardinfarkt scheint Ajmalin erheblich wirksamer als Lidocain. Die Studien wurden allerdings im klinischen Bereich durchgeführt. Es sind weitere notwendig, die gute Wirksamkeit von Ajmalin auch in der präklinischen Notfallmedizin zu belegen.

Wirkung
- Das Alkaloid Ajmalin ist ein Antiarrhythmikum mit chinidinähnlicher Wirkung (Klasse Ia). Als solches wirkt es im Erregungsleitungssystem membranstabilisierend.

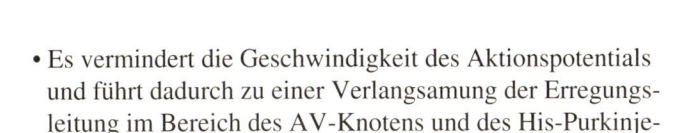

Gilurytmal®

- Es vermindert die Geschwindigkeit des Aktionspotentials und führt dadurch zu einer Verlangsamung der Erregungsleitung im Bereich des AV-Knotens und des His-Purkinje-Systems.
- Die Aktionspotentialsdauer und, resultierend daraus, die Refraktärzeit werden verlängert,
- die Schrittmacheraktivität gehemmt.
- Im Purkinje-System nimmt die Autonomiefähigkeit infolge einer Abflachung der diastolischen Depolarisation ab. Das Schwellenpotential wird vermindert und die Erregbarkeit herabgesetzt.
- Die Kontraktionskraft nimmt durch die Gabe von Ajmalin geringfügig ab.

Die Wirkungen sind dadurch erklärbar, daß der schnelle Natriumkanal der Herzmuskelzelle blockiert wird, wodurch die Erregungsbildung und -ausbreitung gehemmt werden.

- Auf hämodynamische Parameter wie Schlag- und Minutenvolumen, peripheren Gefäßwiderstand sowie die Herzfrequenz hat das Medikament in therapeutischen Dosen keinen Einfluß.
- Vereinzelt kann es durch die Abnahme der Kontraktionskraft zu einem Blutdruckabfall kommen.

Dosierung

Als initiale Bolusgabe verabreicht man 1 Ampulle Gilurytmal® 10 (= 50 mg Ajmalin). Die Applikation sollte unter EKG- und Blutdruckkontrolle erfolgen. Die Spritzgeschwindigkeit muß mindestens 5 Minuten betragen, um zu vermeiden, daß der Wirkstoffspiegel in den toxischen Bereich gelangt. Bei nicht ausreichender Wirkung kann die Injektion nach 10 Minuten wiederholt werden. Bei vorgeschädigtem Herzen, z. B. nach einem Myokardinfarkt oder dekomp. Herzinsuffizienz bzw. eingeschränkter Leberfunktion, sollte die Injektionsdauer auf 15 - 20 Minuten ausgedehnt werden.

Perfusor: 0,5 - 1 mg/kg KG/h = 10 Amp. zu 2 ml (=500 mg Ajmalin)

Gilurytmal®

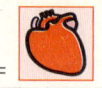

in 30 ml Trägerlösung (= 10 mg Ajmalin/ml) bzw. 10 ml Ampullen unverdünnt.
Möglich ist auch eine Dauertropfinfusion mit Gilurytmal® 2 als Infusionskonzentrat. Die Richtdosis beträgt 0,5 - 1mg/kg KG/Std..
Die Wirkung von Gilurytmal® tritt innerhalb von 2 - 3 Minuten ein und hält ca. 20 - 25 Minuten an.
Die kurze Halbwertzeit stellt einen besonderen Vorteil in der Notfalltherapie dar. Sollte es zum Auftreten unerwünschter Wirkungen kommen, so gehen diese rasch zurück.

Nebenwirkungen
- Die unerwünschte Wirkung besteht in einer Verminderung der Kontraktionskraft. Dieser negativ inotrope Effekt ist bei Patienten mit manifester Herzinsuffizienz deutlicher ausgeprägt als bei solchen ohne Myokardschädigung.
- Bei hoher Dosierung oder bei zu rascher Injektion kann es durch eine Hemmung der AV-Überleitung zu einem totalen AV-Block oder zu einer Asystolie kommen. Diese Erscheinungen sind jedoch sehr selten.
- Weiterhin sind eine QRS-Verbreiterung und eine Bradycardie möglich.
- Eine geringe Absenkung des Blutdruckes kann bei zu schneller Applikation erfolgen.
- In Einzelfällen sind allergisch bedingte Blutbildveränderungen wie Agranulozytose und Throbopenie möglich.

Kontraindikationen
Das Präparat darf nicht bei
- Bradykardien,
- bei Reizleitungsstörungen und bei
- Tachycardien infolge einer Herzdekompensation angewendet werden. Dies gilt nicht für den u. U. lebensrettenden Einsatz bei Herzinfarkt.

Gilurytmal®

Inkompatibilitäten

Gilurytmal® darf nicht zusammen mit dem Diuretikum Furosemid (Lasix®) sowie Natriumbicarbonat gegeben werden, da es aufgrund von pH-Verschiebungen zu Ausfällungen und Wirkungsbeeinflussungen kommt.

Isoket®

Zusammensetzung
Eine Ampulle Isoket® zu 10 ml enthält 10 mg Isosorbiddinitrat.
Eine Stechkappenflasche zu 100 ml enthält 100 mg bzw. zu
50 ml (0,05%ige Lsg.) 25 mg Wirkstoff.
Ein Spraystoß des Dosier-Aerosols enthält 1,25 mg Wirkstoff.

Indikation
Die parenteralen Zubereitungen werden bei
- akutem Myokardinfarkt und/oder
- Linksherzinsuffizienz sowie bei schweren Formen der
- Angina pectoris und bei
- kardialem Lungenödem eingesetzt.

Das Dosier-Aerosol findet zusätzlich in der Therapie und Prophylaxe der Angina pectoris Anwendung.

Bei der *koronaren Herzkrankheit* (KHK) liegt meist eine stenosierende Koronarsklerose oder eine spastische Einengung der Koronararterien vor. Die Folge ist ein Mißverhältnis zwischen Sauerstoff-Angebot und Sauerstoff-Bedarf. Der O_2-Verbrauch des Herzmuskels ist abhängig von der Herzfrequenz, der Kontraktilität und der myokardialen Wandspannung, die wiederum durch den Blutdruck und das linksventrikuläre Volumen bestimmt wird. Kommt es zu einem Defizit an Sauerstoff, so ist ein gestörter Kontraktionsablauf mit einer Abnahme des Schlagvolumens die Folge. Daraus resultiert eine Zunahme des enddiastolischen Volumens und des enddiastolischen Druckes, die gemeinsam die Vorlast des Herzens darstellen. Es kommt zu einem Circulus vitiosus, da durch die Zunahme des Volumens die myokardiale Wandspannung verstärkt wird, die wiederum zu einer Vergrößerung des Sauerstoff-Bedarfs führt.
Beim *kardialen Lungenödem* ist der Lungenkapillardruck sowie der enddiastolische Druck in der linken Herzkammer erhöht.

Isoket® ⇒ 280

Wirkung

Isosorbiddinitrat gehört wie Nitroglycerin in die Gruppe der organischen Nitrate, wirkt jedoch langanhaltender als dieses. Nitrate durchbrechen den Teufelskreis bei der KHK durch eine Herabsetzung des Sauerstoff-Bedarfs und eine Umverteilung des Blutes zu den ischämischen Bezirken.

- Dabei werden die venösen Gefäße des Lungen- und Körperkreislaufs sowie die größeren epikardialen Koronararterien erweitert.
- Folge ist eine Senkung der Vorlast und des Sauerstoffverbrauchs. Die Abnahme der Vorlast führt zu einer verbesserten Durchblutung und zu einer Senkung des Lungenkapillardruckes, was die Wirkung bei kardialem Lungenödem erklärt.
- Nitrate sind in der Lage, die Ischämiezone bei einem Infarkt zu begrenzen.

Weiterhin werden folgende Parameter gesenkt:
- Venendruck,
- Vorhofdruck,
- enddiastolischer Druck,
- Wandspannung des linken Ventrikels,
- Schlagvolumen sowie die
- Austreibungszeit.

Dosierung

Parenteral gibt man zunächst 2mg/h. Die Dosierung wird entsprechend der Kreislaufsituation um 1 mg/h bis auf 7 - 10 mg/h gesteigert. Der Inhalt der Ampulle bzw. Steckkappenflasche wird unmittelbar vor der Anwendung der Infusionslösung (z.B: Ringer- oder Kochsalzlösung) zugesetzt. Die 0,1%ige Lösung ist ausschließlich als Dauertropfinfusion anzuwenden, die 0,05%ige Lösung kann unverdünnt über eine Infusionspumpe gegeben werden. Bei der Applikation ist eine engmaschige Herz-Kreislauf-Überwachung notwendig.

Isoket®

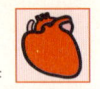

Vom Isoket-Spray® erhält der Patient 1 bis 3 Sprühstöße im Abstand von 30 Sekunden. Es ist nur dann eine exakte Dosierung gewährleistet, wenn das Dosier-Aerosol vor Gebrauch geschüttelt wird und der Patient während der Spraygabe einatmet. Dies kann u. U. dann problematisch werden, wenn ein schwerer Angina pectoris-Anfall vorliegt.

Nebenwirkungen
- Wegen der gefäßerweiternden Wirkung kann es zu orthostatischen Fehlregulationen wie Blutdruckabfall, Schwächegefühl, Übelkeit und Erbrechen kommen.
- Durch eine Erweiterung der Hautgefäße sind eine Hautrötung (Flush) im Gesicht sowie ein Wärmegefühl möglich.
- Durch die Absenkung des Blutdruckes kann eine reflektorische Tachycardie ausgelöst werden. Bei hohen Dosen ist ein starker Druckabfall mit Kollaps und Synkope denkbar.
- Vereinzelt sind paradoxe Reaktionen beschrieben worden. Dabei werden durch Anstieg der Herzfrequenz und durch den Abfall des koronaren Perfusionsdruckes die energetische Situation im ischämiegefährdeten Infarktbereich ungünstig beeinflußt und die pectanginösen Beschwerden verstärkt.
- Steht der Patient unter erhöhtem Alkoholeinfluß, kann die gefäßerweiternde Wirkung ausgeprägter auftreten.

Kontraindikationen
Bei hypotonen Kollapszuständen, kardiogenem Schock, ausgeprägter Herzinsuffizienz und AV-Block sollte Isoket® nicht angewendet werden.

Isoptin®

Zusammensetzung
Eine Ampulle zu 2 ml enthält 5 mg, zu 20 ml 50 mg Verapamil.

Indikation
Isoptin® ist als Antiarrhythmikum wirksam bei
- paroxysmalen supraventrikulären Tachycardien,
- Vorhofflimmern/-flattern mit Tachyarrhythmie,
- supraventrikulärer und ventrikulärer Extrasystolie, soweit diese durch Myokardischämie ausgelöst wurde. Weitere Anwendungsgebiete sind die
- hypertone Krise und bestimmte Formen der
- Angina pectoris, die Koronarspasmen (Prinzmetal Angina) als Ursache haben.
- Torsades de Pointes bei jungen Patienten mit Synkopeneigung infolge Erregung (Therapieversuch).

Um Extrasystolen prophylaktisch entgegenzuwirken, gibt man bei der Wehenhemmung (Tokolyse) durch Betasympathomimetika zusätzlich Verapamil®, wodurch die tachycarde Wirkung der Tokolytika kompensiert wird.

Wirkung
Verapamil® gehört, wie auch beispielsweise ADALAT®, zur Gruppe der Calciumantagonisten. Calcium ist an der Kontraktion und damit am Sauerstoffverbrauch der Gefäße beteiligt.
- Eine Hemmung des Calciumeinstroms durch einen Calciumantagonisten bewirkt eine Vasodilatation, die sich stärker auf die Venen als auf die Arterien auswirkt. Diese Gefäßerweiterung erklärt die Wirkung bei der hypertonen Krise, wobei Verapamil® jedoch nicht Mittel der 1. Wahl ist.
- Durch einen Angriff in anderen Kreislaufgebieten sinkt der periphere Widerstand ohne eine Herabsetzung der Vorlast.

Calcium nimmt neben seiner Gefäßwirkung eine wichtige Stellung bei der Elektrophysiologie des Herzens ein.

Isoptin®

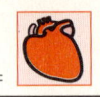

- Isoptin® hemmt den Calciumeinstrom, der beim Aktionspotential für die Plateauphase und die langsame Depolarisationsphase verantwortlich ist und die Erregungsausbreitung am Sinus- und AV-Knoten reguliert.
- Besonders bei erhöhter Schlagfolge kommt es zu einer Verringerung der Sinusfrequenz und zu einer
- Hemmung der AV-Überleitung.
  Aus dieser verlangsamten Erregungsleitung und einer verlängerten Refraktärzeit resultiert die antiarrhythmische Wirkung und eine Verbesserung der kardialen Hämodynamik.

Neueste Metaanalysen der dänischen Studien DAVIT I und II (Danish Verapamil Infarction Trial) belegen, daß eine Langzeitbehandlung mit Verapamil nach akutem Myokardinfarkt einen signifikanten Rückgang der Gesamtmortalität, schwerer Folgeereignisse und der Reinfarktrate bewirkt.

Dosierung

Eine Ampulle zu 2 ml (5 mg Verapamil) langsam über 2 - 3 min i.v., nach 10 - 15 Minuten kann eine Repetition erfolgen. Die Wirkung hält etwa vier Stunden an. Falls erforderlich ist eine Dauertropfinfusion mit 5 - 10 mg/h möglich, wobei die maximale Gesamtdosis 100 mg/Tag beträgt.
Im Perfusor gelangen 2 Ampullen zu 20 ml (100 mg Verapamil) in einer Dosis von 2 - 4 ml/h zum Einsatz.

Nebenwirkungen
- In hoher Dosierung kann Isoptin® eine AV-Blockierung auslösen.
- Weiterhin möglich ist eine Sinusbradykardie, eine
- Verstärkung der Insuffizienzsymptome und eine
- Absenkung des Blutdruckes, die je nach Krankheitsbild als unerwünscht gelten kann.

Isoptin® ⇒ 281

Kontraindikationen
- Bei totalem AV-Block,
- kardiogenem Schock,
- schwerer Hypotonie und
- Bradykardie sowie
- manifester Herzinsuffizienz sollte Isoptin® nicht eingesetzt werden.
- Bei Vorhofflattern beim WPW-Syndrom, da ein Übergang zur Kammertachycardie oder -flimmern möglich ist.

Interaktionen
- Bei mit Digoxin (z.B. Novodigal®) digitalisierten Patienten kann die Gabe von Verapamil zu einem Anstieg des Herzglykosidspiegels führen, wodurch die Toxizität dieser Pharmaka erhöht wird.
- Die Wirkung anderer Arzneimittel, wie beispielsweise ß-Blocker und Antiarrhythmika, die kardiodepressorisch wirken bzw. die Erregungsbildung oder -leitung beeinflussen, kann bei gleichzeitiger Anwendung von Isoptin® verstärkt werden.
 Cave: Verapamil i. v. nie gemeinsam mit ß-Blockern verabreichen!

Inkompatibilitäten
Alkalische Infusionslösungen wie Natriumbicarbonat können beim Mischen mit Verapamil® zu einer Ausfällung des Wirkstoffes und damit zu einem Wirkungsverlust führen.

Lanitop®

Zusammensetzung
Eine Ampulle zu 2 ml enthält 0,2 mg Metildigoxin (sowie 5 Vol.-% Alkohol).

Indikation
Lanitop® wird bei
- verminderter Leistungsfähigkeit des Herzens,
- bei paroxysmalen Tachycardien und bei
- Lungenödem eingesetzt.

Bei der *Herzinsuffizienz* ist eine adäquate Blutversorgung der Organe nicht mehr gewährleistet.

Die Ursachen hierfür sind multifaktoriell:
- Pumpstörungen durch Stoffwechselerkrankungen, Myokarditis oder koronare Herzkrankheit,
- Füllungsstörungen durch Bradycardie oder Tachycardie,
- Druckbelastungen durch Hypertonie und Lungenembolie sowie

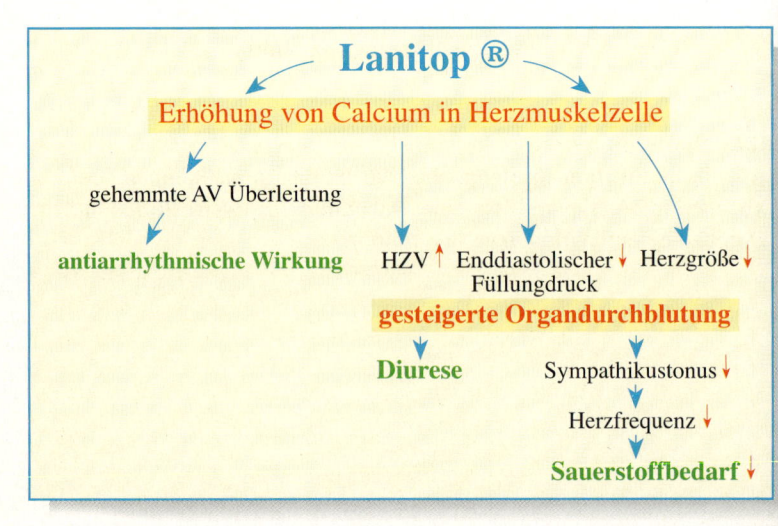

Lanitop ®

Erhöhung von Calcium in Herzmuskelzelle

gehemmte AV Überleitung

antiarrhythmische Wirkung | HZV ↑ Enddiastolischer ↓ Herzgröße ↓
Füllungsdruck

gesteigerte Organdurchblutung

Diurese   Sympathikustonus ↓

Herzfrequenz ↓

Sauerstoffbedarf ↓

Lanitop®

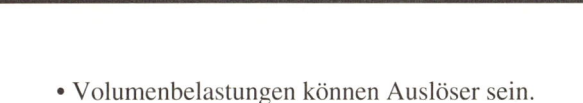

⇒ 284

- Volumenbelastungen können Auslöser sein. Häufigste Ursache ist jedoch eine ausgeprägte Myokardischämie bei koronarer Herzerkrankung.

Man nimmt eine Einteilung in Vorwärts- und Rückwärtsversagen vor, wobei dies pathophysiologisch betrachtet lediglich eine Vereinfachung darstellt. Beim Vorwärtsversagen liegt eine verminderte Auswurfleistung des linken Ventrikels vor, die einen Schock und eine Lungenstauung nach sich ziehen kann. Beim Rückwärtsversagen des linken Ventrikels sind hingegen ein Lungenödem und eine Steigerung des Blutdruckes möglich. Das Leitsymptom bei Herzinsuffizienz ist die inspiratorische Dyspnoe. Weiterhin zeigen sich ein Galopprhythmus, Tachycardie sowie Kaltschweißigkeit. Bei der Rechtsherzinsuffizienz steht die Halsvenenstauung im Vordergrund. Hinzu kommen Symptome wie schmerzhafte Leberstauung, Zyanose, Dyspnoe und Tachycardie.

Die Therapie der akuten Herzinsuffizienz hat in den letzten Jahren eine erhebliche Änderung erfahren. Waren früher noch Herzglykoside das Mittel der Wahl, so sind diese heute durch Nitroglycerin als Vasodilatator und Diuretika verdrängt worden. Grund mag die schlechte Steuerbarkeit, die geringe therapeutische Breite sowie der langsame Wirkungseintritt sein. Obwohl sie in der präklinischen Notfallmedizin ihren Stellenwert verloren haben, besitzen sie in der Dauertherapie ihren festen Stand. Doch auch hier geht man neuerdings dazu über, diese Pharmaka in geringerem Umfang einzusetzen. Nach einer Statistik von SEFRIN sehen immerhin 34% der Notärzte Lanitop® als unbedingt erforderlich und 15% als wünschenswerte Ausstattung auf dem Rettungsmittel an. 50% halten es für entbehrlich.

Wirkung

Metildigoxin gehört zur Gruppe der herzwirksamen Digitalis-Glykoside und stammt ursprünglich aus dem Fingerhut. Es führt durch seine positiv inotrope Wirkung beim herzinsuffizienten Patienten zu einer

Lanitop®

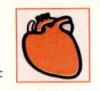

- Erhöhung des Herzminutenvolumens und zu einer
- Abnahme des enddiastolischen Füllungsdruckes sowie der Herzgröße durch eine verbesserte Entleerung der Kammern.
Die Folge ist eine
- gesteigerte Organdurchblutung, was u. a. eine erhöhte Diurese nach sich zieht (Wirkung beim Lungenödem). Dadurch werden bei einer Rechtsherzinsuffizienz Stauungen im Körperkreislauf und im Lungenkreislauf infolge einer Linksherzinsuffizienz zurückgebildet. Die Herzfrequenz nimmt durch eine Senkung des Sympathikustonus ab und bewirkt eine Ökonomisierung der Herzarbeit durch einen verminderten Sauerstoffbedarf.

Wie alle Herzglykoside (z. B. Novodigal®, Lanicor®, Digimerck®) besitzt Lanitop® eine negativ dromotrope Wirkung, welche - je nach Krankheitsbild - als erwünschte Haupt- bzw. unerwünschte Nebenwirkung gelten kann. Diese Hemmung der artrioventrikulären Überleitung wird beispielsweise bei supraventrikulären, tachykarden Arrhythmien oder bei tachykarden Formen der Herzinsuffizienz ausgenutzt.

Der Wirkungsmechanismus für die positiv inotrope Wirkung ist sehr komplex und noch nicht vollständig geklärt. Man weiß, daß Calciumionen dabei eine Schlüsselrolle einnehmen. Digitalis-Glykoside erhöhen das Angebot an freiem Calcium in der Herzmuskelzelle und verstärken dadurch die Kontraktilität. Dabei werden bestimmte Enzyme (Na-K-ATPase), die für den Transport von Natrium und Kalium durch die Zellmembran verantwortlich sind, durch die Glykoside beeinflußt.

Dosierung

Der Abstand zwischen therapeutischer und toxischer Wirkung - die therapeutische Breite - ist bei Herzglykosiden sehr gering. Die Dosis beträgt etwa 50% derer, ab wann das Glykosid Giftwirkung besitzt! Faktoren wie hohes Alter, frischer Myokardinfarkt, Apoplex,

Lanitop®

⇒284

Diuretikagaben und Coma diabetikum erhöhen zusätzlich die Toxizität. DIE Dosierung gibt es nicht. Jeder Patient benötigt für die Dauertherapie seine individuelle Dosis. Es können deshalb nur Anhaltspunkte gegeben werden: In der Akuttherapie der Herzinsuffizienz gibt man zur Aufsättigung 1 - 2 Ampullen (0,2 - 0,4 mg) langsam i.v. Als Erhaltungsdosis genügen geringere Mengen. Bei Kindern, alten Patienten, bei eingeschränkter Nierenfunktion und Cor pulmonale sind die Dosismengen geringer und müssen vorsichtig angepaßt werden.

Nebenwirkungen
- Gelegentlich treten Übelkeit, Erbrechen und Magen-Darm-Beschwerden auf.
- Bei einer Überdosierung kommen zusätzlich neurologische Störungen wie Grün-Gelb-Sehen und Halluzinationen sowie
- Rhythmusstörungen in Form von AV-Blockierung oder Extrasystolie hinzu. Grund hierfür ist die positiv bathmotrope Wirkung bei hoher Dosierung.

Im Falle einer Intoxikation ist eine kausale Therapie durch eine Antidotgabe möglich. Das Digitalis Antidot BM® ist für schwere Vergiftungsfälle vorgesehen und führt zu einer raschen Elimination des Glykosids. Die sonst sehr hohe Letalitätsrate bei dieser nicht unüblichen Vergiftung kann durch die neuere Antidottherapie drastisch gesenkt werden.

Kontraindikationen
Relative Kontraindikationen sind
- Bradycardie
- Hypercalcämie, da hierbei die Toxizität der Glykoside erhöht ist sowie die
- Gabe vor einer Kardioversion
- Eine Risikoabschätzung sollte bei Hypokaliämie erfolgen.

Lanitop®

Interaktionen

Herzglykoside bilden mit einer Vielzahl von Arzneimitteln Wechselwirkungen. Bei gleichzeitiger Anwendung führen folgende Pharmaka zu einer Wirkungsverstärkung:
- Calciumantagonisten
- die Antiarrhythmika Rytmonorm® und Chinidin durch eine Erhöhung des Glykosidspiegels
- Cortikoide
- Diuretika und
- Salicylate durch verstärkte Toxizität infolge Elektrolytverschiebung
- Calcium durch synergistische Wirkung.
- Eine Wirkungsabschwächung kann u. a. durch Schilddrüsenhormone und Kaliumsalze erfolgen.

Inkompatibilitäten

Um Auskristallisationen zu vermeiden, soll Lanitop® grundsätzlich nicht mit anderen Injektions- bzw. Infusionslösungen gemischt werden. Sollte eine Verdünnung notwendig sein, so kann dies mit isot. Kochsalz- oder Glucoselösung geschehen.

Nitrolingual®

⇒ 291

Zusammensetzung

1 Kapsel enthält 0,8 mg, eine Spraygabe 0,4 mg Glycerolnitrat (Nitroglycerin).
1 Ampulle Nitro Pohl® infus (5 ml, 25 ml, 50 ml) enthält 5 mg, 25 mg, 50 mg Wirkstoff.

Indikation

Die parenteralen Zubereitungen werden bei
- akutem Myokardinfarkt und/oder
- Linksherzinsuffizienz sowie bei
- schweren Formen der Angina pectoris und bei
- kardialem Lungenödem eingesetzt.

Das Dosier-Aerosol findet zusätzlich in der Therapie und Prophylaxe der Angina pectoris Anwendung.
Die oralen Darreichungsformen können weiterhin bei spastischen Harnleiter- und Gallenkoliken sowie bei der hypertensiven Krise angewendet werden.

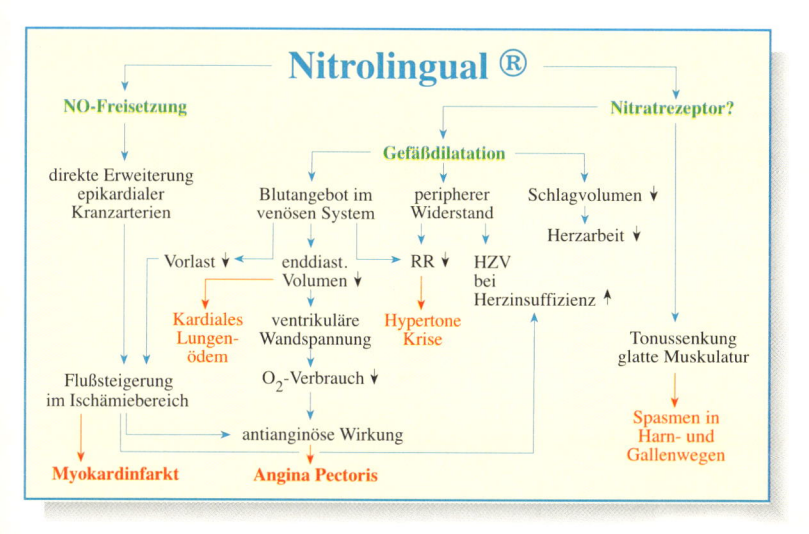

Nitrolingual ®

- NO-Freisetzung
- Nitratrezeptor?
- Gefäßdilatation

direkte Erweiterung epikardialer Kranzarterien
Blutangebot im venösen System
peripherer Widerstand
Schlagvolumen ↓
Herzarbeit ↓

Vorlast ↓ ← enddiast. Volumen ↓ → RR ↓
HZV bei Herzinsuffizienz ↑

Kardiales Lungenödem
ventrikuläre Wandspannung
Hypertone Krise

Flußsteigerung im Ischämiebereich
O_2-Verbrauch ↓

Tonussenkung glatte Muskulatur

→ antianginöse Wirkung

Myokardinfarkt   **Angina Pectoris**   **Spasmen in Harn- und Gallenwegen**

Nitrolingual®

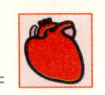

Bei der *koronaren Herzkrankheit* (KHK) liegt meist eine stenosierende Koronarsklerose oder eine spastische Einengung der Koronararterien vor. Die Folge ist ein Mißverhältnis zwischen Sauerstoff-Angebot und Sauerstoff-Bedarf. Der O_2- Verbrauch des Herzmuskels ist abhängig von der Herzfrequenz, der Kontraktilität und der myokardialen Wandspannung, die wiederum durch den Blutdruck und das linksventrikuläre Volumen bestimmt wird. Kommt es zu einem Defizit an Sauerstoff, so ist ein gestörter Kontraktionsablauf mit einer Abnahme des Schlagvolumens die Folge. Daraus resultiert eine Zunahme des enddiastolischen Volumens und des enddiastolischen Druckes, die gemeinsam die Vorlast des Herzens darstellen. Es kommt zu einem Circulus vitiosus, da durch die Zunahme des Volumens die myokardiale Wandspannung verstärkt wird, die wiederum zu einer Vergrößerung des Sauerstoff-Bedarfs führt.

Beim *kardialen Lungenödem* ist der Lungenkapillardruck sowie der enddiastolische Druck in der linken Herzkammer erhöht.

Die *Gallenkolik* stellt ein plötzlich auftretendes Ereignis mit heftiger Schmerzintensität häufig in Oberbauchmitte dar. Sie ist Folge einer Abflußbehinderung im Bereich der Gallenblase. Hierzu kommt es durch eine mechanische Einklemmung oder durch eine entzündliche Stenose. Zur Therapie eignen sich Analgetika, Spasmolytika und - durch seine relaxierende Wirkung - Nitroglycerin. Durch den raschen Wirkungseintritt und die kurze Wirkdauer wird die Differentialdiagnose rechtsseitiger Oberbauchschmerzen nicht beeinflußt.

Bei der *Harnleiterkolik* ist der Harnabfluß durch ein Hindernis im oberen Harntrakt blockiert, wodurch ein Spasmus ausgelöst wird.
Bei beiden Kolikarten ist die Wirkung von Nitroglycerin vergleichbar mit der von Spasmolytika (Buscopan®) und Analgetika (Novalgin®).

Nitrolingual®

⇒ 291

Wirkung

Nitroglycerin gehört wie ISOKET® in die Gruppe der organischen Nitrate, besitzt jedoch eine kürzere Wirkdauer als dieses.
Nitrate durchbrechen den Teufelskreis bei der KHK durch eine Herabsetzung des Sauerstoff-Bedarfs und eine Umverteilung des Blutes zu den ischämischen Bezirken.

- Dabei werden die venösen Gefäße des Lungen- und Körperkreislaufs sowie die größeren epikardialen Koronararterien erweitert.
- Folge ist eine Senkung der Vorlast und des Sauerstoffverbrauchs.
- Die Abnahme der Vorlast führt zu einer verbesserten Durchblutung und zu einer Senkung des Lungenkapillardruckes, was die Wirkung bei kardialem Lungenödem erklärt.
- Nitroglycerin ist in der Lage, die Ischämiezone bei einem Infarkt zu begrenzen. Neben dem Effekt auf die Arteriolen besteht eine Wirkung auf den Durchmesser der Kranzarterien, was bei einem Infarktgeschehen eine Lösung von Koronarspasmen zur Folge hat. Von großem Vorteil ist, daß nicht nur gesunde Gefäßbezirke, sondern auch arteriosklerotisch veränderte erweitert werden. Bereits in sehr niedrigen Dosen (0,025 mg i.v.) kommt es in den stenosierten Gefäßen zu einer Vasodilatation, ohne daß Blutdruck und Herzfrequenz sowie gesunde Gefäße beeinflußt werden.

Die Erklärung hierfür konnte erst durch neuere Untersuchungen erbracht werden, die den Wirkmechanismus der Nitrate auf hormoneller Ebene entschlüsselten. In durch Gefäßablagerungen verschlossenen Gefäßen kann der körpereigene Stoff (Endothelial derived relaxing Factor) nicht mehr gebildet werden, der für die Erweiterung zuständig ist. Man weiß inzwischen, daß dieser Faktor identisch mit Stickstoffmonoxid (NO) ist. Dieser hormonale Wirkstoff entsteht im Körper durch die Zufuhr von Nitraten.
Weiterhin werden folgende Parameter bei normaler Dosierung gesenkt: Venendruck, Vorhofdruck, enddiastolischer Druck, Wand-

Nitrolingual®

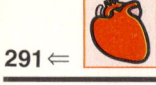

spannung des linken Ventrikels, Schlagvolumen sowie die Austreibungszeit.

Dosierung
Parenteral gibt man mit Perfusor 50 ml (50 mg) mit 1 - 6 ml/h = 0,3 - 1,8 µg/kg/KG/min. Bis zur Vorbereitung der Spritzpumpe kann eine initiale Gabe als Spray erfolgen.
Bei der Applikation ist eine engmaschige Herz-Kreislauf-Überwachung notwendig.
Vom Nitrolingual Spray® erhält der Patient 1 bis 3 Sprühstöße in die Mundhöhle im Abstand von 30 Sekunden. Bei Nieren- und Gallenkoliken sollen 2 - 4 Spraygaben erfolgen.
Von der Kapsel läßt man den Patienten 1 - 2 zerbeißen. Die Wirkung setzt hierbei nach etwa 2 - 5 Minuten ein und hält 20 - 45 Minuten an.

Nebenwirkungen
- Wegen der gefäßerweiternden Wirkung kann es, besonders bei niedrigen Füllungsdrücken, zu orthostatischen Fehlregulationen wie Blutdruckabfall, Schwächegefühl, Übelkeit und Erbrechen kommen.
- Durch eine Erweiterung der Hautgefäße sind eine Hautrötung (Flush) im Gesicht sowie ein Wärmegefühl möglich.
- Durch die Absenkung des Blutdruckes kann eine reflektorische Tachycardie ausgelöst werden.
- Bei hohen Dosen ist ein starker Druckabfall mit Kollaps und Synkope denkbar.
- Besonders bei älteren Patienten ist eine Abnahme des Herzminutenvolumens möglich.
- Vereinzelt sind paradoxe Reaktionen beschrieben worden. Dabei wird durch Anstieg der Herzfrequenz und den Abfall des koronaren Perfusionsdruckes die energetische Situation im ischämiegefährdeten Infarktbereich ungünstig beeinflußt und die pectanginösen Beschwerden verstärkt.
Steht der Patient unter erhöhtem Alkoholeinfluß, kann die gefäßerweiternde Wirkung ausgeprägter auftreten.

Nitrolingual®

- Recht häufig ist der sog. Nitratkopfschmerz, auf den man den Patienten hinweisen sollte, wenn er das Präparat erstmalig erhält.

Kontraindikationen
Bei hypotonen Kollapszuständen, kardiogenem Schock, ausgeprägter Herzinsuffizienz und AV-Block sollte Isoket® nicht angewendet werden.

Interaktionen
Bei gleichzeitiger Gabe anderer blutdrucksenkender Pharmaka kann die Wirkung verstärkt werden.
Bei der Verwendung von PVC-Kathetern ist ein Wirkungsverlust möglich.

Hypnotika / Sedativa

Der Übergang von der beruhigenden (sedativen) und der schlaffördernden (hypnotischen) Wirkung der Präparate ist häufig fließend und korreliert häufig eng mit der Höhe der Dosis. Erwähnt werden

Präparat	Wirkstoff	Gruppe	Ph.-Info
Atosil®	Promethazin	Neuroleptikum	253
Chloraldurat®	Chloralhydrat	Sedativum	261
Dormicum®	Midazolam	Benzodiazepin	267
Haldol®	Haloperidol	Neuroleptikum	278
Psyquil®	Triflupromazin	Antiemetikum/ Sedativum	295
Valium®	Diazepam	Benzodiazepin	306

Atosil®

Zusammensetzung

1 Ampulle zu 2 ml enthält 50 mg Promethazin.

Indikation
- In Kombination zur Narkose Prämedikation und
- zur neuroleptischen Behandlung von Psychosen und bei
- Erregungszuständen.
- Zur Sedierung und als
- Antiemetikum.

So unterschiedlich die Ursachen *akuter Erregungszustände* sind, so ähnlich ist die Symptomatik. Sie muß sich nicht in gesteigerter motorischer Bewegung und Unruhe äußern, sondern kann auch als starke innere Gespanntheit ablaufen, die jedoch jederzeit in einen Bewegungsdrang übergehen kann.

Weitere psychiatrische Ursachen sind Manien, Depressionen und Schizophrenien.

Als organische Ursachen für Erregungszustände kommen u. a.

Atosil®

Gehirnerkrankungen wie Enzephalitis, cerebrale Tumore und posttraumatische Zustände in Frage. Auch im Rahmen eines Suchtmittelentzuges kann es zu Übererregbarkeit kommen.
Bei psychiatrischen Notfallsituationen ist die Wirkung des Rettungspersonals als „Droge" nicht hoch genug einzuschätzen. Der Aufbau eines Vertrauensverhältnisses ist entscheidend, jedoch nicht immer problemlos möglich.
Bei starken Erregungszuständen sind potente Neuroleptika wie Neurocil® oder Truxal® indiziert, bei Zuständen, wo Angst im Vordergrund steht, Benzodiazepine wie Valium® oder Dormicum®, bei Suizidgefahr Neurocil® oder Aponal®.

Wirkung
- Promethazin gehört zur Gruppe der schwach potenten Neuroleptika.
- Hauptangriffspunkt sind die H_1-Rezeptoren. Diese Bindungsstellen, an denen das Gewebshormon Histamin eine Wirkung ausübt, werden von Promethazin blockiert und so ein Effekt verhindert.

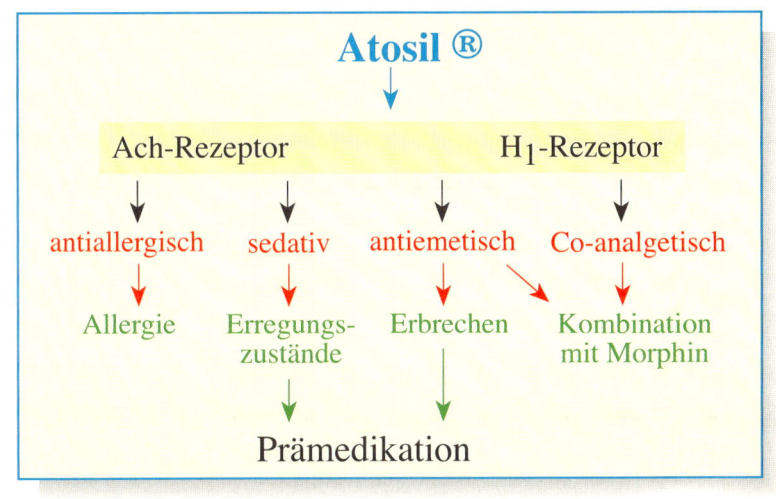

Atosil ®
↓
Ach-Rezeptor H_1-Rezeptor
↓   ↓   ↓   ↓
antiallergisch   sedativ   antiemetisch   Co-analgetisch
↓   ↓   ↓   ↓
Allergie   Erregungs-   Erbrechen   Kombination
           zustände   mit Morphin
           ↓   ↓
           Prämedikation

Atosil®

Eine Erregung der H_1-Rezeptoren bewirkt u.a. eine Gefäßdilatation, eine Erhöhung der Kapillarpermeabilität und eine Bronchokonstriktion. Diese Symptome sind typisch für eine allergische Reaktion, bei der ebenfalls Histamin freigesetzt wird. Weiterhin wird eine erhöhte Darmperistaltik und eine Sensibilisierung der Schmerzrezeptoren hervorgerufen. Eine Blockade der Rezeptoren durch Atosil® hat eine Verhinderung oder Abschwächung der o.g. Symptome zur Folge.

Das Präparat wirkt
- sedativ,
- antiallergisch und
- antiemetisch.
- Der neuroleptische Effekt, der relativ schwach ausgeprägt ist, ermöglicht die Anwendung bei schizophrenen Depressionen.
- Der Wirkstoff besitzt darüber hinaus anticholinerge sowie antiserotonerge Eigenschaften und blockiert die Alpha-Rezeptoren.

Durch die antiemetische Wirkung eignet sich Promethazin zur Kombination mit opioiden Analgetika, wodurch die Gefahr von Übelkeit und Erbrechen reduziert wird.
Die fehlende atemdepressive Komponente macht eine Anwendung beim Asthmaanfall möglich. Ausschlaggebend hierfür ist die beruhigende und antihistaminische Wirkung.
Die große therapeutische Breite ermöglicht eine Anwendung in der Pädiatrie. Zu beachten ist hierbei, daß Kinder jedoch für paradoxe Reaktionen besonders disponiert sind.

Dosierung
- 1/2 - 1 Ampulle (25 - 50 mg Promethazin) langsam i.v.
- Bei Kindern 1 mg/kg KG.
  Intraarterielle, subcutane und paravenöse Injektionen sind

Atosil®

wegen der Gefahr von Gewebsschädigungen zu vermeiden. Die Lösung wird verdünnt i.v. injiziert bzw. als Kurzinfusion verabreicht.
- Die Wirkung tritt nach 2 - 3 Minuten ein und hält bis zu 8 Stunden an.

Nebenwirkungen
Infolge des *peripheren* anticholinergen Effektes kann es zu
- Trockenheit der Schleimhäute und zu
- Tachykardien kommen. Auf *zentraler* Ebene kann die Hemmung von Acetylcholin
- Nervosität und Tremor auslösen.
- Im Einzelfall sind Dyskinesien und
- Blutdruckabfall möglich.

Kontraindikationen
Atosil® darf nicht gegeben werden bei
- Glaukom sowie bei
- Intoxikationen mit zentraldämpfenden Pharmaka und Alkohol.

Interaktionen
- Atosil® verstärkt den sedierenden Effekt anderer Arzneistoffe und Alkohol.
- Die alphaadrenerge Wirkung von Adrenalin kann bei gleichzeitiger Gabe abgeschwächt werden.
- Die gemeinsame Applikation mit Midazolam (Dormicum®) fördert möglicherweise das Auftreten paradoxer Reaktionen.

Chloraldurat Rectiolen®

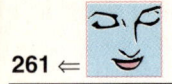

Zusammensetzung
Eine Rectiole enthält 0,6 g Chloralhydrat in Erdnußöl.

Indikation
- akute und chronische Krämpfe im Kindesalter
- Sedierung bei Kleinkindern.

Bei 4 Prozent aller Kinder tritt während der Kindheit mindestens ein Krampfanfall mit zerebraler Ursache auf. Die überwiegende Anzahl hiervon sind einmalige, symptomorientierte Anfälle. Die häufigste Ursache sind fieberhafte Infekte. Das Prädilektionsalter reicht vom sechsten Lebensmonat bis zum fünften Lebensjahr. Die Symptome sind erhöhte Körpertemperatur, generalisierte, tonisch-klonische Krämpfe von 5 bis 10 Minuten Dauer, Zyanose, evtl. Bewußtlosigkeit. Weitere auslösende Ursachen für Gelegenheitskrämpfe sind
- Intoxikationen
- Hypokaliämie
- Hypokalzämie
- Hypoxie
- SHT
- Meningitis und
- Enzephalitis.

Neben einer Seitwärtslagerung zur Aspirationsprophylaxe wird bei Anfällen über 2 Minuten Dauer eine antikonvulsive und antipyretische Therapie (Paracetamol Suppositoren) eingeleitet.

Wirkung
- Chloralhydrat gehört zur Gruppe der Hypnotika.
- Es wird erst im Körper zur eigentlichen Wirksubstanz umgeformt, die zu einer unspezifischen Dämpfung des zentralen Nervensystems führt. Diese beruht wahrscheinlich auf einer Verminderung der Bindung des freie Acetylcholins.
- Der Indikationsanspruch „akute Krämpfe" erscheint in der

Chloraldurat Rectiolen®

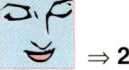

Notfallmedizin problematisch, da die antikonvulsive und sedierende Wirkung erst 10 - 15 Minuten nach der rectalen Applikation eintritt. Hinzu kommt, daß die therapeutische Breite von Chloralhydrat gering ist.

Als Alternative steht das Benzodiazepin Diazepam zur Verfügung, das ebenfalls als Rectaltube (Diazepam Desitin®) verabreicht werden kann. Die therapeutische Breite ist hier sehr groß und der Wirkungseintritt erfolgt rascher.

Dosierung
- Säuglinge erhalten 1/2 bis 1 Rectiole,
- Kleinkinder 1 - 2 Rectiolen und
- Schulkinder 2 - 3 Rectiolen.

Bei der Applikation wird die Verschlußkappe der Kanüle abgezogen und die eingefettete Kanüle in den After des Kindes eingeführt. Durch ein Zusammenpressen des Füllkörpers wird der Inhalt entleert. Wichtig ist, daß beim Herausziehen des Klysmas der Füllkörper zusammengedrückt bleiben muß, da andernfalls der Wirkstoff wieder in das Behältnis zurückgesaugt wird und nicht zur Wirkung gelangt.

Nebenwirkungen
Neben zentralnervösen Störungen wie
- Schwindel und
- paradoxer Erregung sind
- Überempfindlichkeitsreaktionen möglich.
- Es kann eine Sensibilisierung des Myokards gegenüber Katecholaminen eintreten und
- in sehr seltenen Fällen ein Blutdruckabfall.

Kontraindikationen
- Schwere Leber- oder Nierenfunktionsstörungen
- Dekompensierte Herz- und Kreislaufinsuffizienz.

Dormicum®

Zusammensetzung
Eine Ampulle enthält 5 mg Midazolamhydrochlorid.
Weiterhin gibt es Ampullen mit 15 mg für die Narkoseeinleitung und orale Zubereitungen.

Indikation
Das Präparat wird zur
- Prämedikation und Einleitung einer Narkose,
- zur Atarananalgesierung in Verbindung mit Ketanest® und zur
- Therapie des Status epilepticus eingesetzt.

Erregungszustände können durch eine Vielzahl von Erkrankungen ausgelöst werden, wie beispielsweise Hirnerkrankungen, Manien, Schizophrenien, Intoxikationen, Entzugssymptome oder starke psychische Ereignisse. Die Wirkung von Dormicum® bei diesen Erkrankungen beruht auf dem anxiolytischen Effekt und bewirkt eine emotionale Dämpfung des Patienten. Die sedativ-hypnotische Wirkkomponente ist dabei unterstützend. Die Anwendung für diese Indikation ist möglich, jedoch als Zulassung nicht anerkannt.

Das Ziel einer *Prämedikation* ist eine Sedierung mit Anxiolyse, eine Analgesie und eine Potenzierung des Anästhetikums.

Die Wirkung beim *Status epilepticus* wird durch die antikonvulsive Wirkung von Dormicum® erklärt. Der gestörte Ablauf von anregenden und hemmenden Erregungsimpulsen bewirkt eine Änderung in der Freisetzung von neuronalen Übertragersubstanzen, es kommt zum typischen Bild des krampfenden Patienten. Von Vorteil ist, daß eine intramuskuläre Injektion möglich ist, wenn es der Krampfzustand des Patienten nicht zuläßt, einen venösen Zugang zu legen.

Wirkung
Der Wirkstoff Midazolam gehört zur Gruppe der Tranquilizer und ist chemisch betrachtet ein Benzodiazepin. Es ist eng mit Valium®

Dormicum®

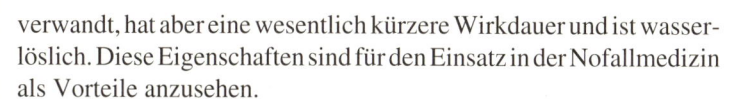

verwandt, hat aber eine wesentlich kürzere Wirkdauer und ist wasserlöslich. Diese Eigenschaften sind für den Einsatz in der Nofallmedizin als Vorteile anzusehen.

- Sein Angriffspunkt ist das limbische System, wo Antrieb, Stimmung und Affektivität reguliert werden. Der Wirkmechanismus ist noch nicht vollständig geklärt. Im Körper gibt es bestimmte Bindungsstellen (Benzodiazepin-Rezeptoren), an die sich der Arzneistoff anlagert und so eine Dämpfung des zentralen Nervensystems bewirkt. Dabei nimmt der Überträgerstoff GABA (Gammaaminobuttersäure) eine Schlüsselstellung ein.
- Die Wirksubstanz besitzt ein breites pharmakologisches Profil. Sie wirkt sedativ bzw. hypnotisch (dosisabhängig),
- antikonvulsiv durch eine zentrale Heraufsetzung der Krampfschwelle,
- muskelrelaxierend,
- anxiolytisch und
- amnestetisch.

Die Ausbildung einer anterograden Amnesie tritt jedoch erst bei sehr hohen Dosen auf und ist als erwünschte Wirkung anzusehen, wenn sie als Ursache einer Prämedikation nach einer Operation auftritt. Der Patient kann sich an die unangenehmen Seiten des Eingriffs nicht mehr erinnern.

Dosierung

Die Dosis sollte immer individuell nach der Wirkung bestimmt werden. Es können deshalb nur Richtwerte angegeben werden, die, besonders bei älteren Patienten, auch erheblich unterschritten werden können.

Zur Prämedikation erhalten Erwachsenen 0,7 - 1,5 ml i.v. (= 0,05 - 0,1 mg/kg KG).

Zur Krampfunterbrechung bei *Status epilepticus* gibt man 3 ml (0,2 mg/kg KG).

Weiterhin ist eine orale, rectale und nasale Applikation möglich.

Dormicum®

Nebenwirkungen

- Obwohl Midazolam nur an Rezeptoren angreift, die im neuronalen Nervengewebe vorkommen, und damit eine spezifische Hemmung zentralnervöser Funktionen bewirkt, ist eine leichte *Blutdrucksenkung* möglich (maximal 15% systolisch). Tritt eine Blutdrucksenkung nach einer i.m.-Gabe auf, so kann dies auch Folge einer Anaphylaxie sein. Weitere hämodynamische Veränderungen sind nicht beschrieben.
- Bei einer bestehenden Ateminsuffizienz und/oder bei arteriosklerotischen Patienten kann es zu einer *Atemdepression* kommen, weshalb bei älteren Patienten besondere Vorsicht geboten ist. Dies gilt besonders bei raschen und hochdosierten Injektionen. Eine i.v.-Gabe sollte nur dann erfolgen, wenn eine Intubation möglich ist. Bei starker Sedierung (Dosen über 0,1 mg/kg KG) ist eine mechanische Verlegung der Atemwege möglich, weshalb eine genaue Überwachung des Patienten nötig ist.
- In seltenen Fällen können paradoxe Reaktionen (Erregungszustände), Übelkeit, Stimmritzen- und Luftröhrenkrampf mit vermehrtem Speichelfluß auftreten.
- Bei einer i.a.-Injektion sind schwere Gefäßschäden bis hin zur Nekrose möglich.

Benzodiazepine allgemein haben eine große therapeutische Breite, was sie im Hinblick auf Intoxikationen zu sehr sicheren Arzneimitteln macht. Im Fall einer Überdosierung steht als spezifisches Antidot Anexate® zur Verfügung, das den Benzodiazepin-Rezeptor blockiert und die Wirkung des Arzneimittels aufhebt. Eine Atemdepression unter Midazolamgabe ist somit rasch therapierbar.

Kontraindikationen

Bei Myasthenia gravis darf Midazolam nur unter Intubation gegeben werden, da eine muskuläre Ateminsuffizienz zu einer Atemdepression

Dormicum®

führen kann. Bei Patienten mit obstruktiven Atemwegserkrankungen (Asthma) muß eine strenge Indikationsstellung erfolgen.

Interaktionen
Bei gleichzeitiger Gabe von anderen zentraldämpfenden Pharmaka oder auch Alkohol tritt eine Wirkungsverstärkung ein, zusammen mit Muskelrelaxantien kommt es zu einer Wirkungsverlängerung.

Inkompatibilitäten
Im Gegensatz zu Valium® ist eine Mischung mit anderen Medikamenten in einer Spritze möglich.

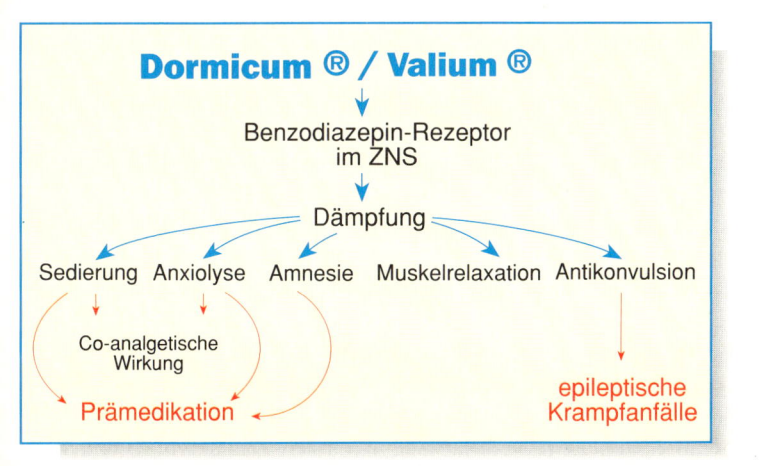

Dormicum ® / Valium ®
↓
Benzodiazepin-Rezeptor im ZNS
↓
Dämpfung

Sedierung — Anxiolyse — Amnesie — Muskelrelaxation — Antikonvulsion

Co-analgetische Wirkung

Prämedikation

epileptische Krampfanfälle

Valium®

Zusammensetzung
Eine Ampulle Valium® enthält 10 mg Diazepam.
Weiterhin gibt es Tabletten, Suppositorien, Tropfen, Sirup und Rectaltuben mit dem Wirkstoff Diazepam.

Indikation
- Das Präparat wird bei Angst- und Erregungszuständen,
- akut lebensbedrohlichen Streßsituationen (Herzinfarkt, Traumata),
- zur Prämedikation und Einleitung einer Narkose,
- zur Tetanus- und Epilepsiebehandlung sowie bei
- pädiatrischen Notfällen wie Epiglottitis oder Pseudokrupp eingesetzt.

Erregungszustände können durch eine Vielzahl von Erkrankungen ausgelöst werden, wie beispielsweise Hirnerkrankungen, Manien, Schizophrenien, Intoxikationen, Entzugssymptome oder starke psychische Ereignisse. Die Wirkung von Valium bei diesen Erkrankungen beruht auf dem anxiolytischen Effekt und bewirkt eine emotionale Dämpfung des Patienten. Die sedativ-hypnotische Wirkkomponente wirkt dabei unterstützend.

Beim *Herzinfarkt* wird Diazepam aus mehreren Gründen angewendet. Der Patient erfährt ein distanziertes Verhältnis zum Schmerz. Obwohl Diazepam selbst keine analgetische Wirkung besitzt, ist es so möglich, Analgetika einzusparen. Die charakteristische „Todesangst" des Patienten beim Infarktgeschehen wird gemindert, was weitere Therapiemaßnahmen erleichtert. Hinzu kommt eine Druckentlastung des linken Ventrikels, die nicht mit einem Anstieg der Herzfrequenz, der Arbeit des linken Herzens oder einem Sauerstoffverbrauch der linken Kammer verbunden ist. Ursache dieser hämodynamischen Veränderung im Sinne einer Druckentlastung ist wahrscheinlich der Abfall des Aortendruckes und/oder die Verminderung des venösen Rückstromes.

Bei *traumatischen Ereignissen* ist das Medikament in der Lage, den Teufelskreis „Angst - Spannung - Schmerz" zu durchbrechen. Eine

Valium®

Relaxation der Muskulatur und eine Dämpfung der Angst führen zu einer Schmerzlinderung. Eine ggf. nötige Reposition von Luxationen und Frakturen wird so erleichtert.

Die Wirkung beim *Status epilepticus* und bei *Fieberkrämpfen* wird durch die antikonvulsive Wirkung von Valium® erklärt. Der gestörte Ablauf von anregenden und hemmenden Erregungsimpulsen bewirkt eine Änderung in der Freisetzung von neuronalen Überträgersubstanzen, es kommt zum typischen Bild des krampfenden Patienten. Beim Kind ist häufig ein Fieberkrampf oder eine Meningo-Enzephalitis auslösender Faktor.

Bei *pädiatrischen Notfällen* ist die Beruhigung und Angstminderung des Kindes wichtig, um eine weitere effiziente Therapie durchführen zu können. Die Verringerung des Sauerstoffbedarfs durch die Ruhigstellung ist besonders bei respiratorischen Notfällen entscheidend. Eine gute Alternative zur intravenösen Injektion ist die rectale Applikation mit einer Rectal-Tube (Diazepam Desitin® rectal Tube).

Wirkung

Der Wirkstoff Diazepam gehört zur Gruppe der Tranquilizer und ist chemisch betrachtet ein Benzodiazepin.

- Sein Angriffspunkt ist das limbische System, wo Antrieb, Stimmung und Affektivität reguliert werden. Der Wirkmechanismus ist noch nicht vollständig geklärt. Im Körper gibt es bestimmte Bindungsstellen (Benzodiazepin-Rezeptoren), an die sich der Arzneistoff anlagert und so eine Dämpfung des zentralen Nervensystems bewirkt. Dabei nimmt der Überträgerstoff GABA (Gammaaminobuttersäure) eine Schlüsselstellung ein. Die Wirksubstanz besitzt ein breites pharmakologisches Profil.
- Sie wirkt sedativ bzw. hypnotisch (dosisabhängig),
- antikonvulsiv durch eine zentrale Heraufsetzung der Krampfschwelle,
- muskelrelaxierend,
- anxiolytisch und

Valium®

- amnestetisch. Die Ausbildung einer anterograden Amnesie tritt jedoch erst bei sehr hohen Dosen auf und ist als erwünschte Wirkung anzusehen, wenn sie als Ursache einer Prämedikation nach einer Operation auftritt. Der Patient kann sich an die unangenehmen Seiten des Eingriffs nicht mehr erinnern.

Dosierung

Die Dosis sollte immer individuell nach der Wirkung bestimmt werden. Es können deshalb nur Richtwerte angegeben werden, die, besonders bei älteren Patienten und Kindern, auch erheblich unterschritten werden können.

Erwachsenen gibt man 1 - 2 Ampullen (= 10 - 20 mg Diazepam) langsam i.v., was einer Dosierung von 0,15 - 0,3 mg/kg entspricht. Eine repetitive Gabe kann nach vier Stunden erfolgen. Als Maximaldosis sind 100 mg innerhalb von 24 Stunden anzusehen.
Säuglinge und Kleinkinder erhalten 5 - 10 mg i.v. oder rectal.

Nebenwirkungen

- Obwohl Diazepam nur an Rezeptoren angreift, die im neuronalen Nervengewebe vorkommen und damit eine spezifische Hemmung zentralnervöser Funktionen bewirkt, ist eine leichte *Blutdrucksenkung* möglich. Tritt eine Blutdrucksenkung nach einer i.m.-Gabe auf, so kann dies auch Folge einer Anaphylaxie sein.
- Bei einer bestehenden Ateminsuffizienz und/oder bei arteriosklerotischen Patienten kann es zu einer *Atemdepression* kommen, weshalb bei älteren Patienten besondere Vorsicht geboten ist.
- Hinzu kommt, das die Gefahr einer *paradoxen Reaktion* (Erregung) mit dem Alter zunimmt.
- Bei zu kleinen Venen oder zu schneller Spritzgeschwindigkeit kann es bei der i.v.-Injektion zu der Ausbildung einer *Thrombophlebitis* kommen.

Valium®

- Eine intraarterielle Injektion muß mit Sicherheit ausgeschlossen werden! Die Folge könnte eine Nekrose des betroffenen Gebietes sein.

Die intramuskuläre Injektion ist schmerzhaft und die Wirkung tritt langsam ein. Sollte eine i.m.-Injektion erforderlich sein, so kann diese mit einer besonderen Zubereitung (Diazemuls®) erfolgen, bei der durch die ölige Grundlage eine Auskristallisation des Wirkstoffes an der Einstichstelle vermieden wird. Ein weiterer Nachteil dieser Injektionsart ist der Anstieg der Kreatininphosphokinase-Aktivität (CPK) im Serum, was die laborchemische Differentialdiagnose bei einem Myokardinfarkt stören kann.

Benzodiazepine allgemein haben eine große therapeutische Breite, was sie im Hinblick auf Intoxikationen zu sehr sicheren Arzneimitteln macht. Im Fall einer Überdosierung steht als spezifisches Antidot Anexate® zur Verfügung, das den Benzodiazepin-Rezeptor blockiert und die Wirkung des Arzneimittels aufhebt.

Kontraindikationen

Bei Myasthenia gravis darf Diazepam nur unter Intubation gegeben werden, da eine muskuläre Ateminsuffizienz zu einer Atemdepression führen kann. Bei Patienten mit obstruktiven Atemwegserkrankungen (Asthma) muß eine strenge Indikationsstellung erfolgen.

Interaktionen

Bei gleichzeitiger Gabe von anderen zentraldämpfenden Pharmaka oder auch Alkohol tritt eine Wirkungsverstärkung ein, zusammen mit Muskelrelaxantien kommt es zu einer Wirkungsverlängerung.

Inkompatibilitäten

Valium® darf nicht zusammen mit anderen Pharmaka in einer Mischspritze verabreicht werden, da es mit einer Vielzahl von Medikamenten unverträglich ist. Eine Inkompatibilität besteht weiterhin mit den Infusionslösungen HAES steril® und Jonosteril Na 100®.

Raum für Notizen

Medikamente in der kardiopulmonalen Reanimation

In dieser Gruppe werden die Basismedikamente der Herz-Lungen-Wiederbelebung dargestellt. Aus dem Bereich der Kardika und kreislaufwirksamen Pharmaka werden je nach klinischem Bild weitere benutzt. So wird bzw. wurde die Anwendung von ß-Blockern, Calciumantagonisten, Calcium und Magesium diskutiert.

Präparat	Wirkstoff	Gruppe	Ph.-Info
Atropin	Atropin	Parasympatholytikum	254
Natriumhydrogencarbonat	Puffer		-
Suprarenin®	Suprarenin	Sympathomimetikum	245
Xylocain®	Lidocain	Antiarrhythmikum	308

Neben den mechanischen Maßnahmen der kardiopulmonalen Reanimation (CPR) wie Beatmung und Aufrechterhaltung eines Minimalkreislaufes durch Thoraxkompression kommt der Pharmakotherapie eine zentrale Bedeutung zu. Ohne Medikamente ist eine Wiederbelebung nur dann denkbar, wenn der Kreislaufstillstand direkt beobachtet wurde oder erst sehr kurze Zeit besteht. Bei einer länger andauernden Reanimation ist eine ausreichende Durchblutung der Organe ohne Medikamente nicht sichergestellt, da das Fehlen von endogenen oder exogenen Katecholaminen (Adrenalin) einen zu niedrigen Perfusionsdruck für die kardialen und cerebralen Funktionen bewirkt. Der aufgebaute Perfusionsdruck reicht meist nicht aus, um die entstandene Ischämie zu beseitigen. Durch Azidose und Hypoxie wird eine periphere Vasodilatation hervorgerufen, woraus der niedrige Perfusionsdruck während der CPR resultiert. Ziel des Arzneimitteleinsatzes in der Reanimation ist, die Perfusion von Herz und Gehirn zu verbessern und somit einen erfolgreichen Ausgang zu sichern. Je früher die Pharmakotherapie begonnen wird, desto größer sind die Chancen, einen Langzeiterfolg zu erzielen!

Applikationswege

Wo der Faktor ZEIT eine erhebliche Rolle spielt, ist es verständlich, daß das verabreichte Medikament unmittelbar nach der Gabe seine Wirkung entfalten sollte. Voraussetzung hierbei ist in der Regel die intravenöse Applikation. Am geeignetsten erscheinen die großlumigen Venen am Unterarm und in der Ellenbeuge. An die Injektion schließt sich eine Infusion an, die das Medikament einspült. Dies ist erforderlich, da die peripheren Zirkulationsverhältnisse bei einer CPR stark herabgesetzt sind. Es läßt sich eine Art „Hitliste" der empfohlenen Applikationswege aufstellen.

1. Vene am Unterarm, V. basilica
2. endobronchial durch den Tubus
3. V. jugularis externa
4. V. femoralis
5. V. jugularis interna
6. V. subclavia

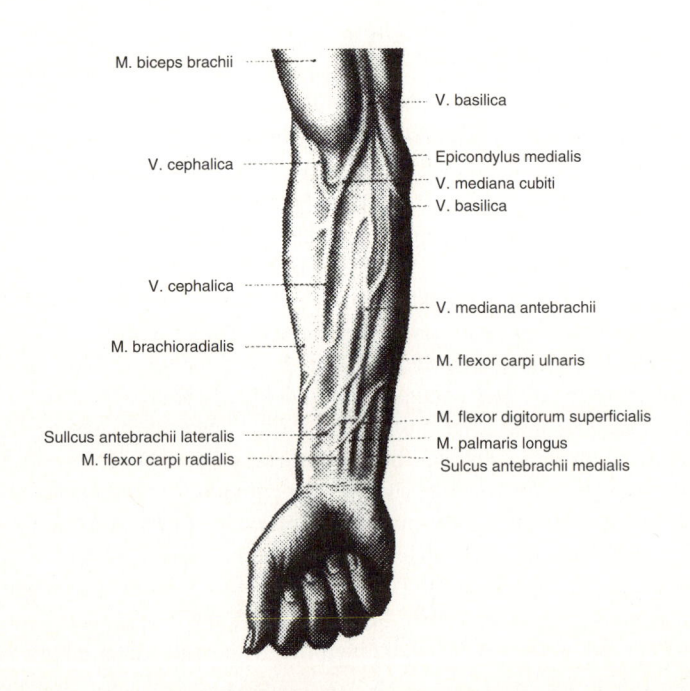

Eine gute Alternative bietet die endobronchiale Verabreichung durch den Tubus. Hierbei wird das Medikament mit Hilfe eines Polyäthylenkatheters (z. B: Cavafix, 45 cm, 345/355/358/458) tief in das Bronchialsystem instilliert. Wünschenswert wäre ein Katheter mit engem Innenlumen, um einem Arzneistoffverlust durch Totraum vorzubeugen (Applikationssonde Sherwood Medical). Eine Medikamentengabe ohne Katheter, also intratracheal, sollte keinesfalls Anwendung finden, da das Arzneimittel nicht in ausreichenden Mengen in das Bronchialsystem gelangt.

Der endobronchiale Applikationsweg eignet sich für Adrenalin, Lidocain und Atropin sowie für Orciprenalin (Alupent®). Keinesfalls dürfen Calciumsalze oder Natriumbicarbonat durch den Tubus verabreicht werden, da diese zu Gewebezerstörungen führen.

Über Dosierungsangaben findet man in der Literatur kontroverse Angaben. Durchgesetzt hat sich die mindestens doppelte Dosierung. Bei einer Verdünnung mit Wasser tritt die Wirkung genauso rasch ein wie bei zentralvenöser Gabe.

Die Anzahl der eingesetzten Medikamente in der kardiopulmonalen Reanimation ist überschaubar. Bis jetzt haben lediglich Adrenalin, Atropin, Lidocain und Natriumbicarbonat einen gesicherten Stand.

Abb. links:
Oberflächliche Venen im Bereich der Ellenbeuge und des Unterarmes

Adrenalin (Suprarenin®)

Zusammensetzung
1 Ampulle Suprarenin zu 1 ml enthält 1 mg Adrenalin. Weiterhin gibt es Spritzampullen (MIN-I-JET), die Adrenalin in einer Konzentration von 1:10000 enthalten (1 ml = 0,1 mg Adrenalin).
Für das Indikationsgebiet Anaphylaktischer Schock stehen besondere Zubereitungen zur Verfügung. Weiterhin ist Adrenalin in Form eines Dosieraerosols im Handel (Adrenalin Medihaler), welches bei Asthma und anaphylaktischen Reaktionen eingesetzt wird.

Indikation
- Schock (septisch, anaphylaktisch und kardiogen),
- Asthma bronchiale und
- Reanimation bei Asystolie bzw. Low-output-Syndrom.

Wirkung
Adrenalin, auch als Epinefrin bezeichnet, wird als Katecholamin in den Zellen des Nebennierenmarks gebildet. Es wird unter Steuerung des autonomen Nervensystems direkt in die Blutbahn freigesetzt und wirkt als Hormon auf adrenerge α- und ß-Rezeptoren.

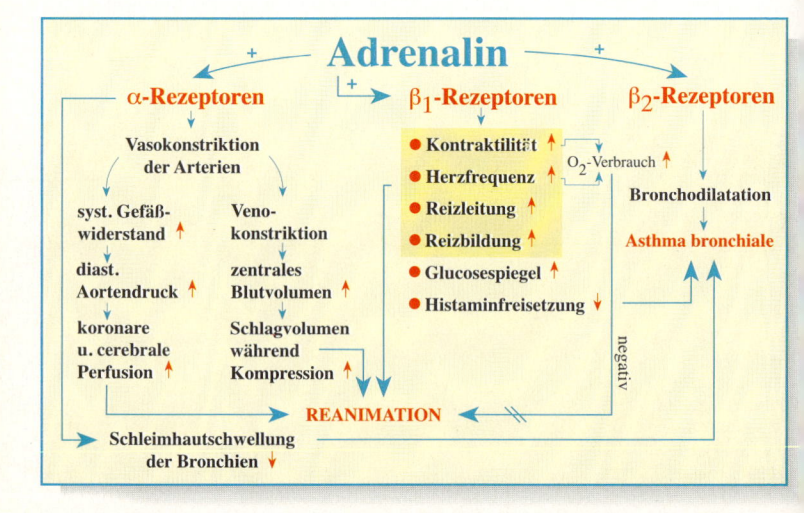

```
                    Adrenalin
      +       +              +
   α-Rezeptoren    β₁-Rezeptoren    β₂-Rezeptoren

   Vasokonstriktion    • Kontraktilität ↑
   der Arterien        • Herzfrequenz ↑    O₂-Verbrauch ↑
                       • Reizleitung ↑     Bronchodilatation
 syst. Gefäß-  Veno-   • Reizbildung ↑
 widerstand ↑  konstriktion                Asthma bronchiale
   ↓           ↓       • Glucosespiegel ↑
 diast.        zentrales
 Aortendruck ↑ Blutvolumen ↑   • Histaminfreisetzung ↓

 koronare      Schlagvolumen
 u. cerebrale  während
 Perfusion ↑   Kompression ↑         negativ

         → REANIMATION ←

   → Schleimhautschwellung
     der Bronchien ↓
```

Adrenalin (Suprarenin®) ⇒ 245

Am Herzen überwiegt die Anzahl der $ß_1$-Rezeptoren, deren Anregung zu einer Steigerung der Erregungsleitung und der Kontraktionskraft in allen Bereichen des Herzens führt.
- Die Wirkung auf die Gefäße erstreckt sich hauptsächlich auf die Arteriolen.

Da Epinefrin sowohl auf α- als auch auf ß-Rezeptoren wirkt, ist der Effekt regional unterschiedlich:
- Die Durchblutung der Skelettmuskulatur wird gesteigert, in Haut und Schleimhäuten sowie im Gastro-Intestinaltrakt dagegen vermindert.
- Die Nierendurchblutung und die Elektrolytausscheidung wird herabgesetzt.
- Auf den Stoffwechsel wirkt Adrenalin überwiegend durch eine Stimulierung der ß-Rezeptoren. Der Blut-Glukose-Spiegel steigt an und es gelangen vermehrt Fette in das Blutserum.
- Die Freisetzung des Hormons Histamin, das bei allergischen Reaktionen ausgeschüttet wird, wird durch Adrenalin gehemmt.

Wirkungen von Adrenalin bei Reanimation

Durch Wirkung auf Alpha-Rezeptoren
- Vasokonstriktion der Arteriolen
- Druckerhöhung in der thorakalen Aorta, A. subclavia und A.carotis.
- erhöhtes zentrales Blutvolumen durch Venokonstriktion

Durch Wirkung auf Beta-Rezeptoren
- Steigerung der Schrittmacheraktivität
  a) Stimulation der spontanen Automatie
  b) Erhöhung der Herzfrequenz
- indirekte mechanische Koppelung (durch Calciumionen)
- Steigerung der Kontraktionskraft
- Verstärkung der Amplitude von Kammerflimmern.

Adrenalin (Suprarenin®)

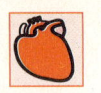

Die Hauptwirkung von Adrenalin beruht im wesentlichen auf der Herstellung eines ausreichenden koronaren Perfusionsdruckes. Die Stimulation der Alpha-Rezeptoren und die damit verbundene Vasokonstriktion ist in der Anfangsphase der Reanimation entscheidend. Dieser Mechanismus ist dominierend in der hohen Dosis, die in der Reanimation Anwendung findet. Für die cerebrale Perfusion ist die Tonussteigerung in den großen intrathorakalen arteriellen Gefäßen gravierend.

Durch die Anregung der ß-Rezeptoren wird ein positiv inotroper Effekt erreicht, der die Alphastimulation sinvoll ergänzt, nachdem ein spontaner Kreislauf aufgebaut worden ist.

Bleibt die Anwendung von Adrenalin erfolglos, kann die Gabe von ALUPENT versucht werden. Dies gilt insbesondere bei einer AV-Blockierung.

Dosierung

Beim *Kreislaufstillstand* wird eine Ampulle Suprarenin® mit Natriumchloridlsg. 0,9% auf 10 ml verdünnt. Von dieser Lösung (1ml = 0,1 mg) injiziert man 5 - 10 ml intravenös. Falls nötig, kann die Gabe nach 5 Minuten wiederholt werden. Der Patient erhält dann 3 - 5 mg Adrenalin. Teilweise hat sich auch eine höhere Dosierung durchgesetzt, so daß auf dem jeweiligen Rettungsmittel nur noch Stechampullen zum Einsatz gelangen (die selbstverständlich nach jedem Einsatz verworfen werden). Ein Vergleich prä- und interhospitaler Studien in bezug auf die Überlebensrate läßt jedoch keinen Unterschied zwischen einer initialen Gabe von 1 oder 5 mg erkennen.

Perfusor: 0,1 - 0,2 µg/kg KG/min. Die Erhaltungsdosis beträgt 5 Ampullen zu 1 mg auf 50 ml mit 4 - 8 ml/Std. bezogen auf 70 kg KG. Gelingt es nicht, in kurzer Zeit einen venösen Zugang herzustellen, so kann Adrenalin endobronchial beim intubierten Patienten verabreicht werden. In diesem Fall ist eine höhere Dosierung erforderlich. In der Literatur findet man unterschiedliche Angaben über die Höhe der Adrenalinmenge. Bewährt und durchgesetzt hat sich die

Adrenalin (Suprarenin®)

Applikation von 2 - 2,5 mg Adrenalin in 5 - 10 ml isotonischer Kochsalzlösung.

> **Vorteile der endobronchialen Adrenalinapplikation**
> - schnelle Durchführung
> - Infusionsartige Freisetzung aus dem pulmonalen Depot
> - längere Wirkdauer als i.v.
> - wirkortnahe Verabreichung (arterieller Kreislauf)

Bei schweren *anaphylaktischen Reaktionen* wird Adrenalin auf das Zehnfache verdünnt. Von dieser Lösung werden 1 ml (=0,1 mg) intravenös unter Puls- und Blutdruckkontrolle injiziert. Die Applikation von Suprarenin sollte vor der Gabe von Kortikoiden erfolgen.

Nebenwirkungen

Anstieg des Blutzuckerspiegels, Tremor (Zittern), Abfall des Kaliumspiegels und Auslösen eines Angina-pectoris-Anfalls infolge Frequenzsteigerung sind mögliche Nebenwirkungen einer Adrenalingabe. Weiterhin treten im Hinblick auf die Anwendung bei der Reanimation folgende unerwünschten Wirkungen auf:

- Durch seine Wirkung auf die ß-Rezeptoren verstärkt Adrenalin die muskuläre Kontraktion bei Kammerflimmern und bewirkt somit einen Anstieg des Sauerstoffverbrauchs.
- Die Aktivität sämtlicher Schrittmacherzellen wird gesteigert, wodurch tachycarde Arrhythmien und Kammerflimmern möglich sind.
- Durch die Bildung einer Hypokaliämie wird die Flimmerschwelle gesenkt. Diese adrenalininduzierte Absenkung des Kaliumspiegels erhöht die Vulnerabilität des Herzens jedoch nur unwesentlich, solange die Barorezeptoren durch Drucksteigerung aktiviert werden.
- Infolge einer Steigerung der Herzfrequenz und der

Adrenalin (Suprarenin®)

Kontraktilität des linken Ventrikels wird der myokardiale Sauerstoffverbrauch auch unmittelbar nach der Wiederherstellung der Kreislauffunktion gesteigert.
- Die Erhöhung der Kontraktionskraft und die Steigerung des Blutdruckes kann nach Wiederherstellung der Herzfunktion zu stark gesteigert werden. In Verbindung mit Calcium würde es zu einem überadditiven Effekt kommen.

Kontraindikationen

Bei Tachycardie und tachycarden Rhythmusstörungen sollte Adrenalin nicht angewendet werden, da es frequenzsteigernde Eigenschaften besitzt.

Inkompatibilitäten

Die Wirksamkeit von Adrenalin wird durch alkalische Lösungen herabgesetzt. Da Natriumbicarbonat alkalische Eigenschaften besitzt und ebenfalls in der kardiopulmonalen Reanimation angewendet wird, muß darauf geachtet werden, daß beide Lösungen nicht unmittelbar nacheinander oder gar gemeinsam appliziert werden.
Adrenalin ist sehr empfindlich gegenüber Luftsauerstoff und Licht. Aus diesem Grund wird bei der Füllung der Ampullen ein innertes Gas sowie ein Antioxidans (Sulfit) zugefügt.
Ist die Arzneistofflösung trüb oder sind Farbveränderungen eingetreten, ist ein Wirkstoffabbau eingetreten. Die Lösung sollte dann nicht mehr angewendet werden.

Atropin

⇒ 254

Zusammensetzung
Es stehen Ampullen mit 0,5, 1,0 und 2,0 mg/ml Atropin zur Verfügung, wobei die höher dosierten Zubereitungen als Andidot Verwendung finden.

Indikation
Die Anwendungsgebiete von Atropin sind vielfältig.
Klinisch wird es zur
- Narkoseeinleitung und zur
- Vagolyse vor therapeutischen oder diagnostischen Eingriffen wie Magenspülungen oder Bronchoskopien eingesetzt. Ferner findet es in hoher Dosierung als
- Antidot bei Vergiftungen mit Parasympathomimetika und Alkylphosphaten (Pflanzenschutzmitteln) Anwendung. Wegen seiner
- spasmolytischen Wirkung kann es bei *Krämpfen* und Koliken der inneren Organe benutzt werden.
  In der Reanimation dient es zur Behandlung von
- bradycarden Rhythmusstörungen.

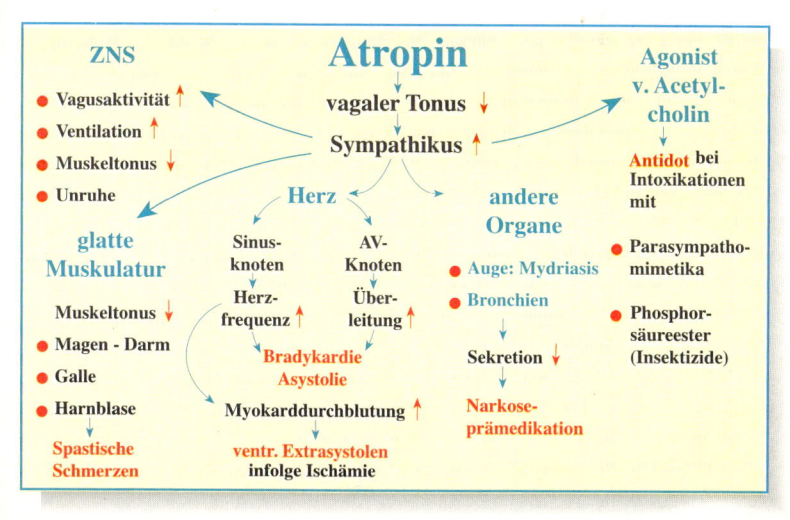

Atropin
vagaler Tonus ↓
Sympathikus ↑

ZNS
- Vagusaktivität ↑
- Ventilation ↑
- Muskeltonus ↓
- Unruhe

glatte Muskulatur
Muskeltonus ↓
- Magen - Darm
- Galle
- Harnblase
↓
Spastische Schmerzen

Herz
Sinusknoten — Herzfrequenz ↑ → Bradykardie Asystolie
AV-Knoten — Überleitung ↑
Myokarddurchblutung ↑
ventr. Extrasystolen infolge Ischämie

andere Organe
- Auge: Mydriasis
- Bronchien ↓
  Sekretion ↓
  Narkoseprämedikation

Agonist v. Acetylcholin
↓
Antidot bei Intoxikationen mit
- Parasympathomimetika
- Phosphorsäureester (Insektizide)

Atropin

Wirkung

Atropin ist der Inhaltsstoff zahlreicher Nachtschattengewächse (z.B Tollkirsche). Als tödliches Gift erhielt es den Namen der griechischen Schicksalsgöttin ATROPOS. Es wird zur Gruppe der Parasympatholytika gerechnet. Diese Substanzklasse, auch als Anticholinergica oder Vagolytika bezeichnet, ist in der Lage, die Wirkung des Parasympathikus zu blockieren. Dies geschieht durch eine Hemmung der Erregungsübertragung an den parasympathischen Nervenendigungen (Synapsen) und eine Blockierung der Rezeptoren, die durch den Überträgerstoff Acetylcholin angeregt werden. Da der Parasympathikus die unterschiedlichsten Organfunktionen beeinflußt, besitzt Atropin eine Vielzahl von erwünschten und auch unerwünschten Wirkungen. Die Einteilung in Haupt- und Nebenwirkung ist dabei fließend. Beim einen Indikationsgebiet ist die Wirkung erwünscht, z. B. Pupillenerweiterung in der Augenheilkunde, beim anderen, wie beispielsweise in der Reanimation, wird sie als unerwünschte Nebenwirkung angesehen.

- Im Verdauungstrakt führt Atropin zu einer Hemmung der Speichel- und Magensaftsekretion, zu einer Dämpfung der Motilität und zu einer Aufhebung von parasympathisch bedingten Spasmen.
  Die Sekretion der Schweißdrüsen wird gehemmt und die Muskulatur in Harnblase und Galle gehemmt.
- Am Zentralen Nervensystem führt Atropin je nach Dosierung zu einer motorischen Dämpfung bzw. Erregung, zu Delirien und zu Halluzinationen (bei Überdosierung).

In der präklinischen Notfallmedizin sind folgende Wirkungen als erwünscht anzusehen:

- Herzfrequenzsteigernd durch eine Hemmung der Vaguswirkung am Herzen
- Verbesserung der Reizleitung von den Vorhöfen in die Kammern
- Hemmung der Speichel-, Schleim- und Bronchialmuskulatur
- Abnahme des Widerstandes an der Bronchialmuskulatur und damit Flowverbesserung

Atropin

⇒ 254

- Durch die positiv chronotrope Wirkung wird Atropin bei Sinusbradycardien und Bradycardien infolge eines AV-Blocks eingesetzt. Bei einer AV-Blockierung III. Grades hat sich jedoch Alupent als wirkungsvoller erwiesen.
- Bei Asystolie ist die Wirkung von Atropin unsicher. Deshalb wird es erst nach der Gabe von Adrenalin angewendet.

Dosierung

Bei Bradycardie sowie Bradyarrhythmie wird 1,0 mg i.v. verabreicht. Atropindosen unter 0,5 mg können paradoxe Nebenwirkungen wir Bradykardie auslösen! Bei Asystolie deshalb 1,0 mg Atropin, ggf. Repetition nach 5 Minuten. Ebenfalls möglich ist die subcutane oder endobronchiale (Dosiserhöhung) Applikation. Bei i.v. Injektion tritt die Wirkung innerhalb weniger Minuten ein und hält bis zu 2 Stunden an.

Nebenwirkungen

- Eine Sympathikolyse durch Atropin kann zu einer überschießenden Wirkung des Sympathikus führen, wodurch ventrikuläre *Tachycardien* begünstigt werden.
- Bei entsprechend disponierten Patienten kann durch eine Erhöhung des Augeninnendruckes ein *Glaukomanfall* ausgelöst werden.
- Die Pupillen werden erweitert.
- Bei mongoloiden Patienten wurden abnorm starke Pupillenreaktionen und ausgeprägte Tachycardien beobachtet.
- Durch die Wirkung auf das Zentrale Nervensystem kann es zu *psychischen Veränderungen* kommen.
- Die Hemmung der Schweißdrüsensekretion kann zu einem *Wärmestau* führen.

Kontraindikationen

Im Notfall ergeben sich keine Gegenanzeigen. Vorsicht jedoch bei Patienten mit KHK, mit Schilddrüsenüberfunktion und bei Vorhofflimmern mit absoluter Arrhythmie und Mitralstenose.

Natriumbicarbonat

Zusammensetzung

Natriumbicarbonat-Lösung (NaHCO$_3$) enthält 8,4% Wirkstoff und ist in unterschiedlichen Flaschengrößen im Handel. Eine 20 ml Ampulle, die Infusionslösungen zugesetzt werden kann, enthält 1,68g Wirkstoff, was pro ml Lösung 1 mmol Na$^-$ und 1 mmol HCO$_3^-$ entspricht.

Indikation
- Metabolische Azidose.

Bei einem Kreislaufstillstand kommt es infolge des entstehenden Sauerstoffmangels zu einer Veränderung des aneroben Stoffwechsels und damit zu einer Störung des pH-Wertes im Blut. Ein Abfall bis auf 7,20 beim Herzkreislaufversagen kann sogar erwünscht sein, da der Körper so einen Kompensationsmechanismus in Gang setzt. Eine leichte Azidose verbessert den Sauerstofftransport zu den Zellen, da u.a. das Herzzeitvolumen ansteigt. Eine leichte Azidose ist für die Wiederbelebung prognostisch günstiger als eine metabolische Alkalose. Bei einem längere Zeit andauernden Herzstillstand kann der pH-Wert unter 7,20 absacken, was sich negativ auf den Organismus auswirkt. Die Folge ist ein Abfall des Herzzeitvolumens, eine Vasodilatation und eine gesteigerte Kapillardurchlässigkeit sowie eine Erhöhung der ektopen Reizbildung des Herzens. Je länger eine Reanimation durchgeführt wird, desto größer ist die Gefahr einer metabolischen Azidose.

Wirkung
- Natriumbicarbonat ist chemisch gesehen eine schwache Lauge und somit in der Lage, Säuren zu neutralisieren. Die beim Kreislaufstillstand gebildeten (metabolisierten) sauren Stoffwechselprodukte wie beispielsweise Milchsäure werden unter Abgabe von Wasser und Kohlendioxid neutralisiert.
- Das gebildete CO$_2$ wird über die Lunge eliminiert und bewirkt somit eine Regulierung des gestörten Säuren-

Natriumbicarbonat

⇒ **289**

Basen-Gleichgewichtes. Um dies zu gewährleisten, ist eine suffiziente Beatmung des Patienten unerläßlich. Ist die Lungenfunktion eingeschränkt, kann es durch eine Retention des Kohlendioxids zu einem weiteren Abfall des pH-Wertes kommen. Die Folge ist eine *respiratorische* Azidose.

Natriumbicarbonat sollte nur dann gegeben werden, wenn der Kreislaufstillstand länger als 5 Minuten oder die Reanimation länger als 10 Minuten andauert. Die Gabe von Sympathomimetika, die Beatmung und die Defibrillation haben stets Vorrang vor der Verabreichung dieses Medikamentes.

Dosierung

In der letzten Zeit wurde die Dosismenge immer weiter reduziert, da ausgedehnte Forschungen belegten, daß eine Überkompensation der Azidose extrem negative Auswirkungen hat. Neuere Untersuchungen bestätigen, daß zur Azidosebehandlung bei Kreislaufstillstand erheblich weniger Natriumbicarbonat erforderlich ist, als man früher annahm. Eine Erklärung dafür ist, daß erst dann größere Mengen an sauren Stoffwechselprodukten gebildet werden, wenn eine ausreichende Zirkulation aufgebaut ist.

Dies gilt nicht bei Erkrankungen, deren Folge eine Azidose ist, wie das urämische oder diabetische Koma oder der Volumenmangelschock.

Bei einer Blindpufferung beträgt die Dosierung 1 ml (= 1 mmol) pro kg Körpergewicht der 8,4% Lösung. Um eine Überdosierung zu vermeiden, sollte die Infusionsflasche entsprechend markiert werden. Die Gabe sollte langsam erfolgen. Eine Repetition kann nach 10 Minuten mit der halben Dosis (= 0,5 ml/kg/KG) erfolgen.

Nebenwirkungen
- Bei einer Überdosierung sind lebensbedrohliche *Rhythmusstörungen* möglich.
- Der Calciumspiegel im Blut kann abfallen, wodurch eine *Tetanie* ausgelöst wird.

Natriumbicarbonat

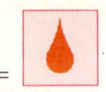

- Eine paravenöse Injektion von Natriumbicarbonat kann wegen der extrem hohen Osmolarität zu ausgeprägten *Gewebenekrosen* führen.
- Nach einer erfolgreich durchgeführten Reanimation sinkt häufig der Kaliumspiegel stark ab. Eine zu hohe Dosis kann diese bestehende *Hypokaliämie* verstärken und zu einem erneuten Herzstillstand führen.
- Eine zu rasche Verabreichung bei einer Reanimation mit gleichzeitig eingeschränkter Lungenfunktion und damit einer verhinderten CO_2-Abatmung kann zu einem CO_2-Partialdruckanstieg und zu einer Hypernatriämie führen. Einer cerebrale Reanimation wird hierdurch entgegengewirkt. Weitere negative Auswirkungen sind der Tabelle zu entnehmen.

Risiken bei der Gabe von Natriumbicarbonat
- Hypernatriämie und Hyperosmolarität
- Behinderung der Sauerstofffreisetzung von Hämoglobin
- Myokardkontraktur (stone heart)
- Wirkungsverlust von Katecholaminen
- Blutdruckabfall durch periphere Vasodilatation

Inkompatibilitäten

Durch die alkalischen Eigenschaften wird die Wirkung der Katecholamine herabgesetzt.

Aus diesem Grund sollte der Gabe bei Kreislaufstillstand immer die Applikation von Adrenalin vorausgehen.

Sollte im Rahmen der Therapie Calcium zum Einsatz kommen, so muß die Gabe zeitlich versetzt erfolgen, da es sonst zu Ausfällungen mit Natriumbicarbonat kommen kann.

Xylocain® (Lidocain)

⇒ 308

Zusammensetzung

1 Ampulle/Spritzamp. Xylocain 2% zu 5 ml enthält 100 mg Lidocain.
1 Ampulle Xylocain 10 % zu 3 ml enthält 300 mg Lidocain.
1 Ampulle Xylocain 20% zu 5 ml als Zusatz zu Infusionslösungen enthält 1000 mg.

Indikation

- ventriculäre Extrasystolen,
- Kammertachycardie und
- Vergiftungen mit Digitalispräparaten.

Bei Kammerflimmern und -flattern kann ein Therapieversuch unternommen werden, wenn die Möglichkeit einer Defibrillation nicht gegeben ist.

Sinustachycardien und Vorhofflimmern lassen sich kaum mit Lidocain therapieren.

Von einigen Autoren wird bei Verdacht auf einen akuten Myokardinfarkt die prophylaktische Gabe empfohlen, wenn ein längerer Transport ohne ausreichende Therapie möglich ist.

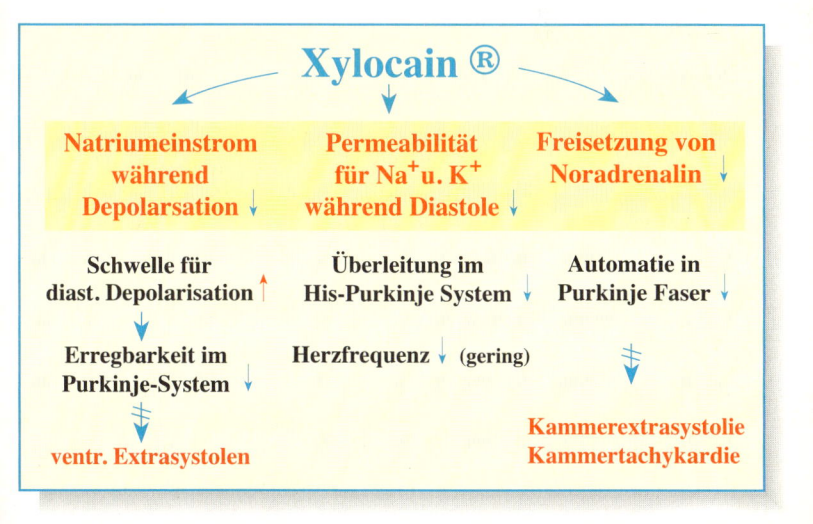

Xylocain ®

Natriumeinstrom während Depolarsation ↓	Permeabilität für Na⁺ u. K⁺ während Diastole ↓	Freisetzung von Noradrenalin ↓
Schwelle für diast. Depolarisation ↑	Überleitung im His-Purkinje System ↓	Automatie in Purkinje Faser ↓
Erregbarkeit im Purkinje-System ↓	Herzfrequenz ↓ (gering)	≠
ventr. Extrasystolen		Kammerextrasystolie Kammertachykardie

Xylocain® (Lidocain)

Wirkung

Lidocain wurde ursprünglich als Lokalanästhetikum eingeführt. Später entdeckte man seine antiarrhythmische Wirkkomponente.

- Die antiarrhythmische Wirkung beruht auf einem direkten Angriff an der Herzmuskelmembran.
- Es kommt zu einer Hemmung der Schrittmacheraktivität. Diese Wirkung ist am Ventrikel stärker ausgeprägt als am Vorhof.
- Die hemmende Wirkung auf die Erregungsleitung ist abhängig vom Ausgangsruhepotential.
- Lidocain ist in der Lage, den Natriumeinstrom während der Depolarisation zu verhindern und die Durchlässigkeit von Natrium und Kalium auch in der Diastole zu hemmen.
- In therapeutischer Dosierung und bei fehlender Vorschädigung beeinflußt Lidocain die AV-Überleitungsgeschwindigkeit nur gering.
- In der Refraktärzeit führt Lidocain zu einer Abnahme der Aktionspotentialdauer und der Refraktärzeit.
- Bei gesteigerter Herzfrequenz ist die Wirkung besonders ausgeprägt.
- Auf die Kontraktionskraft hat der Wirkstoff einen gering hemmenden Einfluß.
- Ein weiterer Wirkmechanismus ist eine Hemmung der Freisetzung von Noradrenalin aus den Speichern, womit das Risiko von Arrhythmien verhindert wird.
- Nach erfolgreicher Defibrillation wird Lidocain gegeben, um ein erneutes Auftreten von Kammerflimmern zu verhindern.

Dosierung

Initial wird 1 Ampulle zu 5 ml = 100 mg i. v. gegeben. Eine Repetition ist nach 5 - 10 Minuten möglich. Um weitere Arrhythmien zu verhindern, wird nach dieser Bolusgabe eine Verabreichung von 1000 mg auf 50 ml Natriumchlorid verdünnt per Perfusor gegeben (6 - 12 ml / Stunde = 120 - 240 mg/h = 2 - 4 mg/kg KG/h). Die Wirkung

Xylocain® (Lidocain) ⇒ 308

tritt nach 1 - 2 Minuten ein und hält etwa 15 - 20 Minuten lang an. Bei ausgeprägter Herzinsuffizienz, im Schockzustand oder bei Leberinsuffizienz (der Arzneistoff wird über die Leber abgebaut) sollte eine Dosisreduktion um 50% vorgenommen werden.
Ebenfalls möglich ist die endobronchiale Applikation. In der Literatur findet man unterschiedliche Dosisangaben. Um einen therapeutisch wirksamen Lidocainspiegel aufzubauen, sind 2 - 3 mg/kg KG notwendig.

Nebenwirkungen
- Bradycardie,
- AV-Block und
- ventrikuläre Extrasystolen sind möglich.
- Weiterhin zentral nervöse Auswirkungen wie Zittern, gesteigerte Krampfbereitschaft und Bewußtseinsstörungen.
- In sehr hohen (toxischen) Dosierungen sind Herzstillstände beschrieben worden.

Sollte es zu den angeführten Nebenwirkungen kommen, so sind diese meist nur sehr kurz andauernd, da die Wirkungsdauer von Lidocain mit etwa 20 Minuten sehr gering ist. Bei Intoxikationen mit Lidocain hat sich ALUPENT® bewährt.
Bei einer Überdosierung kann es zu einer Kumulation kommen, die eine nachfolgende Defibrillation erschweren kann.

Kontraindikationen
Bei geringer Kammerfrequenz, AV-Block III. Grades und AV-Dissoziation sollte Lidocain nicht gegeben werden, da durch eine Herabsetzung des Kammerrhythmus die Gefahr einer Asystolie besteht. Bei einem Schenkelblock muß eine Nutzen/Risikoabwägung erfolgen.

Nachfolgend sollen Substanzen besprochen werden, die aufgrund wissenschaftlicher Studien als obsolet anzusehen sind, und solche, deren Wirksamkeit zwar belegt ist, aber für die im Bereich der präklinischen Notfallmedizin noch zu wenig Erfahrungen vorliegen.

CPR-Pharmaka

Calcium

Die Auswertung neuerer Studien zeigt, daß Calciumsalze keine günstigen Wirkungen auf den Erfolg der Reanimation haben. Die Hauptindikation dieser Substanzgruppe war die elektromechanische Dissoziation.

Die Anwendung dieser Substanz birgt ein nicht unerhebliches Risiko. Die Zellzerstörung kann verschlimmert werden, es besteht die Möglichkeit irreversiblen Flimmerns, eine Dauerkontraktion des Herzens („stone heart") ist möglich.

Nach den neuesten Empfehlungen der American Heart Association soll Calcium nur bei folgenden Indikationen zur Anwendung kommen:
- Hypocalcämie
- Hyperkaliämie
- Überdosierung von Calciumantagonisten.

Calciumantagonisten

Die pathophysiologische Vorstellung, daß Calcium im Überschuß zu hypoxischen und ischämischen Zuständen am Myokard führen kann und möglicherweise cerebrale Schäden nach der Reanimation ungünstig beeinflußt, erklärt, warum man die Wirkung von Calciumantagonisten untersuchte.

Diese vermindern eine intrazelluläre Calciumüberladung. Im Tierversuch nach experimentellem Verschluß von Koronararterien konnten diese Pharmaka das Ausmaß der myokardialen Nekrose begrenzen und die Ventrikelfunktion aufrechterhalten. Grund dafür ist wahrscheinlich ein gesenkter Sauerstoffbedarf infolge einer Nachlastsenkung und eine erhöhte Koronardurchblutung durch Vasodilatation am Herzmuskel.

Über die Wirksamkeit zur Senkung der Mortalität nach überlebtem Infarkt liegen kontroverse Studienergebnisse vor. Bei der Bewertung muß jeder Calciumantagonist für sich betrachtet werden. Ein Vergleich der durchgeführten Untersuchungen ist nicht einfach, da das unterschiedliche Studiendesign eine direkte Bewertung erschwert.

Eine Auswertung aller bis 1991 durchgeführten 28 Studien mit über 19.000 Patienten läßt den Schluß zu, daß Calciumantagonisten allge-

CPR-Pharmaka

mein nicht die Hoffnungen erfüllten, die man eingangs in sie gesetzt hatte. Diese Analyse belegt, daß die Mortalität nach einem Myokardinfarkt nicht statistisch signifikant gesenkt werden konnte. Weiterhin sind Calciumantagonisten nicht in der Lage, die Infarktentstehung und das Reinfarktrisiko zu verringern.

Neueste Metaanalysen der dänischen Studien DAVIT I und II (Danish Verapamil Infarction Trial) belegen jedoch, daß eine Langzeitbehandlung mit Verapamil (Isoket®) nach akutem Myokardinfarkt einen signifikanten Rückgang der Gesamtmortalität, schwerer Folgeereignisse und der Reinfarktrate bewirkt.

Cordarex®
mit dem Wirkstoff Amiadaron ist ein Antiarrhythmikum zur Langzeittherapie supraventrikulärer und ventrikulärer Arrhythmien. Es beeinflußt vorwiegend die AV-Überleitung, während die effektive Refraktärzeit des Vorhofs und Kammermyokards unverändert bleibt. Der Wirkstoff führt zu einer Hemmung des Kaliumausstroms in der Aktionspotentialsphase im Myokard und verlängert dadurch selektiv die Repolarisationsdauer und Refraktärperiode des Aktionspotentials. Die Folge ist eine Unterdrückung von Ektopien und Re-entry-Mechanismen, ohne daß die Kontraktionskraft des Herzens beeinträchtigt wird. Cordarex hemmt dosisabhängig alpha- und betaadrenerge Aktivitäten. Es kommt somit zu einer koronar- und gefäßdilatorischen Wirkung und damit zu einer Verbesserung der Sauerstoffbilanz.

Cordarex ist nicht Mittel der ersten Wahl. Es wird nur dann eingesetzt, wenn die Rhythmusstörungen auf die Gabe anderer Pharmaka nicht ansprechen.

Wincoram®
mit dem Wirkstoff Amrinon ist eine positiv inotrope Substanz. Es ist nicht glykosid- oder katecholaminartig. Der genaue Wirkmechanismus ist noch nicht vollständig geklärt.

Das hämodynamische Wirkungsspektrum ähnelt dem des Dobutamins, wobei der vasodilatierende Effekt stärker ausgeprägt ist. Ein wesentlicher Unterschied im Vergleich zu den Katecholaminen ist das

CPR-Pharmaka

Fehlen eines direkten positiv chronotropen Effektes. Amrinon wird dann eingesetzt, wenn ein Herzversagen mit Katecholaminen nicht ausreichend therapiert werden kann.

Bei der Anwendung kommt es zu einer ausgeprägten peripheren Vasodilatation. Das Präparat ist keinesfalls Mittel der ersten Wahl. Es wird nur dann eingesetzt, wenn andere Therapiemaßnahmen nicht ansprechen. Derzeit werden einige Studien durchgeführt, in denen Amrinon mit Dopamin kombiniert wird, um einen ausreichenden systemischen Gefäßwiderstand aufrechzuerhalten. Diese Kombination wird als „ultima ratio" bei lebensbedrohlichem kardiogenen Schock mit Herzstillstand angewendet, nachdem alle mechanischen und pharmakologischen Maßnahmen der Reanimation versagt haben. In letzter Zeit häufen sich Berichte über unerwünschte Nebenwirkungen. Die Patientenkollektive sind sehr klein. Um eine Aussage über die Wirksamkeit und über die mögliche Anwendung in der präklinischen Medizin treffen zu können, sind weitere Studien notwendig.

Magnesium

Das Mineral Magnesium ist als physiologischer Calciumantagonist anzusehen. Beim Infarkt sinkt der intrazelluläre Mg-Gehalt ab, was zu einer Anreicherung von Calcium und zu einer Drosselung der Synthese von ATP führt. Die Applikation von Magnesium in einer Dosierung von 40 mmol wirkt diesen zytotoxischen Prozessen entgegen. Die Infarktgröße kann so limitiert und die Sterblichkeit gesenkt werden. Die Reperfusion wird günstig beeinflußt.

Als Antiarrhythmikum ist Magnesium wirksam bei atypischer Kammertachykardie (Torsades de pointes) mit refraktärer Neigung. Ein Therapieversuch bei therapierefraktären malignen Rhythmusstörungen ist möglich.

Magnesiumsulfat-Ampullen bzw. Magnesiocard® stellen eine sinnvolle Ergänzung für den Medikamentenvorrat dar.

Neueste Erkenntnisse zur Pathophysiologie des Infarktgeschehens stützen die These eines „Wiederdurchblutungstraumas" beim Infarkt. Das Gewebe erleidet eine örtlichen Sauerstoffmangel. Die

CPR-Pharmaka

Zellschädigung bei anschließender Normalisierung der Blutzufuhr ist weitgehend auf Aktionen freier Sauerstoffradikale zurückzuführen. Dies ist eine besonders aktive Form des Sauerstoffs, die mehrfach ungesättigte Fettsäuren angreift und damit zu einer erhöhten Membrandurchlässigkeit führt. Die Folge ist eine Membranzerstörung mit anschließendem Zelltod.

Diese Gewebeschädigung durch freie Radikale trägt wesentlich zur Ventrikeldysfunktion nach infarktbedingter Ischämie bei.

Versuche müssen nun zeigen, ob der Einsatz eines oxidationshemmenden Arzneimittels die Prognose günstig beeinflussen und die Mortalitätsrate senken kann.

In der LIMIT-2 Studie (Leicester Intravenous Magnesium Intervention Trial) wurde belegt, daß Magnesium die 28-Tage-Letalität nach Myokardinfarkt um 24 % verringert.

ACE-Hemmer

Angiotensin-Converting-Enzym-Hemmer bewirken eine Hemmung des Angiotensin-Konversionsenzyms, welches für die Umwandlung von Angiotensin I in Angiotensin II zuständig ist. Die Bildung des am stärksten wirksamen Vasokonstriktors Angiotensin II wird damit verhindert und infolge einer Nachlastsenkung kommt es zu einer Blutdrucksenkung.

In der nordamerikanischen SAVE-Studie (Survival and Ventricular Enlargement Trial) wurde untersucht, ob der ACE-Hemmer *Captopril* (Lopirin®, Tensobon®) in der Lage ist, die Gesamtletalität, die kardiovaskuläre Letalität und die kardiovaskuläre Morbidität zu senken. Die Gesamtsterblichkeit wurde gegenüber einer Placebogabe um 17 % reduziert, die Reinfarktrate um 24 %. Die Wirkung auf das Infarktherz setzt nicht sofort ein, die Behandlung muß langfristig erfolgen. Eine weitere Metaanalyse bewies die Wirksamkeit der ACE-Hemmer bei der Senkung der Letalität bei Herzinsuffizienz.

Diese Stoffklasse wird vermutlich in der präklinischen Notfallmedizin in naher Zukunft eine größere Rolle spielen. Anwendungsgebiete sind Lungenödem, Hypertonie, Herzinsuffizienz und Myokardinfarkt.

Broncho-Therapeutika

Medikamente dieser Gruppe dienen der Sicherung der Atemfunktion. Sie werden entweder intravenös oder inhalativ appliziert. Indikationsgebiete sind Asthma bronchiale und Intoxikationen mit Lungenreizstoffen (Auxiloson®)

Präparat	Wirkstoff	Gruppe	Ph.-Info
Alupent®	Orciprenalin	ß$_2$-Sympatho-mimetikum	247
Adrenalin-Medihaler	Adrenalin	ß$_2$-Sympatho-mimetikum	245
Auxiloson®	Kortison	Kortikoid	255
Berotec®	Fenoterol	ß$_2$-Sympatho-mimetikum	256
Euphyllin®	Theophyllin	Bronchospasmo-lytikum	271

Bei therapieresistentem Status Asthmatikus kann Ketanest® zur Anwendung gelangen. In Einzelfällen kann die Gabe von Benzodiazepinen oder Neuroleptika mit antihistaminischer Komponenete (Atosil®) sinnvoll sein.

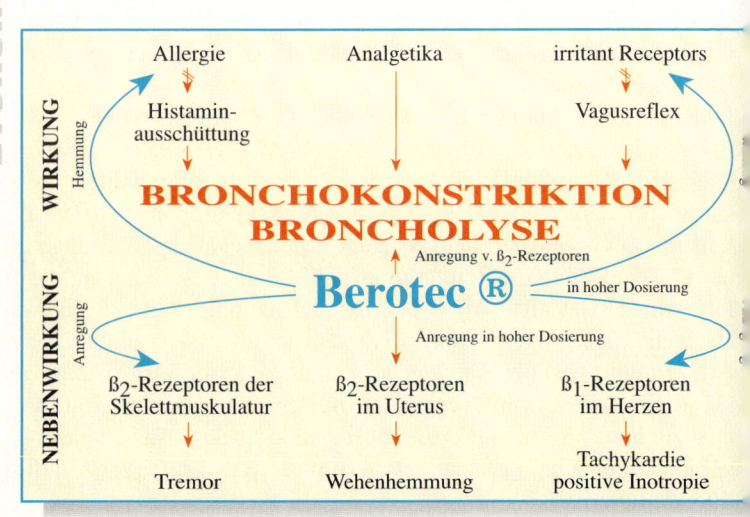

WIRKUNG (Hemmung)

Allergie → Histaminausschüttung

Analgetika

irritant Receptors → Vagusreflex

BRONCHOKONSTRIKTION
BRONCHOLYSE

Anregung v. ß$_2$-Rezeptoren

Berotec ® in hoher Dosierung

NEBENWIRKUNG (Anregung)

Anregung in hoher Dosierung

- ß$_2$-Rezeptoren der Skelettmuskulatur → Tremor
- ß$_2$-Rezeptoren im Uterus → Wehenhemmung
- ß$_1$-Rezeptoren im Herzen → Tachykardie, positive Inotropie

Berotec®   ⇒ **256**

Zusammensetzung
1 Sprühstoß des Dosieraerosols enthält 0,2 mg Fenoterolhydrobromid.

Indikation
- Therapie von Asthma bronchiale.

Die pathophysiologischen Ursachen von Asthma sind vielfältig:
- *Allergie*
  Eine allergische Reaktion z. B: auf Blütenpollen, Tierhaare oder berufsbedingte Allergene (Bäckerasthma) führt zu einer Ausschüttung des Gewebshormons Histamin aus den Mastzellen. Dies führt direkt zu einer Kontraktion der Bronchialmuskulatur.
  Reagiert der Asthmapatient auf harmlose Umweltreize wie kalte Luft, Staub, Zigarettenrauch etc. mit einer akuten Bronchokonstriktion, so beruht dies auf einem vagalen Reflexmechanismus. Hierbei geht der Reiz von den unmittelbar unter dem Bronchialepithel gelegenen „irritant receptors" aus. Jede Veränderung, die zu einer Freisetzung dieser schnell adaptierenden Rezeptoren führt, erhöht die Empfindlichkeit des Asthmatikers auf Umweltreize.
- *Medikamentös induziertes Asthma*
  Bestimmte Lebensmittelfarbstoffe (Tatracin) und einige Arzneimittel können einen Asthmaanfall induzieren. So können Schmerzmittel, die Acetylsalicylsäure (Aspirin®) oder verwandte Verbindungen enthalten, zu einer Ausschüttung von Mediatorsubstanzen, sog. Leukotriene, führen die bis zu 1000mal stärker bronchokonstriktorisch wirken als Histamin! Dieser Effekt wird auch als Analgetika-Asthma bezeichnet.
- *Psychogen ausgelöstes Asthma*
  Die Patienten mit dieser Erkrankungsform reagieren besonders empfindlich auf Streß und psychische Belastung.

Berotec®

Weitere Ursachen können entzündliche Grunderkrankungen des Bronchialsystems sein.
Am Anfang eines Asthmaanfalls zeigt der Patient ein eher rosiges Aussehen durch Hyperventilation, ein verlängertes Exspirium sowie eine Ruhedyspnoe. Im weiteren Verlauf kommt es zu einer angstvollen Erregung des Patienten, der zunehmend tachykard und zyanotisch wird. Er kann zwar einatmen, hat aber das Gefühl, die Luft nicht wieder ausatmen zu können. Sind die Beschwerden langanhaltend und schwerwiegend, spricht man vom Status asthmatikus.
Neben dem hier besprochenen Medikament werden weiterhin Sauerstoff, Theophyllin (Euphyllin®), Terbutalin (Bricanyl®) und Kortikoide eingesetzt. Beim therapieresistenten Status asthmatikus ist ein Versuch mit dem Narkotikum Ketamin (Ketanest®) möglich.
Bei einem Asthmaanfall ist die psychologische Betreuung äußerst wichtig. Das Rettungsdienstpersonal sollte versuchen, den Patienten aufzufordern, die sogenannte Lippenbremse einzusetzen.

Wirkung
- Fenoterol gehört zur Gruppe der ß-Sympathomimetika. Es stimuliert vorwiegend die $ß_2$-Rezeptoren.
- In üblicher Dosierung als Dosieraerosol hat dies eine Erschlaffung der glatten Muskulatur der Bronchialgefäße zur Folge und damit die Aufhebung eines Asthmaanfalls.
- Darüber hinaus hemmt es über einen anderen Wirkmechanismus die Freisetzung von bronchokonstriktorisch wirksamen Mediatoren im Rahmen einer allergischen Reaktion.
- Durch eine Förderung der Zilienfunktion des Flimmerepithels wird ein erleichterter Auswurf von Schleim bewirkt.
- In hoher Dosierung führt Fenoterol zu einer Anregung der $ß_2$-Rezeptoren in der Gebärmutter und damit zu einer Erschlaffung. Als intravenöse Darreichungsform nutzt man diesen Effekt als Tokolytikum (Wehenhemmer) mit dem Präparat Partusisten®.

Berotec®

Dosierung

Erwachsene erhalten im akuten Anfall von Atemnot einen Aerosolstoß. Hat sich die Atmung nach 5 Minuten nicht gebessert, kann eine zweite Inhalation erfolgen. Die nächste Anwendung soll frühestens nach 3 Stunden erfolgen. Eine häufigere und damit höher dosierte Gabe hat keine weitere bronchospasmolytische Wirkung und erhöht lediglich die Gefahr kardialer Komplikationen.

Die Wirkung tritt schnell ein, hat nach 2 - 5 Minuten ihr Maximum erreicht und hält bis zu 8 Stunden an.

Ist der Patient wegen schwerer Atemnot nicht in der Lage, das Spray tief zu inhalieren, so kann es in die Mundhöhle gesprüht werden, wo es resorbiert und geschluckt wird. Ist danach eine effektive pulmonale Applikation möglich, erfolgt eine weiterer Sprühstoß.

Nebenwirkungen

- Da sich nicht nur in den Bronchialgefäßen, sondern auch in der Skelettmuskulatur ß$_2$-Rezeptoren befinden, die durch Fenoterol angeregt werden, kann es zu Unruhe und Muskeltremor kommen.
- Die tokolytische Wirkung ist beim Dosieraerosol als unerwünschte Wirkung anzusehen.
- In hoher Dosierung, bei besonders empfindlichen Patienten oder bei der i.v.-Applikationsform kann es durch eine Anregung der ß$_1$-Rezeptoren zu Tachykardie kommen.

Berichte in der Laienpresse führten vor kurzem zur Verunsicherung von Arzt und Patient. In diesen Artikeln wird eine kanadische Studie zitiert, die belegen soll, daß die Mortalität um das 5,4fache ansteigt, wenn der Asthma-Patient Fenoterol als Dosieraerosol einsetzt. Die Ergebnisse dieser Untersuchung sind jedoch falsch wiedergegeben und interpretiert worden. Bei näherer Betrachtung wird deutlich, daß die Nebenwirkungen gar nicht spezifisch für Fenoterol sind, sondern als klassenspezifisch für alle inhalativen ß-Agonisten angesehen werden können.

Euphyllin®

Zusammensetzung
1 Ampulle zu 2 ml enthält 0,12 g, zu 10 ml 0,25 g Theophyllin-Äthylendiamin.

Indikation
- Akute Zustände der Atemnot aufgrund von Obstruktionen der Atemwege infolge Asthma bronchiale, Status asthmaticus oder Lungenemphysem.
- Akute Rechtsherzinsuffizienz.

Wirkung
Die Wirkung von Theophyllin erstreckt sich auf verschiedene Organsysteme. Der genaue Mechanismus ist noch nicht vollständig geklärt. Neuere Untersuchungen sprechen für kein einheitliches Wirkprinzip. In der Asthmatherapie wird er hauptsächlich unter dem Aspekt der Bronchodilatation eingesetzt, obwohl seine positiven Effekte auf das Bronchialsystem vielfältig sind:
- Auf die glatte Muskulatur der Bronchien wirkt Theophyllin relaxierend.

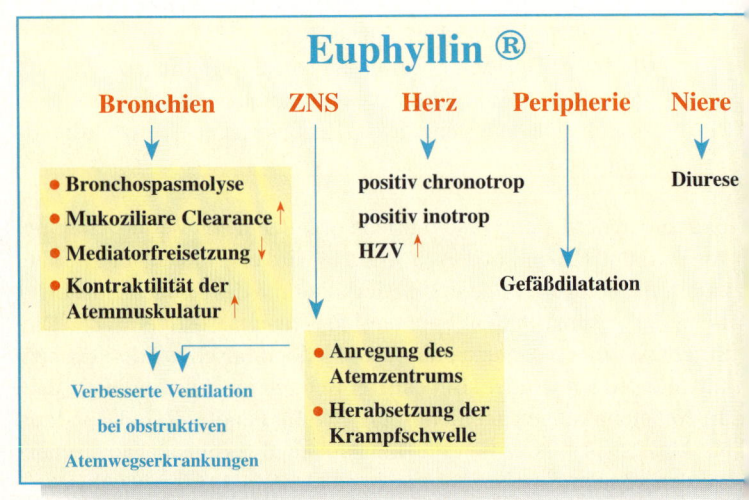

Euphyllin ®

Bronchien	ZNS	Herz	Peripherie	Niere
• Bronchospasmolyse • Mukoziliare Clearance ↑ • Mediatorfreisetzung ↓ • Kontraktilität der Atemmuskulatur ↑		positiv chronotrop positiv inotrop HZV ↑	Gefäßdilatation	Diurese
Verbesserte Ventilation bei obstruktiven Atemwegserkrankungen	• Anregung des Atemzentrums • Herabsetzung der Krampfschwelle			

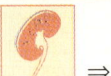

Euphyllin®

- Die mukoziliare Clearance des Bronchialbaumes (Reinigung) wird angeregt. Beide Effekte führen zu einer Verbesserung der Ventilation bei obstruktiven Atemwegserkrankungen.
- Die Freisetzung von Mediatoren wird verhindert.
- Die Kontraktilität der Atemmuskulatur wird verbessert.
- Am Herzmuskel hat der Wirkstoff eine positiv chronotrope und inotrope Wirkung, das HZV wird gesteigert.
- Die Gefäße in der Peripherie werden erweitert. Daß dennoch eine Beeinflussung des arteriellen Blutdruckes ausbleibt, liegt an den z. T entgegengesetzten Effekten auf Herz- und Gefäßsystem sowie vegetativ-vasomotorischer Beeinflussung.
- Durch eine verminderte Reabsorption von Natrium, Kalium und Wasser kommt es zu einer diuretischen Wirkung.
- Eine Stimulation im ZNS bewirkt eine Anregung des Atemzentrums und begründet so die Anwendung in der Pädiatrie bei unzureichender Ventilation Neugeborener.
- Ebenfalls auf zentraler Ebene kommt es zu einer Herabsetzung der Krampfschwelle (cave: Epileptiker).
- Durch eine direkte vaskuläre Relaxation und durch eine indirekte Abnahme des alveolären Blähdruckes kommt es zu einer Widerstandsherabsetzung in der Lungenstrombahn.

Dosierung

Eine starre Dosisempfehlung ist nicht möglich, da die Wirkung individuell sehr unterschiedlich sein kann. Bei einer bereits bestehenden Euphyllin-Medikation oder bei Rauchern ist die Wirkung abgeschwächt. Die Dosisgabe sollte sich an dem klinischen Bild und der Wirkung orientieren.
Initial gibt man 1 Ampulle zu 0,24 g langsam i.v. Über den Perfusor schließt sich eine Gabe mit 0,72 g auf 50 ml NaCl-Lösung mit 4 - 6 ml/h an. Die Erhaltungsdosis beträgt 0,6 mg/kg KG/h.

Euphyllin®

Als Körpergewicht ist das Idealgewicht des Patienten anzusehen, da Theophyllin nicht vom Fettgewebe aufgenommen wird.
Bei Kindern über 1 Jahr verläuft der Abbau des Wirkstoffes rascher als bei Erwachsenen.
Die Applikation der Ampullenlösung kann auch oral oder durch den Tubus erfolgen.
Die Wirkung wird durch die gleichzeitige Gabe von Steroiden erhöht.

Nebenwirkungen
Die auftretenden Nebenwirkungen sind einerseits durch zu hohe Gaben und andererseits durch den zugesetzten Lösungsvermittler (Äthylendiamin) begründet.
Eine Alternative in bezug auf den zugesetzten Hilfsstoff stellt Euphyllin 200® dar, welches statt dessen Natriumacetat enthält. Bei bestehender oder vermuteter Allergie auf Ethylendiamin ist dieses Präparat einzusetzen.
Bei einer Überdosierung im Sinne einer Intoxikation gibt man den Calciumantagonisten Isoptin®.

- Durch die zentrale Stimulation kann es zu Unruhe, Schwindel, Kopfschmerzen und Übelkeit kommen. Diese Auswirkungen lassen sich meist durch eine langsame Injektion vermeiden.
- Unerwünschte kardiale Wirkungen sind Herzklopfen und Tachykardie.
- Besonders bei respiratorischer Insuffizienz kann es zu supraventrikulären und ventrikulären Rhythmusstörungen kommen.
- In seltenen Fällen kann es, besonders bei zu rascher Applikation, zum Blutdruckabfall kommen.
- Allergische Reaktionen auf den Lösungsvermittler sind möglich.

Kontraindikationen
- Durch die Erhöhung der Krampfbereitschaft darf Euphyllin® bei Epileptikern nicht eingesetzt werden.

Euphyllin®

- Die positiv chronotrope und inotrope Wirkung verbietet die Gabe bei bestehender Tachykardie und beim kardiogenen Schock.

Interaktionen
Die gleichzeitige Gabe von Sympathomimetika verstärkt zwar die bronchodilatorische Wirkung, aber auch die Gefahr von Herzrhythmusstörungen.
Beta-Blocker heben die Wirkung von Eupyllin® auf.

Inkompatibilitäten
Euphyllin® darf nicht mit Glucose- oder Fructose-Infusionslösungen gemischt werden.
Durch zu kalte Lagerung kann es zu Ausfällungen kommen, die sich jedoch durch leichtes Erwärmen der Lösung (Einstellen in warmes Wasser) wieder in Lösung bringen lassen.

Fibrinolytika

Präparat	Wirkstoff	Ph.-Info
Actosolv®	Urokinase	243
Actylise®	t-PA	242
Alphakinase®	Urokinase	-
Eminase®	Anistreplase	270
Kabikinase®	Streptokinase	-
Streptase®	Streptokinase	298
Ukidan®	Urokinase	-

Mit nahezu 90 Prozent ist eine Thrombusbildung auf einer stenosierenden arteriosklerotischen Ablagerung die weitaus häufigste Ursache für einen Koronarverschluß im Rahmen eines Myokardinfarktes.

Mechanismen wie Einblutungen oder Spasmen stellen seltenere Ereignisse dar.

Der Verschluß der Koronararterien führt zu einer Nekrose des von der Arterie versorgten Myokardareals. Das Ausmaß der linksventrikulären Störung steht hier in enger Korrelation mit der Größe des abgestorbenen Areals und limitiert die Mortalität in den folgenden fünf Jahren. Die Sterblichkeitsrate läßt sich durch eine Funktionsverbesserung senken. Therapieziel ist es, die akut verschlossene Koronararterie wieder zu eröffnen und so den Schaden zu begrenzen.

Dies geschieht mit Hilfe von Fibrinolytika.

Bereits in den 60er Jahren wurde Streptokinase zur Infarkttherapie eingesetzt. Jedoch erst in den 80er Jahren konnte sich diese Therapieform allgemein durchsetzen, als mit Hilfe der Koronarangiographie bewiesen wurde, daß eine intravenöse Applikation bei entsprechender Dosierung genauso effektiv war wie die intrakoronare Verabreichung.

Die Gesamtletalität wurde während des Klinikaufenthaltes von 13,0 auf 10,7% gesenkt (GISSI-I-Studie). Voraussetzung für den Erfolg war jedoch ein Behandlungsbeginn innerhalb der ersten sechs Stunden nach Infarktbeginn. Bezüglich der Infarktlokalisation wurde

deutlich, daß bei multiplen Infarkten und Vorderwandinfarkten die Erfolge am besten waren.
Eine Vielzahl von Studien belegt, daß - wie überhaupt beim Infarktgeschehen - der Faktor ZEIT eine entscheidende Rolle spielt. Nur eine frühzeitig einsetzende Lyse-Therapie ist in der Lage, die Früh- und Spätmortalität günstig zu beeinflussen und das Risiko von Nebenwirkungen gering zu halten.

Vergleich der Fibrinolytika
Es sind zahlreiche Studien durchgeführt worden, die die einzelnen Pharmaka dieser Indikationsgruppe miteinander vergleichen.
Die Studien GISSI I und II (Gruppo Italiano per lo Studio della Sopravvivenza nell' Infarto Miocardico) sowie ISIS -3 zeigten, daß zwischen Streptokinase und dem neueren t-PA bezüglich der Gesamtletalität im Krankenhaus, der Entwicklung einer linksventrikulären Funktionsstörung oder eines Apoplexes keine Unterschiede bestehen. Dies widerlegte die Hoffnungen, die man in den t-PA gesetzt hatte. Das fibrinspezifische und fibrinunspezifische Lyse-Therapeutika keine signifikanten Unterschiede hinsichtlich Effizienz und Nebenwirkungsrate zeigen, mag daran liegen, daß keines der Pharmaka zwischen „gutem" und „schlechtem" Fibrin unterscheiden kann.
Es sind Präparate auf der Basis monoklonaler Antikörper in der Entwicklung, die dieses Manko nicht besitzen sollen. Ebenfalls in der Erprobung sind mutierte Formen von t-PA und Urokinase sowie eine besondere Formen von t-PA und scuPA (single chain urokinase-type plasminogen activator), sog. chimäre Verbindungen. Diese in experimenteller Prüfung befindlichen Präparate sollen schon in geringsten Dosierungen den gewünschten Erfolg erzielen. Ob sich hierdurch das Management der präklinischen Lyse ändern wird, bleibt abzuwarten.

Soweit keine statistisch signifikanten Unterschiede der Fibrinolytika ein bestimmtes Präparat forcieren, wird die Wahl stark vom Preis abhängig gemacht. Dieser spricht für Streptokinase und gegen t-PA.

Klinisch oder präklinisch Lysieren?

Um die Wiedereröffnungsrate - 60 bis 75 Prozent - zu erhöhen, kann die Lysetherapie bereits am Einsatzort durchgeführt werden. Diese präklinische Therapie mit Fibrinolytika setzt eine gründliche Diagnosestellung voraus (12-Kanal-EKG etc.), was hohe Anforderungen an das Rettungsdienstpersonal stellt. Es wird kontrovers diskutiert, ob eine präklinische Lysetherapie letztendlich Vorteile gegenüber der klinischen bietet.

Eine Publikation in Form eines Buches kann hier nicht aktuell sein, da Studien, die Wirksamkeit, Nebenwirkungen und Zeitpunkt dieser Therapieform miteinander vergleichen, in immer kürzeren Zeitabständen veröffentlicht werden.

Der derzeitige Stand zeigt, das sich bei einem Lysebeginn unter 50 Minuten die Infarktgröße verringern und die linksventrikuläre Funktion verbessern läßt. Gegenüber dem Zeitgewinn von 30 bis 70 Minuten bei der präklinischen Therapie ergibt sich kein signifikanter Unterschied für die Reperfusionsrate bei Entlassung, die Ejektionsfraktion sowie die Mortalität.

Hieraus kann man als Indikation für die präklinische Lyse Rettungseinsätze mit langen Transportzeiten ableiten. Es bleibt abzuwarten, ob die Vorlage neuer Studien zu einer Erweiterung dieses Indikationskataloges führen wird.

Lyse auch beim Apoplex?

Dies klingt im ersten Moment recht paradox, da doch der Schlaganfall als Kontraindikation gelten kann.

Betrachtet man jedoch die ähnliche Pathophysiologie der cerebralen und kardialen Infarkte, erscheint die Anwendung logisch.

Diese Therapie ist eine reine klinische Maßnahme. Hierbei wird mit Hilfe eines Mikrokatheters das Fibrinolytikum selektiv an den Verschlußort appliziert. Durchgeführt wird die lokale intraarterielle Fibrinolyse sowohl im vertebro-basilären Stromgebiet als auch im Carotisterritorium, neuerdings sogar in der A. ophtalmica des Auges. Voraussetzung für diese Therapie ist eine Restfunktion des Hirnstammes. Auch hier ist der frühzeitige Therapiebeginn entscheidend.

Gelangt der Patient innerhalb von sechs Stunden nach dem Insultereignis in die Klinik, ist zumindest eine partielle Rekanalisation und eine Besserung der klinischen Prognose möglich.
Diese neue mögliche Indikation für Lysetherapeutika steckte bei Drucklegung noch in der Versuchsphase und ließ zu dem Zeitpunkt noch keinerlei Wertung zu.

Physiologie der Blutgerinnung und Fibrinolyse

Der Organismus verfügt über zwei sich gegenseitig beeinflussende und im Gleichgewicht befindliche Systeme, die sowohl bei Blutverlust als auch vor Thrombose schützen:
- Das Blutgerinnungssystem und das
- Fibrinolytische System.

Bei der Blutstillung, z.B. im Rahmen einer Verletzung, entstehen unlösliche Fibrinpolymere, welche während des Heilungsprozesses durch den Vorgang der Fibrinolyse wieder abgebaut werden.
Bei diesem Vorgang nehmen die Enzyme *Thrombin* und *Plasmin* eine Schlüsselrolle ein. Zwischen beiden Eiweißstoffen herrscht unter physiologischen Bedingungen ein dynamisches Gleichgewicht. Kommt es zu einem Übergewicht eines der beiden Systeme, sind Blutungen oder Thrombosen die mögliche Folge.
Die Blutgerinnung (Hämostase) läuft in mehreren Schritten ab:
1. In der *posttraumatischen Sofortphase* kommt es zu einer kurzen Vasokonstriktion der Gefäße und zu einem Anhaften der Thrombozyten mit Hilfe von Kollagen.
2. In der *Phase des Gefäßwandverschlusses* lagern sich weitere Thrombozyten zu einem Aggregat locker und reversibel zusammen. Dieser Zusammenschluß entwickelt sich im weiteren Verlauf zu einem blutstillenden weißen Thrombus, der an Viskosität nach und nach zunimmt.
3. In der letzten Stufe setzt die *plasmatische Blutgerinnung* ein. Hierbei wird als Folge einer Kaskade von Enzymreaktionen lösliches *Fibrinogen* durch Thrombin in unlösliches *Fibrin* umgewandelt. Dies hat eine Vergrößerung und eine Stabilisierung des Thrombus zur Folge.

Fibrinolyse

Kernstück dieses Vorganges ist das Enzym Plasmin, welches Fibrin abbaut und durch Plasminogen aktiviert wird.

Diese Aktivierung wird durch die endogen zugeführten Fibrinolytika initiiert, die zu einer direkten Umwandlung von Plasminogen in Plasmin führen. Lediglich Streptokinase übt eine *indirekte* Wirkung aus. Um zur Wirkform zu gelangen, ist eine zweiphasige Reaktion notwendig.

Nebenwirkungen der Fibrinolytika

Pharmaka, die einen ähnlichen, teilweise gar identischen Wirkmechanismus besitzen, haben auch qualitativ vergleichbare Nebenwirkungen. Lediglich die Quantität kann sich im Einzelfall unterscheiden.

- Blutungen (an der Punktionsstelle, Hämaturie, gastrointestinal)
- Anaphylaktische Reaktionen bei Streptokinase
- Temperaturanstieg bei Streptokinase
- Apoplex
- Blutdruckabfall
- Tachykardie.

Etwa 20 Prozent aller Patienten erleiden nach erfolgter Thrombolyse innerhalb der ersten Woche nach Infarkt einen Reinfarkt, 25 Prozent haben ein wiederum verschlossenes Infarktgefäß (Zweitinfarkt). Die arteriosklerotischen Ablagerungen (Plaque) werden durch die Lyse nicht beeinflußt. Bei ca. 95 Prozent bestehen Reststenosen.

Es sollte sich deshalb so früh wie möglich an diese Therapie eine Koronarangiographie anschließen, um ggf. durch eine mechanische Ballondilatation (PTCA) das Infarktgefäß zu rekanalisieren und die Infarktgröße zu limitieren.

Kontraindikationen

Die Liste, wann Fibrinolytika nicht angewendet werden sollen, ist lang. Man sollte unter praxisrelevanten Gesichtspunkten die Anwendungseinschränkungen jedoch nicht überbewerten. Eine absolute Kontraindikation ist sicherlich eine erworbene oder angeborene Blutungsneigung (hämorrhagische Diathese). Bei Berücksichtigung der Kontraindikationen dürften etwa 30 Prozent aller Myokardinfarkte mit Thrombolytika therapiert werden können.

Absolute Kontraindikationen
- Hämorrhagische Diathese
- Operation oder Trauma in den letzten 10 - 14 Tagen
- Apoplex in den letzten drei bis sechs Monaten
- Arterielle Punktion bzw. i.m. Injektion in den letzten acht Tagen
- Hypertonie (syst. > 200, diast. > 110 mm Hg) bei Lysebeginn bzw. langjährige therapiebedürftige Hypertonie
- Antikoagulantientherapie mit Cumarinen
- Bei Streptokinase: Therapie mit diesem Fibrinolytikum innerhalb des letzten Jahres.

Relative Kontraindikationen
- Kürzlich erfolgte Reanimation
- Bakterielle Endokarditis
- Verdacht auf Thromben im linken Herzen
- Ulcus ventriculi/duodeni in florider Form
- Schwangerschaft
- Aortenaneurysma
- Diabetische Retinopathie
- schwere Leber- und Nierenfunktionsstörungen
- Alter > 75 Jahre ?

Interaktionen
- Bei Vorbehandlung mit oralen Antikoagulantien (z.B. Marcumar®) und Thrombozytenaggregationshemmern (Acetylsalicylsäure) kann die Blutungsgefahr erhöht werden.
- Ebenso gilt dies für eine simultane Behandlung mit Dextranen.

Actosolv®

Fibrinolytika

Zusammensetzung
Eine Inj.-Flasche enthält 25.000, 100.000 oder 600.000 I.E. humane Urokinase als Trockensubstanz.
Weitere Präparate mit gleichem Wirkstoff sind Alphakinase® und Ukidan®.

Indikation
Auflösung von Gefäßverschlüssen durch frische und ältere Gerinnsel bei
- Venenthrombosen
- Lungenembolien.

Wirkung
- Urokinase ist der bekannteste körpereigene Aktivator der Fibrinolyse. Im Gegensatz zur Streptokinase, die auf indirektem Weg über die Komplexbildung mit Plasminogen zur Freisetzung von Plasmin führt, wandelt Urokinase das Plasminogen direkt in das fibrinauflösende Plasmin um.
- Das Präparat wird als physiologisches Enzym nicht immunogen.
- Es wird aus menschlichem Urin gewonnen und danach hoch gereinigt.

Dosierung
Herzinfarkt:
2 Mio I.E. als Bolus innerhalb der ersten 10 Minuten unter gleichzeitiger Gabe von 400 I.E. Heparin/Std.
Lungenembolie:
500.00 I.E. initial über 10 Minuten, anschließend 40.000-80.000 I.E./Std. unter gleichzeitiger Heparinisierung.

Actylise®

⇒242

Zusammensetzung
Eine Inj.-Flasche mit 933 mg Trockensubstanz enthält 20 mg,
eine Inj.-Flasche mit 2333 mg Trockensubstanz enthält 50 mg
Plasminogen Human-Aktivator, rekombiniert.
- Fibrinolytische Therapie bei akutem Infarkt innerhalb von 6 Stunden nach Beginn der Symptome
- Lungenembolie.

Wirkung
- Der Gewebe-Plasminogen-Aktivator (tissue plasminogen activator, t-PA) stellt den bedeutendsten körpereigenen Fibrinolysefaktor dar. Er wird von den Endothelzellen synthetisiert und auf verschiedene Reize hin freigesetzt.
- Die Fibrinolyse ist dabei auf den Ort der Thrombusbildung begrenzt und somit hochspezifisch. Bei Abwesenheit von Fibrin ist t-PA kaum wirksam und wird durch Inhibitoren rasch inaktiviert. Fibrin bewirkt eine Affinitätssteigerung zu Plasminogen um etwa das Hundertfache.
- Dies ist dadurch begründet, das sich aus Fibrin, Plasminogen und t-PA ein Wirkkomplex bildet, in dem t-PA seine volle Wirksamkeit entfaltet.
- Bei der Fibrinolyse wird daß Proenzym Plasminogen in das aktive Plasmin umgewandelt.
  Die therapeutische Konzentration ist um den Faktor 1000 höher als der physiologische Wert

Dosierung
- Die Trockensubstanz wird in dem beigepackten Wasser für Injektionszwecke gelöst.
- Vor der Applikation von Actilyse® erhält der Patient 5000 I.E. Heparin i.v., danach das eigentliche Fibrinolytikum.
- Die Bolusgabe beträgt 10 mg, innerhalb der nächsten 60 Minuten gibt man 50 mg, innerhalb weiterer 30 Minuten 10 mg über Perfusor.
- Die Gesamtdosis beträgt 70 - 100 mg.

Actylise®

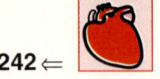

Die Rekanalisationsrate läßt sich erhöhen und der Effekt schneller nach einem Dosierungsschema von NEUHAUS erreichen. Hierbei werden in den ersten 90 Minuten 100 mg Actylise® wie folgt appliziert:
- Bolusgabe in 1 - 2 Minuten: 15 mg t-PA
- Infusion in 30 Minuten: 50 mg t-PA
- Infusion in 60 Minuten: 35 mg t-PA

Bei der 1. Teilinfusion beträgt die Einstellung am Perfusor 100 ml/h, bei der zweiten 35 ml/h.
Derzeit wird versucht, neue Dosierungsregime zu finden: höhere Anflutung und kürzere Gesamtapplikationszeiten bei niedriger Dosierung.
Für die Indikation *Beinvenenthrombose* befindet sich das Präparat in der klinischen Erprobung. Es wird hier in einer Dosierung von 40 mg/Tag für 4 - 7 Tage gegeben. Beim arteriellen Verschluß reichen 20 mg. Hierbei wird das Actylise über arteriellen Katheter in den Thrombus injiziert. Es erfolgen Repetitionen sowie eine Nachbehandlung mit Heparin und Acetylsalicylsäure.
Das Präparat besitzt mit 3,5 Minuten die kürzeste Halbwertzeit aller Fibrinolytika.
Bezüglich der Kostenrelation - aufwendige gentechnologische Herstellung - schneidet es hingegen am schlechtesten ab.
Eine Kombination mit Urokinase unter Halbierung der Dosis ist möglich.

Nebenwirkungen
Wie andere Fibrinolytika, jedoch keine allergischen Reaktionen, da körpereigene Substanz.
Verglichen mit anderen Vertretern dieser Stoffklasse, ist die Zahl der Wiederverschlüsse recht hoch, was mit einer hochdosierten Heparintherapie ausgeglichen wird.
Obwohl der Wirkstoff eine hohe Fibrinspezifität besitzt und die systemische Gerinnung nur gering beeinflußt wird, ist die Anzahl der Blutungskomplikationen ähnlich hoch wie bei den nicht fibrinspezifischen Plasminogenaktivatoren.

Eminase®

Zusammensetzung
Eine Inj.-Flasche enthält 30 I.E. Anistreplase als Trockensubstanz.

Indikation
- Wiedereröffnung von verschlossenen Koronararterien nach akutem Infarkt und bis zu 6 Stunden nach Infarktbeginn.

Wirkung
- Anistreplase - auch als APSAC (p-anisolyrte Lys-Plasminogen-Streptase-Aktivator-Komplex) bezeichnet - führt zu einer enzymatischen Auflösung der Thromben.
- Der Wirkstoff stellt eine Verbindung aus p-Anissäure, humanem Plasminogen und Streptokinase dar.
- Er zeichnet sich durch eine verzögerte Inaktivierung, eine hohe Thrombusspezifität, eine verminderte systemische Fibrinogenolyse mit geringem Blutungsrisiko aus.

Dosierung
- 30 E (1 E = 1 mg Wirkstoff) in 5 Minuten als einmalige intravenöse Applikation nach vorheriger Gabe von 40 mg Dexamethason i.v.
- Vier bis sechs Stunden nach der Applikation soll zur Vermeidung einer Rethrombosierung eine Heparintherapie eingeleitet werden, welche wiederum zu einem späteren Zeitpunkt durch orale Antikoagulantien ersetzt wird.
- Die Plasmahalbwertzeit beträgt 90 Minuten, sie ist von allen anderen Fibrinolytika die längste.
- Dem Vorteil der langen Wirkdauer steht der Nachteil der schweren Hämostasestörung gegenüber.

Nebenwirkungen
- Allergische Reaktionen sind auf den Streptokinaseanteil zurückzuführen und können durch die prophylaktische Gabe von Glukokortikoiden kompensiert werden.
- Flush

Streptase®

Zusammensetzung
Eine Inj.-Flasche Streptase® enthält 100.000 I.E., 250.000 I.E. oder 750.000 I.E. Streptokinase.
Ein weiteres Präparat mit dem Wirkstoff ist Kabikinase®.

Indikation
- Tiefe Venenthrombosen
- Lungenembolie
- Rekanalisierung des akuten Infarktes
- akute und subakute Thrombosen der peripheren Arterien
- zentrale Verschlußkrankheit des Auges.

Wirkung
- Streptokinase wird von bestimmten Stämmen von Streptokokken gewonnen und danach gereinigt.
- Das Fibrinolytikum lagert sich an Plasminogen an. Die entstehenden Komplexe besitzen Aktivatoreigenschaften und katalysieren die Umwandlung von weiterem Plasminogen zum Plasmin, welches die eigentliche fibrinlösende Wirkung besitzt.
- Fibrinogen und verschiedene Gerinnungsfaktoren (Faktor V und VII) werden im Plasma gespalten und so eine Hämostasezerstörung bewirkt.

Dosierung
- Der Wirkstoff wird in der Flasche in 5 ml NaCl-lsg. gelöst. Da das Gefäß unter Vakuum steht, wird es durch kurzes Lockern der Kanüle von der Spritze belüftet.

Herzinfarkt:
- Nach der Applikation von 250 mg Prednisolon 1,5 Mio. I.E. über eine Stunde. Zur Verabreichung mit der Infusionspumpe können als Trägerlösung NaCl-, Ringerlactat- oder 5%ige Glucoselösung verwendet werden.
- Bei stärkerer Verdünnung sollte, um eine ausreichende

Streptase®

⇒ 298

Stabilität zu gewährleisten, Haemaccel® 35 verwendet werden. Im Anschluß an die Lyse erhält der Patient Heparin.

Lungenembolie:
- Initiale Bolusgabe 250.000 I.E., anschließend 1 Mio. I.E./12 Std. über 4 - 8 Tage sowie anschließende bzw. parallele Heparinisierung.
- Streptase® hat eine Halbwertzeit von 30 Minuten und stellt derzeit das kostengünstigste Fibrinolytikum dar.

Nebenwirkungen
Wie alle, sowie
- allergische Reaktionen bis hin zum anaphylaktischen Schock
- Temperaturerhöhung, Schüttelfrost
- Hautexantheme.

Kontraindikationen
Wie andere Fibrinolytika, sowie
- unmittelbar vorausgegangene Streptokokken-Infektion
- eine mehr als 5 Tage bis drei Monate zurückliegende Streptokinase-Therapie.

Diese Anwendungseinschränkungen sind dadurch begründet, daß sich nach einer Infektion mit Streptokokken und bei einer vorausgegangenen Therapie mit Streptokinase im Organismus Antikörper gegen das Fibrinolytikum gebildet haben, was einen Wirkungsverlust zur Folge hat. Alternativ können dann andere Fibrinolytika angewendet werden.

Antidote

Präparat	Wirkstoff	Intoxikation	Ph.- Info
Alupent	Orciprenalin	ß-Blocker	247
Anexate®	Flumazenil	Benzodiazepine	248
Anticholium®	Physostigmin	Ethanol, Atropin, Psychopharmaka	249
Apomorphin®	Apomorphin	orale Intox. als Emetikum	250
Atropin	Atropin	Alkylphosphate	254
Auxiloson®	Dexamethason	Lungenreizstoffe	255
Calcium	Calcium	Flußsäure/Oxalate	259
Digitalis-Antidot BM®	Digitalisglykoside		-
4-DMAP	4-DMAP	Cyanide, Schwefelwasserstoff	263
Kohle®	Kohle	orale Intox. als Adsorbens	283
Lasix®	Furosemid	zur forcierten Diurese	285
Narcanti®	Naloxon	Opiate	288
Natriumthiosulfat	Cyanide		290
Sab-simplex	Polysiloxan	Schaumbildner	297
Toluidinblau®	Toloniumchl.	Methämoglobinbildner	302
Toxogonin®	Obidoxim	Alkylphosphate	303

Antidote stellen eine sehr heterogene Gruppe von Arzneistoffen dar, da die Zahl der toxisch wirkenden Substanzen extrem hoch ist.

Dies beschrieb bereits um 1537 Paracelsus, als er sagte: *"Alle Dinge sind Gift und nichts ohne Gift; allein die Dosis macht, daß ein Ding kein Gift ist."* Anders gesagt: Für den giftigsten Stoff gibt es eine unbedenkliche Dosismenge, und genügend hoch dosiert, weist fast alles eine gewisse Toxizität auf.

Chemisch betrachtet sind Antidote entweder Adsorbentien (Kohle), Rezeptor-Antagonisten (Anexate®, Anticholium®, Atropin, Narcanti®), Oxidationsmittel (4-DMAP), Reduktionsmittel (Toluidinblau) oder Antikörper (Digitalis-Antidot BM®).

Gerade in der letzten Zeit hat sich die Auswahl der Antidote durch die Entwicklung spezifischer Antagonisten erheblich gewandelt.

Vom Standpunkt der Arzneimittelsicherheit bedürfen die Antidote unserer besonderen Aufmerksamkeit, da sie zu den seltener eingesetzten Pharmaka gehören. Kontrollen auf Stabilität (Verfärbung oder Ausflockung der Ampullenlösung) und Verfall sind mit besonderer Sorgfalt durchzuführen.

Anexate® ⇒ 248

Zusammensetzung
Eine Ampulle zu 5 ml enthält 0,5 mg, zu 10 ml 1,0 mg Flumazenil.

Indikation
- Vergiftungen mit Benzodiazepinen (auch als diagnostisches Instrument)
- Beendigung der mit Benzodiazepinen eingeleiteten Narkose.

Toxikologie der Benzodiazepine
Benzodiazepine stellen die wichtigste Gruppe der Tranquilizer dar. Mit der Entdeckung des Chlordiazepoxids im Jahre 1955 und des Diazepams 1959 gelang es erstmals, eine Gruppe von relativ ungefährlichen Sedativa zu entwickeln, die heute weitgehend die Barbiturate verdrängt haben.

Die Abgrenzung der Tranquilizer von anderen Psychopharmaka beruht auf pharmakologisch experimentellen Gesichtspunkten, denn klinisch wirken auch viele andere Medikamente aus anderen Gruppen sedierend oder beruhigend. Tranquilizer unterscheiden sich von den anderen Neuroleptika durch das Fehlen der antipsychotischen Wirkung. Weiterhin wirken sie gleichzeitig antikonvulsiv und muskelrelaxierend, ohne dabei wesentlich die vegetativen Funktionen zu beeinflussen.

Benzodiazepinderivate werden heute in großem Umfang eingesetzt. Sie werden bei oraler Applikation schnell und gut resorbiert. Die therapeutische Breite ist groß. Sie ist um etwa das Zehnfache größer als die der Barbiturate. Im Hinblick auf Intoxikationen gelten diese Stoffe daher als „safe drugs". Daß diese Medikamentengruppe trotzdem häufig in suizidaler Absicht eingenommen wird, liegt neben der weiten Verbreitung daran, daß einem psychisch Kranken ein Pharmakon in die Hand gegeben wird, von dem er glaubt, er könne sich damit töten.

Todesfälle wurden nur vereinzelt und bei Dosen über 700 mg beobachtet. Ausschlaggebend für die Toxizität ist die Halbwertzeit. Stoffe, die schnell eliminiert werden, neigen nicht zur Kumulation und sind damit sicherer.

Anexate®

Vergiftungssymptome
- Müdigkeit
- Nystagmus (Zuckungen der Augäpfel)
- Ataxie (Störungen der Bewegungskoordination, Torkeln)
- Sprachstörungen.

Möglich ist weiterhin eine Blutdrucksenkung, für die es bislang noch keine Erklärung gibt. Da GABA-erge Synapsen nur im Nervengewebe vorkommen, werden andere Gewebe nicht beeinflußt, und somit sollten Blutdruck und Herzfrequenz unbeeinflußt bleiben.

Das Symptom der Müdigkeit kann wegen der langen Halbwertzeiten mancher Vertreter recht lange anhalten. Die Schläfrigkeit geht jedoch nur selten in tiefere Bewußtlosigkeit über. Aufgrund der muskelrelaxierenden Wirkung besteht gewöhnlich eine ausgeprägte muskuläre Hypotonie mit gedämpften Reflexen.

Da die Verlaufsprognose bei Vergiftungen mit Benzodiazepinen fast immer günstig ist, beschränken sich die Maßnahmen in der Regel auf die primäre Giftentfernung, also Verdünnen, Giftbindung mit Kohle und Abführen mit salinischen Laxantien. Ebenso wichtig ist eine Überwachung von Atmung und Kreislauf.

Von den sekundären Eliminationsmaßnahmen kommt die forcierte Diurese nicht in Frage, da sie bei den meisten Benzodiazepinen wirkungslos ist.

Wirkung

Seit kürzerer Zeit steht der spezifische Benzodiazepin-Antagonist Anexate® zur Verfügung. Bei der Gabe dieses Präparates werden die Benzodiazepine kompetitiv von ihrem Rezeptor verdrängt, wobei die Pharmakokinetik unverändert bleibt.

Anexate® zählt selbst zur Gruppe der Benzodiazepine (Imidazobenzodiazepin), hat jedoch bei der für die Antagonisierung eingesetzten Dosierung sonst keine Eigenwirkung. In der Notfallmedizin wird Anexate® als diagnostisches Instrument eingesetzt. Bei einem Patienten mit unklarer Bewußtlosigkeit läßt sich eine Vergiftung mit Benzodiazepinen von anderen Ursachen abgrenzen. Nach einer Nar-

Anexate®

⇒ 248

kose mit Benzodiazepinen hebt Anexate deren zentraldämpfende Wirkung auf, und der Patient wird dadurch schneller wach und kooperationsfähig.

Die Hoffnung, Anexate® könne im Rahmen eines Alkoholdelirs oder einer -intoxikation einen Weckeffekt ausüben, wurde durch neuere Studien widerlegt.

Dosierung
- Die Verabreichung von Flumazenil erfordert eine vorsichtige Titration, um Reboundeffekte zu vermeiden. Aus diesem Grund rät der Hersteller nur die Anwendung durch Anästhesisten oder gleichwertig erfahrene Ärzte.
- Initial gibt man 0,2 mg Flumazenil, verdünnt in Glucose 5% oder Natriumchloridlsg. innerhalb von 15 Sekunden.
- Tritt nach einer Minute nach der ersten Applikation der gewünschte Bewußtseinszustand nicht ein, kann eine Repetition von 0,1 mg erfolgen. Dieses Vorgehen läßt sich in minütigen Abständen bis zu einer Gesamtdosis von 1 mg Flumazenil wiederholen, wobei die mittlere Dosis bei 0,3 bis 0,6 mg liegt.
- Bei Patienten mit Leberinsuffizienz muß eine Dosisreduktion erfolgen.

Nebenwirkungen

Da Flumazenil in therapeutischen Dosen selbst keine pharmakologische Wirkung besitzt, ist es auch in hohen Dosen gut verträglich. Wegen der Möglichkeit, bei chronischen Benzodiazepin-Benutzern abrupte Entzugserscheinungen auszulösen, ist deshalb trotzdem Vorsicht geboten.

Es können vereinzelt auftreten
- Übelkeit, Erbrechen
- Angstgefühl
- Herzklopfen bei zu rascher Injektion
- Blutdruckveränderungen
- Entzugssymptome bei Benzodiazepinabhängigkeit.

Anexate®

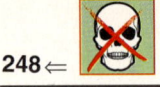

Die Effekte von Psychopharmaka wie Barbiturate, Hypnotika und Neuroleptika bleiben unbeeinflußt.

In sehr hohen Dosen (5 bis 100 mg/Kg) soll von dem Antagonisten auch eine Eigenwirkung (intrinsischer Effekt) im Sinne eines partiellen Antagonisten ausgehen.

Kontraindikationen

- Bei Epilepsien, insbesondere beim sog. Petit-Mal-Anfall, wo Benzodiazepine als Zusatzmedikation eingesetzt werden, sollte kein Anexate® gegeben werden.
  Bei Kindern unter 15 Jahren sollte wegen mangelnder Erfahrungen eine strenge Nutzen-Risiko-Abwägung erfolgen, ebenso bei Patienten mit Leberinsuffizienz.

Anticholium® ⇒ 249

Zusammensetzung
Eine Ampulle zu 5 ml enthält 0,0020 g Physiostigminsalicylat.

Indikation
- Als *diagnostisches Instrument* bei Verdacht auf Vergiftungen mit zentralen und peripheren anticholinergen Symptomen.

  Zur *Therapie* bei Vergiftungen mit
- Ethanol
- Atropin und seinen Derivaten
- Antihistaminika
  (Antazolin, Diphenhydramin, Meclozin u.a.)
- Antiparkinsonmittel
- Psychopharmaka (tri- und tetrazyklische Antidepressiva, Phenothiazine)
- Psychokampfstoffen (Benzylate, Glykolate).

Die o.g. Pharmaka und Toxine sind in der Lage, das sog. Anticholinergische Syndrom auszulösen. Hierzu kommt es durch eine Blockade der Rezeptoren des Neurotransmitters Acetylcholin und somit zu einer gestörten Reizleitung im Nervensystem. Der Neurotransmitter kann seine Aufgabe nicht mehr erfüllen und wird durch das Enzym Acetylcholinesterase wieder gespalten.
In der Folge kommt es zu folgenden *zentralen* Symptomen:
- Agitiertheit
- Bewegungsdrang
- Angst, Halluzinationen
- Krämpfe
- Gedächtnisstörungen, Desorientiertheit, Delirium, Stupor
- Atemdepression
- Koma.

Durch eine *periphere* Hemmung des Überträgerstoffes zeigen sich Symptome wie:
- Flush, trockene Haut, Mundtrockenheit, Hyperthermie

Anticholium®

- Harnverhaltung
- Herzrhythmusstörungen (Sinustachykardie)
- Mydriasis
- unkoordinierte Bewegungen.

Seine Rolle als Antidot bei Vergiftungen mit Benzodiazepinen hat Anticholium® seit der Einführung des Benzodiazepin-Antagonisten Anexate® verloren.
Bei der Therapie von Vergiftungen mit tri- und tetrazyklischen Antidepressiva kommt dem Antidot jedoch eine besondere Bedeutung zu, da die Zahl der Intoxikationen - meist im Rahmen eines Suizidversuches - stetig steigt.

Wirkung
Physostigmin verzögert als Acetylcholinesterasehemmer den Abbau des Acetylcholins, dessen Konzentration im synaptischen Spalt dadurch ansteigt, und übt somit am Rezeptor eine indirekte parasympathische Wirkung aus. Hieraus resultiert eine Verdrängung des Giftstoffes aus dem Bereich der Rezeptoren, womit die Reizleitung wieder hergestellt ist. Es ergeben sich folgende pharmakologische Effekte:
- Aufhebung der Symptome des zentral-anticholinergischen Syndroms
- Reduzierung der Atemdepression
- Kupierung von Atropineffekten
- Behebung der in kausalem Zusammenhang mit der Vergiftung stehenden Herzrhythmusstörungen
- Beseitigung der Blasenatonie.

Dosierung
- Initial erhalten Erwachsene 2 mg i.m. oder sehr langsam i.v. Je nach der klinischen Symptomatik kann alle 20 Minuten eine Repetition von 1 - 4 mg innerhalb der folgenden acht Stunden durchgeführt werden. Durch geringe Halbwertzeit von 30 bis 60 Minuten ist eine Kumulation ausgeschlossen.

Anticholium®

⇒ 249

- Kleinkinder erhalten initial 0,5 mg, Repetition alle fünf Minuten in gleicher Höhe, bis zu einer Gesamtdosis von 2 mg.
- Erhaltung mit Perfusor: 2 mg/h.

Nebenwirkungen
Bei Überdosierung können auftreten
- Bradykardie
- Hypersalivation
- Übelkeit, Erbrechen
- Tonisch-klonische Krämpfe.

Bei der Therapie von Intoxikationen mit trizyklischen Antidepressiva ist ein Herzstillstand möglich, weshalb die Applikation nur unter engem Monitoring durchgeführt werden sollte.
Nebenwirkungen im Rahmen einer Anticholium®-Überdosierung können durch die Gabe von 1 mg Atropin i.v. aufgehoben werden.

Kontraindikationen
Risikoabschätzung bei:
- koronarer Herzkrankheit
- Asthma bronchiale
- Harnretention
- Diabetes.

Interaktionen
Anticholium® sollte nicht unmittelbar nach der Gabe von Muskelrelaxantien verabreicht werden, da dies zur Aufhebung der neuromuskulären Blockade führt.
Bei Kombinationsvergiftungen mit Hypnotika zeigt Anticholium® keine Wirkung.

Atropinsulfat

Zusammensetzung
Eine Ampulle Atropinum sulfuricum Thilo® zu 1 ml enthält 0,5, 1,0 oder 2,0 mg Atropinsulfat.
Eine Ampulle Atropinsulfat Köhler® zu 10 ml enthält 0,10 g (100 mg!) Atropinsulfat.

Indikation
- In der hohen Konzentration ist Atropin nur bei Vergiftungen mit Phosphorsäureestern (Alkylphosphaten) und Carbamaten indiziert.
- Muscarinsyndrom bei Vergiftungen mit Rißpilzen, Trichterlingen und Cholinergica.

Phosphorsäureester/ Kontakt-, Fraß- und Inhalationsgifte

Azinphos	Fenthion
Bromophos	Formothion
Carbophenothion	Jodfenphos
Chlorfenvinfos	Malathion
Chlorthion	Methidathion
Demeton	Mevinphos
Dialifor	Monochrotophos
Diazonon	Omethoat
Dibrom	Parathion (E 605)
Dichlorfenthion	Phenkapton
Dichlorvos	Phorate
Dicrotophos	Phosalone
Dimefox	Phosphamidon
Dimethoat	Phoxim
Dioxathion	Sulfotepp
Disulfothon	Tetrachlorvinphos
Endothion	Triaminphos
Fenchlorphos	Trichlorphon
Fenitrothion	Vamidothion
Fensulfothion	Zinophos

Atropinsulfat

⇒ 254

Kampfstoffe
Tabun
Sarin
Soman
V-Stoffe

Carbamate
Aldicarb
Barban
Carbaryl
Carbetamid
Chlorbufam
Chlorpropham
Dimetan
Dimetilan
Formetanat
Isolan
Mercaptodimethur
Methomyl
Phenmedipham
Promecarb
Propham
Propoxur

Toxizität der Insektizide

Organische Phosphorsäureester führen zu einer irreversiblen Hemmung der Acetylcholinesterase und verhindern somit den Abbau des körpereigenen Acetylcholins, wodurch sich der Organismus quasi selbst vergiftet. Die Aktivität der Cholinesterase wird erst durch die physiologische Regeneration wieder hergestellt, was bis zu drei Monate dauern kann. Die Symptome bei einer Vergiftung klingen jedoch bereits wesentlich früher ab.

Phosphorsäureester sind Berührungs-, Fraß- und Atemgifte. Sie sind wirksam gegen Insekten, Pilze, Nematoden und Milben. Der wohl bekannteste Vertreter aus der Gruppe der Insektizide ist das E 605 (Parathion).

In der Augenheilkunde werden als indirekte Parasympathomimetika Ecothiopat (Phospholinjodid®) und Paraxon (Mintacol®) eingesetzt, um eine Engstellung der Pupille zu erreichen (Miosis).

Vergiftungssymptome

Die Auswirkungen bei einer oralen, dermalen oder pulmonalen Aufnahme erklären sich durch die Belegung der beiden Rezeptortypen:

Muskarinartige Wirkung an parasympathischen Nervenendigungen:
- Miosis
- vermehrte Speichel- und Bronchialsekretion
- Bronchokonstriktion
- Herabsetzung der Herzfrequenz.

Atropinsulfat

Muskarinartige Wirkung an Synapsen im ZNS:
- Angst, Unruhe, Verwirrung
- Sprachstörungen
- Krämpfe
- Koma.

Nicotinartige Wirkung an den synaptischen Ganglien:
- Anstieg der Herzfrequenz
- Blutdruckanstieg (selten)
- Hyperglykämie.

Nicotinartige Wirkung an der motorischen Endplatte:
- Muskelzuckungen im Gesichtsbereich
- Muskelkrämpfe
- generalisierte Muskellähmung.

Zu Beginn einer Vergiftung kommt es zu Auswirkungen an den Organen, die vom Sympathikus beeinflußt werden, da der Muskarin-Rezeptor erheblich empfindlicher auf eine erhöhte Menge an körper-

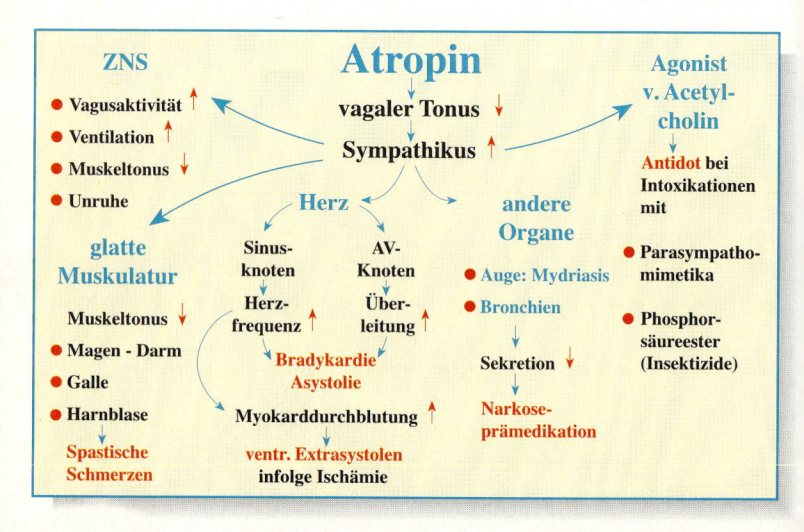

ZNS
- Vagusaktivität ↑
- Ventilation ↑
- Muskeltonus ↓
- Unruhe

Atropin
vagaler Tonus ↓
Sympathikus ↑

Herz
- Sinusknoten
- AV-Knoten
- Herzfrequenz ↑
- Überleitung ↑
- Bradykardie
- Asystolie
- Myokarddurchblutung ↑
- ventr. Extrasystolen infolge Ischämie

andere Organe
- Auge: Mydriasis
- Bronchien
- Sekretion ↓
- Narkoseprämedikation

glatte Muskulatur
- Muskeltonus ↓
- Magen - Darm
- Galle
- Harnblase
- Spastische Schmerzen

Agonist v. Acetylcholin

Antidot bei Intoxikationen mit
- Parasympathomimetika
- Phosphorsäureester (Insektizide)

218

Atropinsulfat

⇒ 254

eigenem Acetylcholin reagiert als der Nicotin-Rezeptor. Im Vordergrund stehen deshalb Symptome wie Speichelfluß, Diarrhoe und vermehrte Bronchialsekretion durch eine Erregung der Drüsen der glatten Muskulatur des Gastrointestinaltraktes, der Bronchien und des Auges. Als Leitsymptom sind die stecknadelkopfgroßen Pupillen anzusehen. Findet keine Therapie statt, so tritt der Tod durch eine Übererregung der Muskarin-Rezeptoren ein. Erst wenn diese Bindungsstellen pharmakologisch blockiert werden, kommt es zu einer veränderten Giftwirkung durch die Anregung der Nicotin-Rezeptoren. Gelegentlich kann es bei sehr schweren Vergiftungen zu einer präganglionären cholinergen Sympathikusstimulation mit endogener Katecholaminfreisetzung kommen. Die Folge hiervon ist eine stark veränderte Vergiftungssymptomatik: Die Pupillen sind erweitert (Midriasis), die Pulsfrequenz ist gesteigert und der Blutdruck ist erhöht!
Alkylphosphate besitzen zusätzlich eine kardiotoxische Wirkung, die zu Herzrhythmusstörungen führen kann.

Wirkung
Eine Antidottherapie mit Atropin sollte so früh wie möglich nach Behebung des Sauerstoffmangels einsetzen. Es bewirkt eine Blockierung der zentralen und peripheren Muskarinrezeptoren und hemmt somit als kompetitiver Antagonist die Wirkung von Acetylcholin an den parasympathischen Nervenendigungen. Da Atropin die Blut-Hirn-Schranke nur sehr langsam überwindet, sind extrem hohe Dosen erforderlich, die bei einem Gesunden tödlich sein könnten.
Die toxischen nicotinartigen Effekte der Alkylphosphate, wie periphere Atembehinderung und Lähmung der Thoraxmuskulatur, werden durch Atropin nicht aufgehoben.

Weitere Therapie
Als zweites Antidot steht Toxogonin® (Obidoxim) zur Verfügung, welches in der Lage ist, bereits blockierte Cholinesterase zu reaktivieren. Dies ist möglich, da das Oxim eine höhere Affinität zum

Atropinsulfat

Toxin besitzt als das Gift zum Enzym. Standen Hemmstoff und Cholinesterase jedoch längere Zeit in Kontakt und ist somit das Enzym phosphoryliert, so ist keine Reaktivierung mehr möglich. Die Gabe von Toxogenin® sollte frühestens 5 Minuten nach der Verabreichung von Atropin erfolgen. Eine Applikation ohne Atropingabe ist kontraindiziert. Die Dosierung richtet sich im Gegensatz zum Atropin nicht nach der Wirkung. Bei Insektizidvergiftungen mit Carbaminsäureestern darf die Gabe von Obidoxim nicht erfolgen, da die Wirkung an Phosphor gebunden ist, der den Carbaminsäureestern (Urethane und Carbamate) fehlt. Außerdem ist bei dieser Stoffgruppe die Enzymhemmung reversibel.

Bei ansprechbaren Patienten mit intakter Atmung wird Erbrechen ausgelöst und Natriumsulfat als Laxans gegeben. Dies sollte nach Möglichkeit geschehen, bevor eine durch Atropin bedingte Magen-Darm-Atonie einsetzt. Das Erbrochene kann farbig sein, da die Insektizide aus Sicherheitsgründen eingefärbt sind. Zur Giftbindung gibt man 30 - 40 g Aktivkohle. Durch den Arzt kann eine Magenspülung vorgenommen werden.
Als sekundäre Gifteliminations-maßnahme kommt die Hämoperfusion in Frage. Durch diese werden nicht nur die Phosphorsäureester entfernt, sondern auch die in großen Mengen vorhandenen Neurotransmitter Acetylcholin und (Nor-)Adrenalin.

Dosierung
Die Dosierung erfolgt nach der Wirkung (Verminderung des Bronchialsekretes) und ist sehr individuell.
- Bei schweren Vergiftungen erhalten Erwachsene initial 2 - 5 mg Atropinsulfat i.v.
- Kinder 0,5 - 2 mg.
- Eine Repetition erfolgt nach Wirkung und ist ggf. alle 10 - 15 Minuten erforderlich.
  Die Behandlungsdauer soll mindestens 24 Stunden betragen, um eine Nachresorption des Giftstoffes zu kompensieren.

Atropinsulfat

⇒ 254

Nebenwirkungen

Im Rahmen der anticholinergen Wirkung kommt es zu
- Pupillenerweiterung
- Akkomodationsstörungen
- Tachykardie (positiv chronotroper Effekt)
- Hautrötung
- Temperaturanstieg
- Zittern
- Zentraler Erregung.

Auxiloson®

Zusammensetzung
Eine Einzeldosis (70 mg) des Dosieraerosols enthält 0,125 mg Dexamethason-21-isonicotinat.

Indikation
- Rauchgasvergiftungen
- Inhalative Intoxikationen mit Dämpfen, Gasen und Stäuben, die ein toxisches Lungenödem auslösen können.

Toxikologie der Lungenreizstoffe
Zu den Noxen, die Lungenschäden hervorrufen können, gehören neben den Reizgasen wie Ammoniak, Chlor, Stickoxide u.a. auch Dämpfe, Nebel (Zinkchlorid), Rauch (Zinkoxid) oder Stäube. Intoxikationen mit Lungenreizstoffen sind als besonders gefährlich anzusehen, da sich ihnen nach einer Latenzphase ein toxisches Lungenödem anschließen kann, welches u.U. letal endet.
Das klinische Bild der Vergiftung ist sehr unterschiedlich. Ausmaß und Art der Schädigung hängen weniger von den spezifischen chemischen Moleküleigenschaften, sondern vielmehr von der Wasserlöslichkeit des Giftstoffes ab.

Wasserlösliche Gase - zu denen die meisten Noxen zählen - schlagen sich in der Tränenflüssigkeit und im feuchten Schleimhautbelag der oberen Atemwege nieder und gelangen so nicht über die Luftröhre in die tieferen Regionen. Die Folge sind *sofort* starke Reizungen der Augen und des oberen Atemtraktes mit folgender Symptomatik:
- Augentränen und -brennen
- Niesreiz und Sekretion
- Rachenreiz, evtl. Stimmlosigkeit durch Reizung der Stimmbänder
- Hustenreiz.

Zu diesen Stoffen zählen Ammoniak, Formaldehyd, Fluor und Acrolein. Als überschießender Schutzreflex kann ein Stimmritzenkrampf auftreten, der einen Atemstillstand zur Folge haben kann und

Auxiloson®

besonders häufig nach Ammoniakexposition auftritt.
Stoffe mit *mittlerer Wasserlöslichkeit*, wie beispielsweise Chlor, Brom, Schwefeldioxid oder Essigester, erreichen auch die Bronchien und Bronchiolen.
Auftretende Symptome sind:
- Schleimabsonderung
- Hustenreiz
- Bronchokonstriktion
- Bronchitis und Bronchopneumonie als Sekundärfolge.

Wasserunlösliche Stoffe, wie Stickstoffdioxid, Phosgen oder Cadmiumoxid, die zudem eine hohe Lipoidlöslichkeit und eine geringe Partikelgröße aufweisen, verursachen kaum Reizerscheinungen im oberen Atemtrakt. Sie werden bis in die tieferen Atemwege inhaliert und schädigen dort neben Bronchiolen und Alveolen auch die feinen Kapillaren, die die empfindlichste Stelle des Atemtraktes darstellen und mit einer exsudativen Entzündung reagieren. Dabei wird durch den Reiz die Durchlässigkeit der Kapillarwand erhöht, was einen Plasmaaustritt zur Folge hat. Die dadurch bedingte Schwellung des Alveolarepithels führt zu einer Störung der sog. Blut-Luft-Schranke. D.h. Sauerstoff wird in geringerem Maße als Kohlendioxid ausgetauscht, was einen O_2-Mangel im Hämoglobin bewirkt. Da die Atemfrequenz nicht ansteigt, bildet sich das Symptom der „grauen Cyanose". Bei jedem Atemzug entsteht nun Ödemschaum und gelangt in größere Bronchien und verlegt diese. Durch einen Anstieg des CO_2-Gehaltes im Blut und einen sinkenden O_2-Druck wird die Atmung vertieft, was wiederum den Flüssigkeitsaustritt verstärkt und so zu einem Teufelskreis führt.
Bis sich das toxische Lungenödem, bei dem sich die Alveolen oder das Lungengewebe mit seröser Flüssigkeit füllen, voll ausgebildet hat, vergeht einige Zeit. Diese klinisch stumme Latenzphase ist von der inhalierten Dosis abhängig und kann wenige Minuten bis zu mehr als 24 Stunden betragen!

Auxiloson®

Die auftretenden Symptome sind:
- Atemnot
- Schaum vor Mund und Nase
- möglicher Tod durch Ersticken, da die Lunge in der Ödemflüssigkeit regelrecht „ertrinkt".

Wirkung
- Dexamethason gehört zur Gruppe der Glucocortikoide und ist etwa 30mal stärker wirksam als das natürliche, in der Nebennierenrinde gebildete Cortisol.
- Der durch Auxiloson inhalativ verabreichte Wirkstoff hemmt den krankhaft vermehrten Flüssigkeitsaustritt aus den Blutgefäßen, indem er die pathologisch erhöhte Flüssigkeitsdurchlässigkeit herabsetzt.
- Weiterhin erhöht er die Ansprechbarkeit auf körpereigene Katecholamine wie Adrenalin in der Epithelzelle, was entscheidend ist, da beim toxischen Lungenödem die regulativen Effekte dieser Hormone auf die Gefäße gestört sind.
- Darüber hinaus wird eine direkte vasokonstriktorische Wirkung im kapillaren Bereich ausgeübt sowie eine Hemmung der Freisetzung von Histamin, Bradykinin und weiteren bronchokonstriktorisch und entzündlich wirkenden Mediatoren. Durch diese Mechanismen kann Dexamethason die Entwicklung eines toxischen Lungenödems verhindern, wenn es unmittelbar nach Exposition verabreicht wird. Prophylaxe und Therapie dieser Erkrankung müssen noch *vor* einer Analytik der freigesetzten Giftstoffe eingeleitet werden. Nur so ist eine günstige Beeinflussung von möglichen Spätfolgen denkbar.

Dosierung
- Zur Akuttherapie bei Rauchgasvergiftungen und Inhalation giftiger Gase werden dem Patienten bei fehlenden Krankheitszeichen unmittelbar nach der Exposition 5 Hübe verabreicht; weitere 5 Hübe 10 Minuten später.

Auxiloson®

⇒ 255

- Zeigt der Betroffene Symptome einer Lungenreizung (Atemnot, Husten), werden alle 10 Minuten 5 Hübe gegeben.
 Vor der Applikation wird das Dosieraerosol gut geschüttelt, um den festen Wirkstoff im Gasgemisch zu verteilen.

Nebenwirkungen
Durch die pulmonale Applikation sind systemische Wirkungen nicht vorhanden.
Lediglich in sehr hoher Dosierung ist bei Diabetikern eine Änderung der Stoffwechsellage möglich.

Kontraindikationen
Keine bei der Indikation Lungenreizstoff-Vergiftung.

Digitalis-Antidot BM®

Zusammensetzung
Eine Inj.-Flasche enthält 80 mg Digitalis-Antitoxin von Schaf (fab-Antikörperfragmente) in 192 mg Trockensubstanz.

Indikation
Lebensbedrohliche Vergiftungen mit Digitalisglykosiden.
Das vorliegende Antidot gehört sicherlich nicht zur Standardausstattung der Rettungsmittel, soll aber wegen seines interessanten Wirkmechanismus und der klinischen Bedeutung hier dennoch dargestellt werden.

Toxikologie der Digitalisglykoside
Jährlich werden etwa 1700 Patienten mit Digitalisvergiftungen auf Intensivstationen in Deutschland behandelt (Studie von 1982). Zu einer Überdosierung kann es entweder durch einen unbeabsichtigten Anstieg der Digitaliskonzentration, beispielsweise durch Interaktionen mit anderen Pharmaka bzw. zu häufiger Tabletteneinnahme, oder aber durch suizidale Absicht kommen. Auch durch den Verzehr von Pflanzenteilen von Digitalis-Arten sind letale Intoxikationen möglich. Bei schweren Glykosidvergiftungen ist die Sterblichkeit relativ hoch. Sie beträgt etwa 20 Prozent. Ursache hierfür sind nicht beherrschbare Rhythmusstörungen.

Die Symptomatik bei einer Intoxikation richtet sich nach der Menge des aufgenommenen Arzneimittels. Bei weniger gravierenden Dosierungsfehlern durch veränderte Glykosidtoleranz oder Mißverständnisse sind die Symptome weniger stark ausgeprägt als bei großen Mengen bei suizidalen oder akzidentellen Intoxikationen.
Die Vergiftungssymptome lassen sich in vier Gruppen unterteilen:

- **Gastrointestinal:**
  Appetitlosigkeit, Übelkeit, Erbrechen, Durchfall, Bauchschmerzen.

- **Neurologisch:**
  Stimmungsschwankungen, Halluzinationen, Psychosen,

Digitalis-Antidot BM®

Müdigkeit, Muskelschwäche, Schwindel, Kopfschmerz, Unruhe, Reizbarkeit, Krämpfe, zeitweiser Gedächtnisverlust.

- **Visuell:**
Lichtempfindlichkeit, Verschwommen-Sehen, Mydriasis, Doppelbilder, Farben sind verändert oder unbestimmbar, tanzende Punkte und farbige Blitze, zeitweise Rot-Grün-Blindheit.

- **Kardiologisch:**
Verlangsamung der Sinusknotentätigkeit, Änderung der Erregungsleitung im Vorhof, Hemmung der Erregungsleitung im AV-Knoten, Herzrhythmusstörungen wie Sinusbradykardie, Sinusarrhythmie, Sinusasystolie, Vorhoftachykardie mit Block, Vorhofflimmern und -flattern mit absoluter Arrhythmie,
AV Block (alle Grade), AV-Dissoziation, ventr. Tachykardie, Kammerflimmern, Asystolie u.a.
Die jeweiligen Rhythmusstörungen können sich in Sekunden abwechseln.

Bei der Einnahme größerer Mengen von Digitalisglykosiden kommt es oft im Verlauf der ersten halben Stunde zu einem zentral ausgelösten Erbrechen, welches die weitere Resorption verhindert. Der Wirkungsmechanismus der Vergiftung ist sehr komplex und geht zum einen auf direkte und indirekte Effekte an der Herzzelle zurück und zum anderen auf den Einfluß auf das vegetative Nervensystem und eine veränderte Empfindlichkeit des Herzens gegenüber Acetylcholin und Katecholaminen. Hinzu kommen die Folgen der Ionenbeeinflussung durch die Zellmembran. Durch die stärkere Hemmung der Natrium/Kalium-ATPase wird der Kaliumspiegel in der Zelle weiter erniedrigt und der Natrium- und Calciumgehalt noch stärker erhöht. Die Folge sind Herzrhythmusstörungen.
Toxische Erscheinungen treten bereits bei einer Überschreitung der therapeutischen Dosis um das 1,5-bis 3fache auf. Ausschlaggebend für die Prognose ist u. a., ob es sich um Patienten mit gesundem oder

Digitalis-Antidot BM®

vorgeschädigtem Herzen handelt, wieviel eingenommen und resorbiert wurde und ob rechtzeitig effektive Therapiemaßnahmen einsetzen.

Therapie
Ziel der Vergiftungsbehandlung sind

- **Resorptionsverminderung**
  Bei noch nicht vollständiger Resorption der Glykoside sowie bei Intoxikationen mit Digitoxin ist die Unterbrechung des enterohepatischen Kreislaufs sinnvoll. Dadurch wird eine erneute Resorption im Darm nach biliärer Ausscheidung verhindert. Dies geschieht durch die Gabe von Aktivkohle oder Colestyramin.

- **Beschleunigte Elimination**
  Wirkungslos sind die forcierte Diurese, die Peritonealdialyse und die Hämodialyse. Die Hämoperfusion wird in der Literatur kontrovers beurteilt.
  Wirksam ist ein provoziertes Erbrechen bzw. eine Magenspülung.
  Bei schweren Verlaufsformen sollte dies jedoch erst nach einer Kompensierung der Hyperkaliämie erfolgen, da andernfalls der ausgelöste Vagusreiz zu einer Asystolie führen kann.

- **Therapie der Rhythmusstörungen**
  Dies ist die wichtigste therapeutische Zielsetzung bei der Digitalisintoxikation.
  Bei bradycarden Rhythmusstörungen ist Atropin i.v. das Mittel der Wahl. Bei Rhythmusstörungen, die von der Kammer ausgehen, sind Lidocain (Xylocain®) und Phenytoin (Epanutin®, Phenhydan®) geeignet. Bei lebensbedrohlichen Rhythmusstörungen besteht die Möglichkeit der Defibrillation, bei der versucht wird, durch einen elektrischen Impuls die Herzschlagfolge zu normalisieren.
  Eine Prognose der Vergiftung ist nach klinischer Bestimmung des Serumkaliumwertes möglich. Bei Werten über 5,5 mval/l beträgt die Letalitätsrate nahezu 100 Prozent.

Digitalis-Antidot BM®

Wirkung

Bereits im Jahre 1785 schrieb ein englischer Arzt: „*Wenn die Dosen des Fingerhutes aus Unachtsamkeit zu groß aufgeschrieben, zu rasch hintereinander oder zu lange angewandt sein sollten, dürfte die Kenntnis eines Mittels, um ihre Wirkung zu unterbrechen, sehr erwünscht sein. Solch ein Mittel kann vielleicht einmal entdeckt werden.*"

Im Jahre 1983 wurde dieses Mittel in den Markt eingeführt: DIGITALIS ANTIDOT BM® (Boeringer Mannheim). Somit ist erstmals eine kausale Therapie bei schweren Vergiftungen mit Digitalisglykosiden möglich geworden.

Die Grundsubstanz für dieses Antidot ist tierischen Ursprungs. Das Globulin wird vom Schaf gewonnen. Um die immunologischen Eigenschaften beim Immunglobulin zu beseitigen und dennoch die antigenbindende Wirkung zu erhalten, wird durch enzymatische Prozesse das Globulin aufgetrennt. Man erhält so einen für die komplement-aktivierende und allergene Wirkung verantwortlichen Fc-Anteil und zwei Fab-Anteile (**F**ragments **a**ntigen **b**inding). Diese sind für die Bindung des Antigens verantwortlich. Folge dieses Prozesses sind ein rascher Wirkungseintritt, bessere Verträglichkeit und schnellere Elimination, da der Glykosid-Fab-Komplex nierengängig ist.

- Bei einer Digitalisvergiftung findet man freie Glykoside in Zelle und Extrazellulärraum in hoher Konzentration.
- Durch die Gabe des Antidotes wird die Konzentration der freien Glykoside reduziert, da diese an das Antidigoxin-Fab binden.
- Um einen Konzentrationsausgleich zu erreichen, strömt freies Glykosid aus der Zelle in den Extrazellulärraum nach, wo es wiederum an die Antikörper gebunden wird.
- Die Folge ist eine rasche und nahezu vollständige Bindung des freien Glykosids.

In der Mehrzahl aller Fälle bilden sich die Rhythmus- und Überleitungsstörungen bereits während der Infusion des Antidotes zurück.

Digitalis-Antidot BM®

Durch die Verwendung des Antidotes hat sich die Prognose der Digitalisintoxikation grundlegend verbessert.

Dosierung
Die Dosisfindung erfolgt je nach der im Körper vorhandenen Glykosidmenge. Die häufigste Dosierung liegt dabei bei 6 Injektionsflaschen.
80 mg Antidigoxin-Fab BM® binden 1 mg Digoxin, Digitoxin bzw. Derivate.

Nebenwirkungen
- Allergische Reaktionen und Sensibilisierung gegen Schaglobulin möglich.
  Vor der Anwendung erfolgt deshalb ein Intrakutan- oder Konjunktival-Test.

Kontraindikationen
- Allergie gegen Schafglobulin.

4-DMAP Köhler® ⇒ 263

Zusammensetzung
1 Ampulle 4-DMAP zu 5 ml enthält 250 mg 4-Dimethylaminophenol.

Indikation
Intoxikationen mit
- Cyaniden und
- Schwefelwasserstoff
- Rauchgase bei Kunststoffbränden.

Toxikologie der Cyanide
Cyanide hemmen eine Vielzahl von Enzymen, u. a. die für die intrazelluläre Atmung verantwortliche Zytochromoxidase, durch eine Blockierung des dreiwertigen Eisens durch Komplexbildung. Die Folge ist eine Unterbrechung der Atmungskette in den Mytochondrien und damit der Zelltod. Es liegt dabei keine Transportstörung des Sauerstoffes vor, sondern eine Störung der Verwertung (innere Erstickung). Durch eine Schädigung des Atemzentrums kann es zum Atemstillstand kommen und durch eine Minderversorgung des Herzens mit Sauerstoff zu einer Hypoxie des Herzmuskels, die eine reversible Schädigung nach sich zieht.
Die chronische Toxizität ist gekennzeichnet durch eine Schädigung der Nerven und eine herabgesetzte Aufnahme von Jod in die Schilddrüse, als deren Folge ein Jodmangel-Kropf möglich ist.

Wirkung
Ziel der Behandlung ist die Verhinderung einer weiteren Cyanidaufnahme, die Sicherung der Vitalfunktionen sowie eine rechtzeitige Antidottherapie. Eine Giftbindung mit Kohle ist wenig effektiv, eine Hämodialyse wirkungslos.
Bei der medikamentösen Therapie werden zwei Antidote miteinander kombiniert, so daß es zu einer synergistischen Wirkung kommt.
- Als erstes erfolgt die intravenöse Gabe von 4-DMAP, das im Blut zu einer Methämoglobinbildung führt. Dabei macht man sich zunutze, daß die Bindung von Cyaniden an das dreiwertige Eisen der Zytochromoxidase reversibel ist und

4-DMAP Köhler®

einer Gleichgewichtsreaktion unterliegt.
- Durch eine Erhöhung des Methämoglobins (MetHb) auf 30% steht ein Überschuß an dreiwertigem Eisen zur Verfügung, so daß das Cyanidion von der Zytochromoxidase abgekoppelt wird und sich an das Eisen des Methämoglobins anlagert. Die Menge an MetHb darf 40% nicht übersteigen.
- Sollte dennoch eine Überdosierung des Antidotes erfolgt sein, so kann durch Toluidinblau die Rückbildung zu Hämoglobin beschleunigt werden.
- Durch ein Zurverfügungstellen von Schwefel kann der körper eigene Entgiftungsmechanismus gesteigert werden. Dies geschieht unmittelbar nach der Gabe von 4-DMAP mit einer 10%igen Natriumthiosulfatlösung. Hierdurch wird genügend Schwefel für eine enzymatische Thiocyanatbildung bereitgestellt und die Giftwirkung des Methämoglobinbildners reduziert. Entscheidend für den Erfolg der Therapie ist die frühzeitige Applikation der Antidote, die noch vor der Giftentfernung (Magenspülung) erfolgt.
Ist eine Beatmung notwendig, darf diese nur mit Maske bzw. unter Intubation durchgeführt werden, um ausreichenden Schutz des Rettungsdienst-Personals zu gewährleisten!
- Um der Laktat-Acidose entgegenzuwirken, wird dem Patienten Natriumbicarbonat intravenös verabreicht.

Bei leichteren Vergiftungen kann die Gabe von 4-DMAP entfallen. Ein weitere Möglichkeit der *klinischen* Entgiftung ist jedoch die Gabe von Kobaltverbindungen, die zu einer Komplexbildung mit Cyaniden führen. Diese Therapie ist jedoch nicht unproblematisch. So ist die kobalthaltige Vorstufe von Vitamin B_{12} Hydroxocobalamin (B_{12a}) zwar untoxisch und schnell wirksam, es stehen der Verwendung in der Praxis jedoch schwerwiegende Nachteile entgegen:
Die Wirkung hält nur sehr kurz an, die Injektion muß stets frisch zubereitet werden (Zeitverlust), es besteht eine Inkompatibilität mit Natriumthiosulfat und die Substanz ist in den benötigten Mengen nahezu unerschwinglich. So benötigt man für eine Entgiftung von

4-DMAP Köhler®

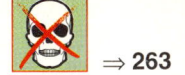

einem Gramm Blausäure 50,0 (!) Gramm Hydroxycobalamin. Die handelsüblichen Ampullen (Aquo-Cytobion®) enthalten 0,001 bis 0,005 g und sind somit sinnlos.
Eine weitere Verbindung ist Kobalt-EDTA (franz.: Kelocyanor®). Es bildet mit fünf Cyanidmolekülen einen Komplex, der renal ausgeschieden wird. Dieser Komplexbildner ist wegen seiner Eigentoxizität jedoch umstritten. Es kann bei höherer Gabe zu einer Anregung des Atemzentrums, zu einer Steigerung der Herzfrequenz und zu einer Beeinflussung des Blutdruckes führen. Es kann hingegen bei schweren Vergiftungsformen ein Therapieversuch sein.

Dosierung
- In hoher Dosierung (3 - 4 mg/kg KG) erreicht man beim Erwachsenen eine Methämoglobinbildung von 30 - 40%. Die halbmaximale Konzentration ist nach etwa einer Minute erreicht. Die Grenze zwischen Antidottherapie und Intoxikation durch das Antidot ist hierbei fließend. Bei einer Vergiftung mit Methämoglobinbildnern gilt die o.g. Konzentration bereits als behandlungsbedürftig.
Wählt man hingegen eine niedrige Konzentration (1 mg 4-DMAP/kg Kg), so tritt die Wirkung erheblich verzögert ein.
- Hohe Dosierung: 3 - 4 mg 4-DMAP/kg Kg, als einmalige Injektion und unbedingt streng i.v. (vorher Blut aspirieren!).
- Niedrige Dosierung: 1 mg 4-DMAP/kg KG
- Danach 6 - 10 Amp. (!) Natriumthiosulfat langsam i.v., keine Repetition !

Nebenwirkungen
- Bei zu rascher Injektion ist ein Blutdruckabfall möglich.
- Zyanose infolge der Methämoglobinbildung.

Bei Überdosierung gibt man Toluidinblau, 2 - 4 mg kg KG streng i.v., Repetition nach 30 Minuten möglich.
- Bei Säuglingen ist die Methämoglobin-Reduktase noch nicht voll wirksam, weshalb es hier zu einer langanhaltenden Methämoglobinämie kommen kann.

Kohle

Zusammensetzung
Eine Dose Kohle-Pulvis Köhler® enthält 10,0 g Carbo medicinalis.

Indikation
Orale Intoxikationen mit fett- und wasserlöslichen Stoffen.

Wirkung

- Medizinalkohle wird durch Verkohlung von pflanzlichen Materialien wie Lindenholz, Kokosschalen oder Moosen gewonnen. Die besteht zu 90 Prozent aus Kohlenstoff und wird durch gesättigten Wasserdampf oder Kohlendioxid aktiviert, wobei die Oberfläche der Kohlekörner von feinsten Kapillaren durchzogen wird und sie sich auf etwa 1500 m^2/g vergrößert.
- Medizinalkohle ist in der Lage, in Flüssigkeiten und Gasen gelöste Teilchen zu adsorbieren. Zwischen Adsorption und Desorption besteht ein labiles Gleichgewicht. Diese Reaktion ist bereits nach einer Minute abgelaufen. Da nach 24 - 48 Stunden der Kohle-Gift-Komplex durch pH-Wert-Änderung und andere Einflüsse in den tieferen Darmabschnitten wieder gelöst wird, muß die Passagezeit mit Hilfe von Laxantien (Natriumsulfat) reduziert werden.
- Kohle ist in der Lage, die Toxikokinetik eines Giftes zu beeinflussen. Darunter versteht man analog zur (Pharmako-)Kinetik von Arzneistoffen, die zeitliche Abhängigkeit aller Prozesse, die die biologische Verfügbarkeit eines Giftstoffes bestimmen.
  Ziel einer Resorptionsverminderung durch Kohle ist es, daß die Plasmakonzentration des Giftes möglichst unter der toxisch wirksamen Konzentration bleibt bzw. in den nicht-toxischen Bereich gesenkt wird.
- Neuere Untersuchungen zeigen, daß Kohle nicht nur in der Lage ist, nicht adsorbierte Toxine zu binden, sondern auch schon in den Darm gelangte Substanzen einer weiteren Resorption zu entziehen. D. h. bei bestimmten Giften ist

Kohle

⇒ **283**

Kohle auch dann noch wirksam, wenn sie den Magen bereits verlassen hat!
Erwiesen ist dies u.a. für das Hypnotikum Phenobarbital (Luminal®), das Antiepileptikum Carbamazepin (Tegretal®, Timonil®) sowie für das zur Chemotherapie der Lepra eingesetzte Dapson (Dapson-Fatol®).
Die Erklärung hierfür ist, daß sich das Darmepithel wie eine „Dialysemembran" verhält. Selbst bei einer Kohlegabe nach 10 Stunden wurde ein steiler Abfall der Konzentration der o.g. Arzneistoffe bewirkt.

Von Kohle *gut gebunden* werden organisch apolare Stoffe und nicht ionisierte anorganische Substanzen.

> *Nicht adsorbiert werden*
> Säuren
> Laugen
> Wasserunlösliche Stoffe
> Dissoziierte Salze

> *Schlecht adsorbiert werden*
> Borsäure
> Blausäure
> Ethanol
> DDT
> Methanol
> ß-Methyldigoxin
> Schädlingsbekämpfungsmittel

Dosierung
Kohle wird als Antidot häufig unterdosiert. Dies mag wohl u.a. an der geringen Dichte liegen. Ein Eßlöffel Kohlepulver wiegt nur 3,5 - 6 g. Gaben von 3 bis 4 Eßlöffel oder 30 Kohlecompretten bedeuten für Erwachsene eine klare Unterdosierung. In der Literatur findet man

Kohle

unterschiedliche Angaben. Sie reichen von 10 g (M. DAUNDERER) über 50 g (E. MUTSCHLER u.a.) bis hin zu 50 - 100 g (R. SEEGER). Eine Dosierung von 0,5 - 1,0 g/kg KG als Suspension, ggf. über Magensonde, erscheint sinnvoll.

Bei komatösen Patienten erfolgt alle 3 - 6 Stunden eine Repetition von 10 - 20 g über Sonde.

Nebenwirkungen
Keine.

Kontraindikationen
Bei Verätzungen mit Säuren oder Laugen sollte Kohle nicht angewandt werden, da sie zum einen keine Bindungskapazität für diese Stoffgruppe aufweist und zum anderen die weitere Diagnostik erschweren könnte. Das schwarze Pulver überzieht bei einer Applikation die Speiseröhre, so daß bei einer Oesophaguskopie eventuelle Nekrosen übersehen werden.

Interaktionen
Der pharmakodynamische Effekt anderer oral applizierter Pharmaka kann durch die Adsorptionskapazität von Kohle vermindert werden.

Narcanti®

⇒288

Zusammensetzung
Eine Ampulle zu 1 ml enthält 0,4 mg Naloxonhydrochlorid.
Eine Ampulle Narcanti pro infantibus® zu 1 ml enthält 0,04 mg.

Indikation
- Völlige oder teilweise Aufhebung opioidinduzierter, zentralnervöser Dämpfungszustände, insbesondere der Atemdepression.
Blockiert werden Effekte von natürlichen Opioiden, synthetischen Narkotika, Fentanyl, Dextropropoxyphen, Methadon sowie Pentazocin.
- Als diagnostisches Instrument und Therapie bei Verdacht auf akute Opioidintoxikation.

Toxikologie von Opioiden
Als Vergiftungsquellen kommen neben Rauschdrogen wie Opium, Morphin und Heroin, Antitussiva vom Codeintyp oder stark wirksame Analgetika mit Morphingrundstruktur in Frage (siehe Kapitel Opioid-Analgetika).
Eine Nachfrage bei einer Giftinformationszentrale ergab, daß immerhin zwei Prozent aller Anfragen akzidentelle Vergiftungen mit codeinhaltigen Hustensäften bei Kindern betreffen.
Bei einer Überdosierung mit Opioiden ergibt sich folgendes Vergiftungsbild:
- Respiratorische Insuffizienz bis hin zum Atemstillstand
- Zyanose
- Miosis
- keine Muskelreflexe
- kalte Haut, niedrige Körpertemperatur
- evtl. Koma.

Die Verengung der Pupillen sollte nicht als Leitsymptom angesehen werden, da bei einer ausgeprägten Hypoxie oder bei Mischintoxikationen mit Scopolamin eine Pupillenerweiterung eintritt.
Die atemdepressive Wirkung wird durch die Herabsetzung der Emp-

findlichkeit des Atemzentrums gegenüber der Kohlendioxidwandspannung bzw. der Wasserstoffionenkonzentration im Blut ausgelöst. Die Reizschwelle des Atemzentrums wird heraufgesetzt. Diese unerwünschte Nebenwirkung tritt bereits bei Dosierungen auf, die unterhalb der therapeutischen Dosis liegen. Ab 50 mg Morphin wird die Atemfunktion wesentlich beeinflußt, ab 150 - 200 mg ist eine tödliche Atemlähmung möglich. Hinsichtlich der Letaldosis bestehen große Unterschiede, da die Toleranzentwicklung eine große Rolle spielt. Morphinabhängige vertragen wesentlich größere Mengen als solche, die vorher die Droge nicht chronisch konsumiert haben. Interessant ist, daß Schmerzpatienten eine wesentlich größere Dosis erhalten müssen, um eine atemdepressive Wirkung zu erfahren, als solche, die schmerzfrei sind. Die Erklärung hierfür ist, daß das Symptom SCHMERZ einen Reiz auf das Atemzentrum ausübt und dieses stimuliert.

Der Beginn der Atemdepression ist eine langsame (bis zu 2 - 4mal pro Minute) und oberflächliche Atmung. Die Folge ist eine Hypoxie und damit eine periphere Zyanose. Neben dem zentralen Atemstillstand ist eine respiratorische Insuffizienz möglich. Hierbei kommt es zu Sekretstauungen in den Atemwegen infolge des erloschenen Hustenreflexes.

Wirkung
Naloxon verdrängt die Opiate kompetitiv als Antagonist von allen Opiat-Rezeptor-Subtypen und hebt alle zentralen und peripheren Effekte des Morphins auf:
- Analgesie
- Atemlähmung
- Sedierung
- Miosis und
- herabgesetzte Reflexe.

Opioide bewirken eine reduzierte Acetylcholinfreisetzung, die durch Narcanti® ebenfalls teilweise aufgehoben wird.
Bei Analgetika, die eine vom Morphin stärker abweichende Grund-

Narcanti®

struktur aufweisen, den Opioiden jedoch pharmakologisch gleichwertig sind, ist die Giftwirkung zwar durch Naloxon aufhebbar, die hierfür erforderliche Dosis ist jedoch häufig höher.
Zu dieser Substanzklasse zählen:

- Pentazocin
- Dextropropoxyphen
- Tilidin und
- Nefopam.

Da bei der akuten Alkoholintoxikation ebenfalls Opiatrezeptoren besetzt werden, untersucht man in klinischen Studien die Wirksamkeit von Narcanti®.

Dosierung
- Bei bekannter oder vermuteter Opioid-Intoxikation erhalten Erwachsene initial 0,4 - 2 mg Naloxon i.v, i.m. oder s.c. Ein starres Dosierungsschema gibt es nicht.
- Falls der erwünschte Grad der Antagonisierung und die Verbesserung der Atemfunktion nicht unmittelbar nach der ersten i.v.-Gabe erreicht wird, kann in Abständen von 2 - 3 Minuten eine Repetition erfolgen. Wenn nach der Applikation von 10 mg Wirkstoff keinerlei Wirkung beobachtet wird, sollte die Diagnose einer opioidbedingten Vergiftung in Frage gestellt werden.
  Ausnahmen hiervon können Überdosierungen mit Buprenorphin oder hohe Dosen von agonist-antagonistisch wirkenden Opioiden sein.
- Kinder erhalten 0,01 mg/kg KG, Repetitionen der gleichen Dosis sind möglich.

Nebenwirkungen
Selbst bei einer Überschreitung der Dosis um das 100fache erzeugt Naloxon weder eine Analgesie noch eine Atemdepression.

Narcanti®

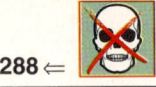

Es können hingegen auftreten
- zentralnervöse Störungen (Schwindel, Schwitzen, Tremor)
- Erbrechen
- Tachykardie
- Blutdruckanstieg und
- Auslösung von Entzugssymptomen bei bestehender Opiatabhängigkeit, sekundär damit kardiozirkulatorische Effekte.

Kontraindikationen
Risikoabschätzung bei bestehender Opiatabhängigkeit.

Inkompatibilitäten
Eine Mischung mit hochmolekularen oder alkalischen Lösungen muß vermieden werden.

Toluidinblau

⇒302

Zusammensetzung
Eine Ampulle zu 10 ml enthält 0,30 g Toloniumchlorid.

Indikation
Intoxikationen mit
- Nitraten, Nitrilen und aromatischen Aminen
- Bei Überdosierung von 4-DMAP im Rahmen der Antidottherapie bei Cyanidvergiftungen oder anderen Methämoglobinbildnern (Aniline, Chlorate etc.).

Toxikologie der Giftstoffe siehe Wirkmechanismus von 4-DMAP.

Wirkung
Toluidinblau katalysiert die Reduktion von Methämoglobin, so daß wieder ein aktiver Sauerstofftransport möglich wird. Es wird deshalb bei Intoxikationen eingesetzt, die zu einer Oxidation des Hämoglobins führen (siehe auch Antidot 4-DMAP).

Dosierung
Initial 2 - 4 mg Toluidinblau/kg KG streng und langsam i.v. (nicht zentralvenös), eine Repetition ist nach 30 Minuten möglich.

Nebenwirkungen
- Nach der Applikation kann der Eindruck entstehen, daß die durch Methämoglobinbildung ausgelöste Zyanose zunimmt. Dies ist jedoch nicht der Fall. Bei dem Wirkstoff handelt es sich um einen blauen Farbstoff, der durch die Verteilung in der Blutbahn diesen Effekt auslöst.
- Bei Überdosierung kann Erbrechen auftreten.
- Herzrhythmusstörungen.

Actylise®

Zusammensetzung:	• 1 Inj.-Flasche enthält 20 mg bzw. 50 mg t-PA
Indikation:	• Fibrinolyse bei Infarkt • Lungenembolie
Wirkung:	• physiologische Fibrinolyse • Halbwertzeit 3,5 Minuten
Dosierung:	• siehe Text
Nebenwirkungen:	• Blutungen • Apoplex • Blutdruckabfall • Tachykardie
Kontraindikationen:	• siehe Text

Actosolv® ⇒ 202

Zusammensetzung:	• 1 Inj.-Flasche enthält 25.000, 100.000 oder 600.000 I.E. humane Urokinase
Indikation:	• Lysetherapie • Lungenembolie
Wirkung:	• Direkte Fibrinolyse
Dosierung:	• siehe Text
Nebenwirkungen:	• Blutungen • Apoplex • Blutdruckabfall • Tachykardie
Kontraindikation:	• siehe Text
Dosierung:	• siehe Text
Nebenwirkungen:	• Blutungen

Adalat®

Zusammensetzung:	• 1 Kapsel enthält 10 mg Nifedipin
Indikation:	• Hypertone Krise • Angina pectoris
Wirkung:	• periphere Vasodilatation durch Calciumantagonismus
Dosierung:	• 1 - 2 Kapseln zerbeißen und schlucken, bei Hypertoner Krise evtl. zusätzlich eine Kapsel *ganz* schlucken.
Nebenwirkungen:	• Kopfschmerzen • Flush • überschießende Blutdrucksenkung • stenokardische Beschwerden (selten)
Kontraindikationen:	• Hypotonie • Schock • Gravidität • Eklampsie

Der Buchstabe gibt an, bis zu welchem Zeitraum das Präparat bei sachgemäßer Lagerung voll wirksam ist:

	1987	1988	1989	1990	1991	1992	1993	1994	1995	1996
30. Juni	B	L	R	V	Z	D	E	G	J	M
31. Dezember	C	P	S	X	T	U	F	H	K	A

Die Angabe des so verschlüsselten Verfalldatums entfällt bei den Packungen, die das offene Verfalldatum tragen.

Mindesthaltbarkeit bei sachgemäßer Lagerung: 5 Jahre.

1	2	3	4	5	6
F	F	F	F	F	Jahr des Verfalls

Adrenalin ⇒170

Zusammensetzung:
- 1 Ampulle Suprarenin® zu 1 ml enthält 1 mg Adrenalin.
- 1 Ampulle Adrenalin 1:10.000 Min-I-jet zu 10 ml enthält 1 mg Adrenalin.

Indikation:
- Schwere anaphylaktische Reaktionen
- Kardiopulmonale Reanimation

Wirkung:
- Engstellung der peripheren Gefäße (Alpha-Rezeptoren)
- Erhöhung der Herzkraft- und der Herzfrequenz ($ß_1$-Rezeptoren)
- Erweiterung der Bronchialgefäße ($ß_2$-Rezeptoren)

Dosierung:
- bei Kreislaufstillstand initial 1 mg Adrenalin i.v. (= 5-10 ml 1 : 10 verdünnt), bei Wirkungslosigkeit 3-5 mg,
- endobronchial: 2-2,5 mg Adrenalin in 5-10 ml isot. Kochsalzlsg.
- Bei Kleinkindern: 0,01-0,02 mg kg KG (!)
- 0,1 mg Adrenalin bei anaphylaktischen Reaktionen, evtl wiederholen

Nebenwirkungen:
- Tachycardie
- Gefahr von Extrasystolen

Interaktionen:
- nicht zusammen mit alkalischen Lösungen (Natriumbicarbonat) verabreichen.

Kontraindikationen:
- Tachycarde Rhythmusstörungen

Akrinor®

Zusammensetzung:	• 1 Ampulle zu 2 ml enthält 200 mg Cafedrinhydrochlorid und 10 mg Theoadrenalinhydrochlorid.
Indikation:	• Kreislaufversagen • Hypotonie
Wirkung:	• ß-Sympathomimetikum mit antihypotoner Wirkung
Dosierung:	• 1 Amp. zu 2 ml i.m. oder 1/2-1 Amp. langsam i.v., bei Schock 1-2 • Infusionsampullen. in 500 ml Trägerlösung
Nebenwirkungen:	• bei Prädisposition pectanginöse Beschwerden
Kontraindikationen:	• Mitralstenose • Engwinkelglaucom • Vorsicht bei Asthmatikern
Interaktionen:	• ß-Blocker verstärken den negativ

Alle Präparate der ASTA Pharma AG tragen ein offenes Verfalldatum.
Besondere Lagerhinweise sind auf den Packungen angegeben.

1	2	3	4	5	6
Monat der Herstellung (Zehner)	Monat der Herstellung (Einer)	Jahr der Herstellung (Einer)	F	F	F

Alupent® ⇒ 123

Zusammensetzung:
- 1 Ampulle zu 1 ml enhält 0,5 mg Orciprenalinsulfat
- 1 Ampulle zu 10 ml enthält 5 mg Orciprenalinsulfat

Indikation:
- Asthma
- Bradykardie
- Antidot bei ß-Blockerüberdosierung

Wirkung:
ß-Sympathomimetikum:
- positiv inotrop
- chronotrop
- dromotrop
- bathmotrop
- bronchospasmolytisch

Dosierung:
- 1/2 = 1 Ampulle zu 1 ml (=0,25-0,5 mg) i.v. oder
- 1 - 2 Amp. i. m. bzw. s. c.
- Perfusor: 10 - 30 µg/min

Nebenwirkung:
- Gesichtsrötung
- Tachykardien
- Blutdruckabfall

Kontraindikationen:
- Bei frischem Herzinfarkt Risikoabschätzung

Gültig ab 1.12.1988, ab diesem Datum tragen alle Packungen ein offenes Verfalldatum.

[1] Die folgenden Positionen stellen eine firmeninterne Verschlüsselung dar.

1	2	3	4	5	6
Jahr[1] der Herstellung (Einer)	F	F	F	F	

Anexate®

Zusammensetzung:	• 1 Amp. zu 5 ml enthält 0,5 mg, zu 10 ml 1,0 mg Flumazenil
Indikation:	• Vergiftungen mit Benzodiazepinen (auch als diagnostisches Instrument) • Beendigung der mit Benzodiazepinen eingeleiteten Narkose
Wirkung:	• antagonistische Verdrängung der Benzodiazepine vom Rezeptor
Dosierung:	• initial: 0,2 mg Flumazenil i.v. innerhalb von 15 Sekunden, falls nach 1 Min. keine ausreichende Wirkung eintritt, • Repetition von 0,1 mg. Ggf. bis zu einer Gesamtdosis von 1 mg wiederholbar. Da kurze Halbwertzeit (ca. 1 Std.) evtl. weitere Gaben erforderlich
Nebenwirkungen:	• Übelkeit, Erbrechen • Angstgefühl • Herzklopfen bei zu rascher Injektion • Blutdruckveränderungen • Entzugssymptome bei Benzodiazepinabhängigkeit
Kontraindikationen:	• Epilepsie, wo Benzodiazepine als Begleitmedikation eingesetzt werden • Risikoabschätzung bei eingeschränkter Leberfunktion

Anticholium® ⇒ 213

Zusammensetzung:
- 1 Amp. zu 5 ml enthält 2 mg Physiostigminsalicylat

Indikation:
Vergiftungen mit
- Atropin
- Antidepressiva, trizykl.
- Antihistaminika
- Ethanol

Wirkung:
- Reversible Cholinesterasehemmung

Dosierung:
- Erwachsene, bewußtlos: initial 5 ml (=2 mg) langsam i.v., nicht mehr als 1mg/min., ggf. Repetition 1- bis 2 mal, bis Patient erwacht bzw. Nebenwirkungen auftreten,
- Erhaltung mit Perfusor: 2 mg/h
- Kinder: Einzeldosis 0,5 mg
- Leichte Intoxikationen: Einzeldosis 1mg

Nebenwirkungen:
- Bradykardie
- Hypersalivation
- Übelkeit, Erbrechen

Kontraindikationen:
Risikoabschätzung bei:
- koronarer Herzkrankheit
- Asthma bronchiale
- Harnretention
- Diabetes

Mindesthaltbarkeit bei sachgemäßer Lagerung: 3 Jahre

Gilt ab 1.1.1986

1	2	3	4	5	6
Jahr der Herstellung (Zehner)	Jahr der Herstellung (Einer)	Herstelltag des Jahres 001-365			F

Apomorphin®

Zusammensetzung:	• 1 Amp. zu 1 ml enthält 10 mg Apomorphinhydrochlorid
Indikation:	• Auslösen von Erbrechen
Wirkung:	• Zentral wirkendes Emetikum
Dosierung:	• Als Mischspritze i.v., s.c. oder i.m: 1 Ampulle Apomorphin und 1 Amp. Novadral® (wegen Blutdruckabfall), • bei Ethanolintoxikation meist 1/2 Amp. ausreichend, • Schulkinder: 0,1 mg Apomorphin/0,2 mg Novadral® pro kg KG s.c. • Kleinkinder: 0,1 mg Apomorphin/0,3 mg Novadral® pro kg KG s.c. • Bei unstillbarem Erbrechen: Opiatantagonisten (Narcanti®)
Nebenwirkungen:	• Blutdruckabfall • Müdigkeit • Krämpfe • Atemlähmung bei Überdosierung
Kontraindikationen:	• Kreislaufinsuffizienz • Vergiftungen, bei denen Erbrechen kontraindiziert ist (Ätzmittel, Lösungsmittel, Waschmittel) • Bewußtlosigkeit

[1] **Die erste Ziffer** der Ch.-B. gibt das Halbjahr der Herstellung an. In seltenen Fällen kann eine Null vorangestellt sein.
[2] Kann ein- oder mehrstellig sein.
[3] **Die letzte Ziffer** gibt, unabhängig von der Länge der Ch.-B., das Jahr der Herstellung (Einer) an.

Galt bis 31.12.1989

1	2	3	4	5	6
Halbjahr[1] der Herstellung	F[2]	Jahr[3] der Herstellung (Einer)			

[1] **Die erste Ziffer** der Ch.-B. gibt das Halbjahr der Herstellung an. In seltenen Fällen kann eine Null vorangestellt sein.
[2] Kann ein- oder mehrstellig sein.
[3] **Die beiden letzten Ziffern** geben, unabhängig von der Länge der Ch.-B., das Jahr der Herstellung an.

Gilt ab 1.1.1990

1	2	3	4	5	6
Halbjahr[1] der Herstellung	F[2]	Jahr[3] der Herstellung (Zehner)	Jahr[3] der Herstellung (Einer)		

Arterenol®

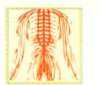

Zusammensetzung:	• 1 Amp. zu 1 ml enthält 1 mg Norepinephrin
Indikation:	• Schock • Therapieresistente Hypotonie • Antidot bei Überdosierung von Vasodilatantien
Wirkung:	• Alpha- und β_1-Sympathomimetikum mit blutdrucksteigernder und • antidiuretischer Wirkung, steigert den linksventr. enddiastolischen Druck
Dosierung:	• Initial: 1/3 Amp. (= 0,3 mg Norepinephrin) i.v. • Perfusor: 3 Amp. = (3 mg) in 50 ml NaCl mit 3-5 ml/h = 0,18 mg bis 0,30 mg/h Maximaldosis: 1,5 mg/h
Nebenwirkungen:	• Ventriculäre Rhythmusstörungen • Tachykardie • Hyperglykämie • Pectanginöse Beschwerden
Kontraindikationen:	• Hypertonie • Tachykardie • Engwinkelglaucom
Interaktionen:	• Alpha-Sympatholytika (Wirkungsumkehr) • Kombination mit Dopamin und Dopamin bei ausgeprägter Hypotonie möglich

[1] Kann ein- oder mehrstellig sein.
Wenn die Herstellung loser Ware und die Konfektionierung nicht in das gleiche Kalenderjahr fallen, werden die vor dem Jahresbuchstaben stehenden Ziffern über die Zahl der Jahreskalendertage weitergeführt.

[2] Codewort für das Herstellungsjahr:

1991	1992	1993						1990 usw.
W	A	L	D	E	N	B	U	C H
			1984	1985	1986	1987	1988	1989

Mindesthaltbarkeit bei sachgemäßer Lagerung:
5 Jahre, soweit kein Verfalldatum angegeben ist.

1	2	3	4	5	6
\multicolumn{3}{c}{Abpackungstag des Jahres 001 - 365[1]}				Jahr[2] der Herstellung (Einer)	F	F

1	2	3	4	5	6
Abpackungstag des Jahres 001 - 365[1]			Jahr[2] der Herstellung (Einer)	F	F

Aspisol®

Zusammensetzung:	• 1 Injektionsflasche enthält als Trockensubstanz 0,9 g DL-Lysinomonoacetylsalicylat = 0,5 g Acetylsalicylsäure. • 1 Amp. mit Lösungsmittel enthält 5 ml Wasser für Injektionszwecke
Indikation:	• Schmerzzustände, besonders bei koronarer Herzkrankheit • Thromboseprophylaxe
Wirkung:	• Prostaglandinhemmer mit analgetischer, antipyretischer, antiphlogistischer und thrombozytenaggregationshemmender Wirkung
Dosierung:	• 1 Injektionsflasche (0,5 g Acetylsalicylsäure) langsam i.v., bei starken Schmerzen doppelte Dosis • auch als Kurzinfusion möglich
Nebenwirkungen:	• Magenbeschwerden • Blutungen • Bei Überempfindlichkeit Bronchokonstriktion • Reye-Syndrom bei Kindern (sehr selten)
Kontraindikationen:	• Magen-Darm-Ulcera • Erhöhte Blutungsneigung • Asthma bronchiale • Gravidität (letztes Trimenon)
Interaktionen:	• Wirkungsverstärkung von gerinnungshemmenden (Marcumar®)! und • blutzuckersenkenden Arzneimitteln • Wirkungsverminderung von Diuretika (Furosemid, Spirolonacton)

Der Buchstabe gibt an, bis zu welchem Zeitraum das Präparat bei sachgemäßer Lagerung voll wirksam ist:

	1987	1988	1989	1990	1991	1992	1993	1994	1995	1996
30. Juni	B	L	R	V	Z	D	E	G	J	M
31. Dezember	C	P	S	X	T	U	F	H	K	A

Die Angabe des so verschlüsselten Verfalldatums entfällt bei den Packungen, die das offene Verfalldatum tragen.

Mindesthaltbarkeit bei sachgemäßer Lagerung: 5 Jahre.

1	2	3	4	5	6
F	F	F	F	F	Jahr des Verfalls

Atosil® ⇒ 152

Zusammensetzung:	• 1 Amp. zu 2 ml enthält 50 mg Promethazin
Indikation:	• Übelkeit, Erbrechen • Erregungszustände • zur Prämedikation
Wirkung:	• H_1-antihistaminisches Neuroleptikum mit sedativer, • antiallergischer und • antiemetischer Wirkung
Dosierung:	• 1/2 - 1 Amp. (25-50 mg Promethazin) langsam i.v., intraglutäale Injektion möglich
Nebenwirkungen:	• Sekretionsstörungen • Tachykardie • Blutdruckabfall • Dyskinesien • paradoxe Reaktionen • Gewebeschäden bei paravenöser Injektion
Kontraindikationen:	• Intoxikationen mit zentraldämpfenden Pharmaka und Alkohol
Interaktionen:	• Zentraldämpfende Pharmaka (Wirkungssteigerung) • Dormicum® (erhöhte Gefahr paradoxer Reaktionen)

Gültig ab 1.1.1984:

[2] Buchstabe gibt an, bis zu welchem Zeitraum das Präparat bei sachgemäßer Lagerung voll wirksam ist:

	1986	1987	1988	1989	1990	1991	1992	1993	1994
Juni	-	B	L	R	V	Z	D	E	G
Dezember	A	C	P	S	X	T	U	F	H

Die Angabe des so verschlüsselten Verfalldatums entfällt bei den Packungen, die das offene Verfalldatum tragen.

1	2	3	4	5	6
F	F	F	F	F	Jahr[1] der Herstellung Jahr[2] des Verfalls

Alle Produkte tragen ein offenes Verfalldatum.

Atropin

Zusammensetzung:	• a./b. Ampulle mit 0,5, 1,0 und 2,0 mg Atropinsulfat pro ml • c. Ampulle zu 10 ml mit 100 mg Atropinsulfat
Indikation:	• a. bradycarde Herzrhythmusstörungen • b. Asystolie • c. Vergiftungen mit Alkylphosphaten (Insektizide)
Wirkung:	• Parasympatholytikum, positiv chronotrop, • Hemmung von Speichel, Schleim- und Bronchialsekretion
Dosierung:	• a. 0,5 - 1,0 mg, evtl. wiederholen, Gesamtdosis 2 mg • b. 1,0 mg, ggf. Repetition nach 5 Minuten • c. initial 50 - 100 mg i.v.
Nebenwirkungen:	• Tachycardie • Pupillenerweiterung (Mydriasis)
Kontraindikationen:	• im Notfall keine • Vorsicht bei Glaukom und Herzinfarkt

Auxiloson® ⇒ 222

Zusammensetzung:
- 1 Sprüstoß des Dosieraerosols enhält 0,125 mg Dexamethason-21-nicotinat

Indikation:
- Rauchgasvergiftungen
- Inhalative Intoxikationen mit Dämpfen, Gasen und Stäuben, die ein toxisches Lungenödem auslösen können

Wirkung:
- Glucocorticoid mit antiphlogistischer und antihistaminischer Wirkung

Dosierung:
- Bei fehlender Symptomatik zur Lungenödem prophylaxe: initial 5 Hübe, Repetition nach 10 Minuten,
- bei Symptomatik: alle 10 Minuten 5 Hübe

Gültig ab 1.1.1988

Bei den ab 1.1.1988 gefertigten Präparaten ist das Verfalldatum offen deklariert.

1	2	3	4	5	6
Jahr der Herstellung (Einer)	F	F	F	F	F

Berotec®

Zusammensetzung:	• 1 Sprühstoß enthält 0,2 mg Fenoterolhydromromid
Indikation:	• Asthma bronchiale
Wirkung:	• broncholytisch wirkendes β_2-Sympathomimetikum
Dosierung:	• 1 Sprühstoß des Dosieraerosols, ggf. nach 5 Minuten Repetition
Nebenwirkungen:	• Unruhe, Fingerzittern, • in hoher Dosierung bzw. i.v.: Tachykardie • Tokolyse
Kontraindikationen:	• Risikoabschätzung kurz vor der Geburt (wehenhemmende Wirkung)

Gültig ab 1.12.1988, ab diesem Datum tragen alle Packungen ein offenes Verfalldatum.

[1] Die folgenden Positionen stellen eine firmeninterne Verschlüsselung dar.

1	2	3	4	5	6
Jahr[1] der Herstellung (Einer)	F	F	F	F	

Brevibloc® ⇒ 127

Zusammensetzung:
- 10 ml Infusionslösung enthalten 100 mg Esmololhydrochlorid
- 10 ml Infusionslösungskonzentrat 2,5 g Esmololhydrochlorid

Indikation:
- Supraventriculäre Tachykardien (außer Reentry-Mechanismen)
- Lungenödem als Folge einer Tachykardie in Verbindung mit einer Mitralstenose
- Therapiebedürftige, nichtkompensatorische Sinustachykardie
- Hypertensive Krise
- Hyperkinetisches Herzsyndrom

Wirkung:
- ß-Blocker mit vorwiegender Wirkung auf kardiale ß-1-Rezeptoren, negativ chronotrop, dromotrop, bathmotrop und inotrop, antihypertensiv

Dosierung:
- Initial 500 µg/kg KG/min, Repetition der gleichen Dosis nach vier Minuten wenn kein Erfolg
- Erhaltungsdosis 100 µg, maximal 200 µg

Nebenwirkungen:
- Bronchospasmus
- Blutdruckabfall
- AV-Block (selten)
- Übelkeit, Erbrechen
- Anstieg der Herzfrequenz nach Infusionsende

Kontraindikationen:
- Bradykardie

Risikoabschätzung bei:
- Asthma bronchiale
- kompensatorischer Herzinsuffizienz
- Diabetes

Interaktionen:
- Verstärkung der antihypertensiven Wirkung durch Antihypertensiva, Narkotika, Psychopharmaka
- Erhöhte Bradycardiegefahr durch Clonidin, Herzglykosiden, Fentanyl
- Verstärkung der kardiodepressiven Wirkung durch Calciumantagonisten,
- Verlängerte neuromuskuläre Blockade mit Succinylcholin
- Erhöhte Esmololspiegel durch Morphin

Buscopan®

Zusammensetzung:	• 1 Amp. zu 1 ml enthält 20 mg, • 1 Stechflasche zu 10 ml 200 mg Butylscopolaminiumbromid
Indikation:	• Krämpfe bei Erkrankungen des Gallenganges und des Darmes Harnleiterkoliken
Wirkung:	• Parasympatholytisch wirkendes Spasmolytikum
Dosierung:	• 1 ml (= 20 mg Wirkstoff) langsam i.v. oder s.c., Kinder 1/4 Amp.
Nebenwirkungen:	• Tachykardie • Verkürzung der artrioventr. Überleitung • Augeninnendruckerhöhung beim Engwinkelglaucom • Mydriasis, Akkomodationsstörungen • Mundtrockenheit • Hemmung der Schweißsekretion, Wärmestau • Miktionsbeschwerden
Kontraindikationen:	• Tachyarrhythmien • Engwinkelglaucom • Prostataadenom mit Restharnbildung • Stenosen im Magen-Darm-Trakt
Interaktionen:	• Verstärkung der anticholinergen Wirkung von Antihistaminika, Pethidin, Phenothiazinen • Tachykarde Wirkung von ß-Sympathomimetika wird erhöht • Additive spasmolytische Wirkung mit Novalgin® und Nitrolingual®

Gültig ab 1.12.1988, ab diesem Datum tragen alle Packungen ein offenes Verfalldatum.

[1] Die folgenden Positionen stellen eine firmeninterne Verschlüsselung dar.

1	2	3	4	5	6
Jahr[1] der Herstellung (Einer)	F	F	F	F	

Calcium 10%

Zusammensetzung:	• 1 Amp. zu 10 ml enthält 4,5 mval Calciumgluconat
Indikation:	• Flußsäureverätzungen • Intoxikationen mit Fluoriden und Oxalaten • Hypocalcämie (Ca-Mangel-Tetanie) • Allergische Reaktionen ? • Elektromechanische Entkoppelung ? • Herz-Kreislauf-Stillstand ??
Wirkung:	• Antiphlogistische, gefäßabdichtende und zellmembranstabilisierende Wirkung, • Steigerung der Ventrikelerregbarkeit und der Schlagkraft des Myokards
Dosierung:	• 1 Amp. zu 10 ml langsam i.v. Bei Flußsäureverätzungen betroffenes Gebiet umspritzen
Nebenwirkungen:	Bei zu rascher Applikation • Wärmegefühl • Übelkeit • Blutdruckabfall • Ventrikuläre Rhythmusstörungen bis hin zur Asystolie
Kontraindikationen:	• Digitalisierung
Interaktionen:	• Herzglykoside (Wirkungsverstärkung)
Inkompatibilitäten:	• Natriumbicarbonatlsg. (Wirkungsverlust)

Catapresan®

Zusammensetzung:	• 1 Ampulle zu 1 ml enthält 0,15 mg Clonidin
Indikation:	• Hypertensive Krise • Opiatentzug • Delirium Tremens
Wirkung:	• Blutdrucksenkung durch zentrale $Alpha_2$-Rezeptor-Stimulation sowie • anxiolytische und • zentraldämpfende Wirkungen
Dosierung:	• Hypertensive Krise: 0,5 - 1 Ampulle 1:10 mit NaCl-Lsg verdünnt langsam über 5-10 min i.v., ggf. wiederholen oder unverdünnt s.c. bzw. i.m. • Oral: 1 Tablette mit 0,150 mg initial, ggf. wiederholen • Perfusor: 3 Amp. auf 50 ml NaCl: 1-5 ml/h = 9-45 µg/h • Alkoholentzug: 4-5 µg/kg KG oral
Nebenwirkungen:	• initialer Blutdruckanstieg (parenterale Gabe) • Sedierung • Bradycardie • Mundtrockenheit
Kontraindikationen:	• Vorsicht bei Bradycardie • AV-Überleitungsstörungen

[1] Die folgenden Positionen stellen eine firmeninterne Verschlüsselung dar.

Gültig ab 1.12.1988, ab diesem Datum tragen alle Packungen ein offenes Verfalldatum.

1	2	3	4	5	6
Jahr[1] der Herstellung (Einer)	F	F	F	F	

Chloraldurat® ⇒ 156

Zusammensetzung:
- Eine Rectiole enthält 0,6 g Chloralhydrat in Erdnußöl

Indikation:
- Akute und chronische Krampfzustände im Kindesalter
- Sedierung bei Kleinkindern

Wirkung:
- Zentral dämpfendes Hypnotikum mit krampflösenden Eigenschaften

Dosierung:
- Säuglinge erhalten 1/2 bis 1 Rectiole,
- Kleinkinder 1-2 Rectiolen und
- Schulkinder 2-3 Rectiolen rectal appliziert.

Nebenwirkungen:
- Schwindel
- paradoxe Erregung
- Überempfindlichkeitsreaktionen

Kontraindikationen:
- Schwere Leber- und Nierenfunktionsstörungen
- Dekompensierte Herz- und Kreislaufinsuffizienz

Dipidolor® (BtM)

Zusammensetzung:
- 1 Ampulle zu 2 ml enthält 15 mg Piritramid

Indikation:
- starke Schmerzzustände

Wirkung:
- Opioid-Analgetikum mit zentral schmerzhemmender und stark sedierender Wirkung
- Morphinäquivalente Wirkstärke: 0,7

Dosierung:
- 1/2 - 1 Amp. (7,5 - 15 mg Piritramid) i..v. bzw. 15 - 30 mg i.m.,
- Repetition nach 6 Stunden

Nebenwirkungen:
- Atemdepression
- Initialer Blutdruckanstieg
- Miosis
- Bradykardie
- Übelkeit
- Hypotonie

Kontraindikationen:
- Krankheitszustände, bei denen eine Dämpfung des Atemzentrums vermieden werden muß
- Erhöhter Hirndruck

[1] A = Januar, B = Februar usw.

1	2	3	4	5	6	7	8	9
Jahr der Herstellung (Zehner)	Jahr der Herstellung (Einer)	Monat[1] der Herstellung	Tag des Monats der Herstellung (Zehner)	Tag des Monats der Herstellung (Einer)	F	F	F	

4-DMAP ⇒ 231

Zusammensetzung:
- 1 Amp. zu 5ml enthält 250 mg 4-Dimethylaminophenol

Indikation:
- Vergiftungen mit Blausäure und Schwefelwasserstoff

Wirkung:
- Methämoglobinbildung und damit Bindung von Cyanidionen

Dosierung:
- 3-4 mg/kg KG i.v. oder niedriger.
- Cave: keine Repetition! Kombination mit Natriumthiosulfat (50-100 mg/kg KG i.v.)
- Bei Überdosierung: Toluidinblau i.v.

Mindesthaltbarkeit bei sachgemäßer Lagerung:
Amp. = 5 Jahre
Fertigspritze = 3 Jahre

Gilt ab 1.1.1986

1	2	3	4	5	6
Jahr der Herstellung (Zehner)	Jahr der Herstellung (Einer)	\multicolumn{3}{c}{Herstelltag des Jahres 001-365}			F

Dobutrex®

Zusammensetzung:
- 1 Injektionsflasche enthält 250 mg Dobutamin als Trockensubstanz

Indikation:
- kardiogener Schock
- Herzversagen
- Herzinsuffizienz

Wirkung:
- $ß_1$-Sympathomimetikum mit positiv inotroper Wirkung
- chronotrope Wirkung dosisabhängig
- Senkung des Pulmonalkapillardruckes

Dosierung:
- 2,5 - 10 µg/kg/min (nach Auswirkung titrieren)
- Perfusor: 1 Amp. in 50 ml Lösung (1ml = 5 mg Dobutamin)
- Infusomat: 1 Amp. in 250 ml Lösung

Nebenwirkungen:
- Anstieg der Herzfrequenz (5-10 Schläge/min) und
- des Blutdruckes (10-20 mm Hg) Extrasystolie
- vereinzelt Übelkeit und pectanginöse Beschwerden

Kontraindikationen:
- Tachycarde Arrhythmien
- Volumenmangel (evtl. vor der Gabe ausgleichen)

Dopamin ⇒ 100

Zusammensetzung:
1 Amp. Dopamin Giulini® zu 5 ml
enthält 50 mg Dopamin
1 Amp. Dopamin Giulini® 200 zu 10 ml
enthält 200 mg (!) Dopamin
1 Amp. Dopamin Giulini® 250 zu 50 ml
enthält 250 mg Dopamin
1 Amp. Dopamin Giulini® 500 zu 50 ml
enthält 500 mg Dopamin

Indikation:
- Kardiogener u. septischer Schock
- Herzversagen
- Nierenversagen beim Schock
- drohendes Nierenversagen z. B. bei PEEP-Beatmung
- schwere Hypotension
- sinnvoll bei Herzinsuffizienz

Wirkung:
diuretisch durch Wirkung am Dopaminrezeptor
- Positiv chronotrop, inotrop
- Verengung der peripheren Gefäße durch Anregung der Alpha-Rezeptoren (Wirkungen dosisabhängig)

Dosierung:
Nephrologische Indikation: 2-3 µg/kg KG/Min.
Kardiologische Indikation: 10 µg/kg KG/Min.
Septischer Schock: 20 µg/kg KG/Min.

Nebenwirkungen:
- Tachykardie • Herzrhythmusstörungen
- Angina pectoris

Kontraindikationen:
- Tachyarrhythmie • Vorsicht bei Ulcusblutungen

Interaktionen:
- Kombination mit Dobutrex® günstig (Dosisreduktion)
- Kombination mit Nitroglycerin günstig, da Senkung des pulmonalen Widerstandes
- Kombination mit Furosemid zur Steigerung des diuretischen Effektes
cave: Dosisreduktion bei gleichzeitiger Gabe von MAO-Hemmern

Inkompatibilitäten:
- Inaktivierung durch alkalische Lösungen

Dolantin® (BtM)

Zusammensetzung:	• 1 ml Injektionslösung enthält 50 mg Pethidinhydrochlorid
Indikation:	• schwere Schmerzzustände
Wirkung:	• Opioid-Analgetikum mit zentral schmerzhemmender und sedierender Wirkung. • Morphinäquivalente Wirkstärke: 0,1-0,2.
Dosierung:	• 50-100 mg = 1-2 ml in Glucose oder NaCl-lsg. langsam i.v. i.m. oder s.c.: 0,5-3 ml.
Nebenwirkungen:	• Bradycardie oder Tachycardie bei rascher Applikation • Hypotonie • Bronchospasmus • Übelkeit • Allergische Reaktionen
Kontraindikationen:	• Krankheitszustände, bei denen eine Dämpfung des Atemzentrums vermieden werden muß • Erhöhter Hirndruck
Interaktionen:	• Buprenorphin und Pentazocin schwächen die Wirkung von Dolantin® ab.
Inkompatibilitäten:	• Unverträglich mit alkalischen Infusionslösungen

[1] Kann ein- oder mehrstellig sein.
Wenn die Herstellung loser Ware und die Konfektionierung nicht in das gleiche Kalenderjahr fallen, werden die vor dem Jahresbuchstaben stehenden Ziffern über die Zahl der Jahreskalendertage weitergeführt.

[2] Codewort für das Herstellungsjahr:

1991 1992 1993   1990 usw.
  W A L D E N B U C H
              1984 1985 1986 1987 1988 1989

Mindesthaltbarkeit bei sachgemäßer Lagerung:
5 Jahre, soweit kein Verfalldatum angegeben ist.

1	2	3	4	5	6	7
Abpackungstag des Jahres 001 - 365[1]			Jahr[2] der Herstellung (Einer)	F	F	F

Dormicum® ⇒158

Zusammensetzung:	• 1 Amp. enthält 5 mg Midazolam
Indikation:	• Krampfanfälle (Status epilepticus) • Narkoseeinleitung (auch in Kombination)
Wirkung:	• Benzodiazepin mit sedierender, anxiolytischer, antikonvulsiver und muskelrelaxierender Wirkung
Dosierung:	• *Prämedikation:* Erwachsenen 0,7-1,5 ml i.v. (= 0,05-0,1 mg/kg KG) • Zur Krampfunterbrechung bei *Status epilepticus* gibt man 3 ml (0,2 mg/kg KG) langsam i.v. bzw. i.m., ggf. ist eine Dosisreduktion (Kinder und ältere Patienten) oder Steigerung der Dosis erforderlich.
Nebenwirkungen:	• Blutdruckabfall (gering) • Atemdepression • ZNS-Störungen und paradoxe Wirkung
Interaktionen:	• zentraldämpfende Medikamente (Wirkungsverstärkung)

[1] Codewort für das Herstellungs- und Verfalljahr (gültig seit 1969):

```
E    P    U    B    L    I    C    K    R    O    X    S    A    N    T
1966 1967 1968 1969 1970 1971 1972 1973 1974 1975 1976 1977 1978 1979 1980
1981 1982 1983 1984 1985 1986 1987 1988 1989 1990 1991 1992 1993 1994 1995
```

[2] 6 = 1. Quartal
7 = 2. Quartal
8 = 3. Quartal
9 = 4. Quartal

[3] Stelle zur Zeit nicht besetzt, erscheint in der Chargenbezeichnung als Freiraum.

1	2	3	4	5	6	7	8	9
Ort der Herstellung (Grenzach=G)	F	F	F	Jahr[1] der Herstellung	Quartal[1] des Verfalls	F	[3]	Jahr[1] des Verfalls

Ebrantil®

Zusammensetzung:	• 1 Ampulle zu 5 ml enthält 25 mg Urapidil • 1 Ampulle zu 10 ml enthält 50 mg Urapidil
Indikation:	• Hypertone Krise
Wirkung:	• periphere Gefäßerweiterung durch Sympatholyse an Alpha-1-Rezeptoren, • zentrale Minderung des Sympathikustonus
Dosierung:	• Bolusinjektion 25 mg, • Blutdruckstabilisierung durch Tropfinfusion: 250 mg Urapidil in 500 ml Trägerlösung, 2 mg/min • Erhaltungsdosis 9 mg/h.
Nebenwirkungen:	• Kopfschmerzen • pectanginöse Beschwerden • Tachycardie (selten)
Kontraindikationen:	• Aortenisthmusstenose • bei Gravidität Risikoabschätzung

Mindesthaltbarkeit bei sachgemäßer Lagerung: 5 Jahre

1	2	3	4	5	6
Quartal der Herstellung	Jahr der Herstellung (Zehner)	Jahr der Herstellung (Einer)	F	F	F

Effortil® ⇒ 111

Zusammensetzung:	• 1 Amp. zu 1 ml enthält 10 mg, eine Infusionsampulle zu 5 ml 50 mg Etilefrinhydrochlorid
Indikation:	• Hypotone Kreislaufregulationsstörungen
Wirkung:	• ß-Sympathomimetikum. Blutdruckanstieg durch Senkung des periph. Widerstandes und arterielle Vasokonstriktion
Dosierung:	• Infusion: 6 µg/kg KG/min (= 2 Amp zu 1 ml/h). • Injektion: 1 Amp. zu 1 ml langsam i.v. (i.m.- und s.c.-Injektion möglich)
Nebenwirkungen:	• Tachykardie • Arrhythmien • Angina-pectoris-artige Beschwerden (bei hoher Dosierung)
Kontraindikationen:	• Engwinkelglaucom • Hypothyreose • dekompensierte Herzerkrankungen • Risikoabschätzung in der Schwangerschaft

[1] Die folgenden Positionen stellen eine firmeninterne Verschlüsselung dar.

Gültig ab 1.12.1988, ab diesem Datum tragen alle Packungen ein offenes Verfalldatum.

1	2	3	4	5	6
Jahr[1] der Herstellung (Einer)	F	F	F	F	

Eminase®

Zusammensetzung:	• 1 Inj.-Flasche enthält 30 I.E. Anistreplase
Indikation:	• Lyse bei Infarkt
Wirkung:	• enzymatische Fibrinolyse
Dosierung:	• 30 I.E. (1 E. = 1 mg Wirkstoff) in 5 Minuten, vorher 40 mg Dexamethason, danach Heparinisierung
Nebenwirkungen:	• Blutungen • Flush • Apoplex • Blutdruckabfall • Tachykardie • Allergische Reaktionen
Kontraindikationen:	• siehe Text

Euphyllin® ⇒ 192

Zusammensetzung:	• 1 Amp. zu 2 ml enthält 0,12 g, zu 10 ml 0,24 g Theophyllin-Äthylendiamin
Indikation:	• Obstruktive Atemwegserkrankungen wie Asthma, Status asthmaticus und Lungenemphysem • Akute Rechtsherzinsuffizienz
Wirkung:	• Bronchodilatation mit Herabsetzung des Atemwegswiderstandes, • Hemmung der Mediatorfreisetzung, • Anregung der mucoziliaren Clearance • Positiv chronotrope und inotrope Effekte • Diuretische Wirkung
Dosierung:	• Individuelle Gabe erforderlich! • Initial: 1 Amp. zu 0,24 g langsam i.v. • Perfusor: 0,72 auf 50 ml NaCl-Lsg. mit 4-6 ml/h. • Erhaltungsdosis: 0,6 mg/kg KG/h Applikation der Ampullenlösung auch oral oder durch den Tubus möglich.
Nebenwirkungen:	• Tachykardie • Unruhe, Übelkeit • Blutdruckabfall • Allergische Reaktionen (Hilfsstoff)
Kontraindikationen:	• Epilepsie • Tachykardie • Kardiogener Schock
Interaktionen:	• Sympathomimetika (Wirkungsverstärkung, teilweise erwünscht, Gefahr von Rhythmusstörungen größer) • ß-Blocker (Aufhebung der Wirkung)
Inkompatibilitäten:	• Glucose- und Fructose-Infusionslösungen

Mindesthaltbarkeit bei sachgemäßer Lagerung: 3 Jahre

1	2	3	4	5	6
Quartal der Herstellung	Jahr der Herstellung (Zehner)	Jahr der Herstellung (Einer)	F	F	F

Fentanyl® (BtM)

Zusammensetzung:	• 1 Amp. zu 2 ml enthält 0,1 mg, • 1 Amp. zu 10 ml 0,5 mg Fentanyl-Base
Indikation:	• Schwere Schmerzzustände • Neuroleptanalgesie
Wirkung:	• Opioid-Analgetikum (Partialagonist) mit zentral schmerzhemmender und sedierender Wirkung • Morphinäquivalente Wirkstärke: 100 - 300
Dosierung:	• Anästhesie: Initial 5,0 µg/kg KG • Analgesie: bis zu 1,5 µg/kg KG i.v.
Nebenwirkungen:	• Ausgeprägte Atemdepression • Miosis • Bradykardie • Übelkeit • Hypotonie (besonders bei Hypovolämie und Hypokapnie)
Kontraindikationen:	• Krankheitszustände, bei denen eine Dämpfung des Atemzentrums vermieden werden muß

[1] A = Januar, B = Februar usw.

1	2	3	4	5	6	7	8	9
Jahr der Herstellung (Zehner)	Jahr der Herstellung (Einer)	Monat[1] der Herstellung	Tag des Monats der Herstellung (Zehner)	Tag des Monats der Herstellung (Einer)	F	F	F	

Fortecortin®

Zusammensetzung:	• 1 Amp. zu 5 ml enthält 40 mg, zu 10 ml 100 mg Dexamethasonphosphat
Indikation:	• Allergische Reaktionen (nach der Gabe von Adrenalin) • Status asthmaticus • Hirnödemprophylaxe • Postreanimationsphase ?
Wirkung:	• Glukokortikoid mit antiphlogistischen, zellmembranstabilisierenden und bronchodilatorischen Eigenschaften, • keine mineralocortikoide Wirkung
Dosierung:	• Status asthmaticus und leichte allergische Reaktionen: 40 mg i.v. • Hirnödemprophylaxe und schwere allergische Reaktionen: 100 mg i. v. • Wirkungseintritt: 1-2 Stunden nach i.v. Applikation
Nebenwirkungen:	• Bei einmaliger Gabe keine außer Venenreizung bei zu schneller Applikation
Kontraindikationen:	• Im Notfall keine

[1]
M = 1964	G = 1972	U = 1980
U = 1965	H = 1973	P = 1981
P = 1966	D = 1974	K = 1982
W = 1967	B = 1975	G = 1983
J = 1968	S = 1976	H = 1984
E = 1969	Z = 1977	D = 1985
A = 1970	M = 1978	
K = 1971	A = 1979	

[2] Kann ein- oder mehrstellig sein.

Mindesthaltbarkeit bei sachgemäßer Lagerung: 5 Jahre

1	2	3	4	5	6
Jahr[1] **der Herstellung**	Abpackungstag des Jahres 001-365			F[2]	

Fortral® (BtM)

Zusammensetzung:	• 1 Amp. zu 2 ml enthält 30 mg Pentazocin
Indikation:	• Schwere Schmerzzustände
Wirkung:	• Opioid-Analgetikum mit zentral schmerzhemmender und gering sedierender Wirkung, gemischter Agonist-Antagonist • Morphinäquivalente Wirkstärke: 0,3
Dosierung:	• 1 Amp. (= 30 mg Pentazocin) i.v., in Ausnahmefällen s.c. bzw. i.m. (cave: Herzinfarkt) • Repetition nach 3-4 Stunden
Nebenwirkungen:	• Sedierung • Atemdepression • Blutdrucksteigerung • Herzfrequenzsteigerung • Anstieg des Pulmonalarteriendruckes
Kontraindikationen:	• Bei kardialen und pulmonalen Notfällen Risikoabschätzung
Interaktionen:	• Da antagonistische Eigenschaften: Abschwächung der Wirkung von Opioid-Agonisten
Inkompatibilitäten:	• Bicarbonatlsg. • Diazepam (Valium®) • Barbiturate (Trapanal®) • Aminophyllin • Furosemid (Lasix®)

[1])

A	B	C	D	E	F	H	J	K	L	N	O
Jan.	Febr.	März	April	Mai	Juni	Juli	Aug.	Sept.	Okt.	Nov.	Dez
65	66	67	68	69	70	71	72	73	74	75	76
P	R	S	T	U	X	Y	Z	A	B		
77	78	79	80	81	82	83	84	85	86		

Mindesthaltbarkeit bei sachgemäßer Lagerung: 5 Jahre

1	2	3	4	5	6
Jahr[1]) der Herstellung (Einer)	Monat[1]) der Herstellung	F	F	F	F

Gilurytmal® ⇒ 131

Zusammensetzung:
- 1 Amp. zu 2 oder 10 ml enthält 50 mg Ajmalin

Indikation:
- Ventriculäre und supraventriculäre Extrasystolie
- Tachycardie
- WPW-Syndrom (auch differentialdiagnostisch)

Wirkung:
- Antiarrhythmikum, das u.a. den schnellen depolarisierenden Natriumeinstrom verhindert und das Aktionspotential verlängert

Dosierung:
- 1 Ampulle zu 10 ml langsam i.v. (> 5 min.) unter EKG-Kontrolle
- *Perfusor:* 1 mg/kg/KG/Std. mit 30 ml Trägerlösung (=10 mg/ml)
  Dosisreduktion bei dekomp. Herzinsuffizienz und eingeschränkter Leberfunktion: 10 - 30 mg/h

Nebenwirkungen:
- Bradycardie
- Blutdruckabfall
- Herzinsuffizienz
- AV-Block

Kontraindikationen:
- Bradycardie
- Tachycardie mit Herzdekompensation (außer Myokardinfarkt)

Glucose 10 %

Zusammensetzung:	• 1 Amp. zu 10 ml enthält 4 g Glucose
Indikation:	• Hypoglykämie
Wirkung:	• Steigerung der Blutglucosekonzentration
Dosierung:	• 1-3 Amp. initial, Repetition nach BZ und Wirkung
Nebenwirkungen:	• Venenreizung (nur zur laufenden Infusion applizieren)
Kontraindikationen:	• Hyperglykämie

HAES-steril® 6%

Zusammensetzung:
- 500 ml enthalten 6% Hydroxyäthylstärke in NaCl 0,9%

Indikation:
- Blutverlust
- Volumenmangelschock

Wirkung:
- Kolloidales Volumenersatzmittel,
- Förderung der Mikrozirkulation

Dosierung:
- nach Wirkung und Volumenverlust initial maximal 20 ml/kg KG/h
- Plasmahalbwertzeit 4-6 Stunden

Nebenwirkungen:
- Verlängerte Blutungszeit
- anaphylaktische Reaktionen

Kontraindikationen:
- dekompensierte Herzinsuffizienz
- schwere Blutgerinnungsstörungen
- ausgeprägte Niereninssuffizienz

[1] A = 1976, B = 1977...N = 1988, P = 1989.
[2] A = Januar, B = Februar usw.

1	2	3	4	5	6	7
Jahr[1] der Herstellung	Monat[2] der Herstellung	F[3]	F	F	F	F

Haldol®

Zusammensetzung:	• 1 Amp. zu 1 ml enthält 5 mg Haloperidol
Indikation:	• Unruhezustände • Psychosen • Hyperkinesien
Wirkung:	• Neuroleptikum mit starker antipsychotischer, • starker antiemetischer und gering sedierender Wirkung
Dosierung:	• 1 Amp. langsam i.v.
Nebenwirkungen:	• Dyskinesien • Mundtrockenheit • Erhöhung der Krampfbereitschaft • Blutdruckabfall
Kontraindikationen:	• Epilepsie
Interaktionen:	• Antihypertonika, zentraldämpfende Pharmaka: Wirkungsverstärkung • Adrenalin: paradoxe Hypotonie

[1] A = Januar, B = Februar usw.

1	2	3	4	5	6	7	8	9
Jahr der Herstellung (Zehner)	Jahr der Herstellung (Einer)	Monat[1] der Herstellung	Tag des Monats der Herstellung (Zehner)	Tag des Monats der Herstellung (Einer)	F	F	F	

Hypnomidate® ⇒ 77

Zusammensetzung:	• 1 Amp. zu 10 ml enthält 20 mg Etomidat
Indikation:	• Narkose bei Kardioversion, Intubation • Therapieresistenter Status epilepticus
Wirkung:	• Kurznarkotikum mit Wirkung auf die Formatio reticularis mit • antikonvulsivem Effekt, • keine analgetische Komponente
Dosierung:	• Initial: 0,2-0,3 mg/kg KG, • Repetition: 0,1 mg/kg KG, • Maximaldosis 80 mg
Nebenwirkungen:	• Injektionsschmerz • Unfreiwillige Muskelbewegungen, • Myoklonien • Erniedrigung des Kortisolspiegels • kurzer Atemstillstand, besonders bei älteren Patienten
Kontraindikationen:	Keine
Interaktionen:	• Fentanyl: längere Aufwachphase • Antihypertensiva: Wirkungsverstärkung
Inkompatibilitäten:	Bei gleichzeitiger Applikation mit • Barbituraten • Benzodiazepinen • Furosemid und • Katecholaminen kann es zu Ausfällungen kommen.

[1] A = Januar, B = Februar usw.

1	2	3	4	5	6	7	8	9
Jahr der Herstellung (Zehner)	Jahr der Herstellung (Einer)	Monat[1] der Herstellung	Tag des Monats der Herstellung (Zehner)	Tag des Monats der Herstellung (Einer)	F	F	F	

Isoket®

Zusammensetzung:	• 1 Amp. zu 10 ml enthält 10 mg Isosorbiddinitrat, bzw. 25 mg in 50 ml Lösung bei der 0,05%igen Zubereitung. • Ein Sprühstoß des Dosier-Aerosols enthält 1,25 mg Wirkstoff
Indikation:	• Myokardinfarkt und/oder Linksherzinsuffizienz • Angina pectoris • kardiales Lungenödem
Wirkung:	• vasodilatierendes Nitrat. • Durch Vorlastsenkung Herabsetzung des Sauerstoffbedarfs
Dosierung:	• 0,1%ige Lösung nur als Dauerinfusion, • 0,05%ige Lsg. auch über Infusionspumpe. Initial 2 mg/h, bis auf 7-10 mg/h langsam ansteigend (Herz-Kreislauf-Kontrolle !). • Spray: 1-3 Hübe inhalativ
Nebenwirkungen:	• Orthostatische Hypotension (gelegentlich) • Kollapszustände (selten) • Gesichtsrötungen, Wärmegefühl • Verstärkung der pectanginösen Beschwerden (selten)
Kontraindikationen:	• kardiogener Schock • schwere Hypotonie

Die Herstellung erfolgt nur noch mit offenem Verfalldatum.

1	2	3	4	5	6
Monat der Herstellung (Zehner)	Monat der Herstellung (Einer)	Jahr der Herstellung (Einer)	F	F	

Isoptin® ⇒ 139

Zusammensetzung:	• 1 Amp. zu 2 ml enthält 5 mg • eine Infusionsampulle zu 20 ml 50 mg Verapamil
Indikation:	• Supraventrikuläre Tachykardien • Vorhofflimmern und -flattern • supraventrikuläre Extrasystolie und ventrikuläre Extrasystolen, soweit sie durch eine Myokardischämie hervorgerufen wurden. • Hypertone Krise und spastische Formen der Angina pectoris.
Wirkung:	• Calciumantagonist mit vasodilatatorischer und antiarrhythmischer Wirkung.
Dosierung:	• 1 Amp. zu 5 mg langsam i.v. • Repetition evtl. nach 15 Minuten • Perfusor: 100 mg (2 Amp. a 20 ml) auf 50 ml NaCl 2-4 ml/h, maximal 5 ml/h, 100 mg/Tag
Nebenwirkungen:	• Hypotension • Bradycardie • Herzinsuffizienz • AV-Block
Kontraindikationen:	• AV-Block III° • kardiogener Schock, • ausgeprägte Hypotonie und Bradycardie • sowie WPW-Syndrom
Interaktionen:	• Digoxin (Erhöhung des Glykosidspiegels) • ß-Blocker (Verstärkung der kardiodepressorischen Wirkung)
Inkompatibilitäten:	Nicht mit alkalischen Infusionslösungen mischen, da Wirkstoffausfällung.

[1] A = 1. Herstellungshalbjahr der Jahre von 1980 bis 1989
B = 2. Herstellungshalbjahr der Jahre von 1980 bis 1989

Chargenschlüssel ab 1.1.1984

1	2	3	4	5	6
Halbjahr[1] der Herstellung	Jahr der Herstellung (Einer)	F	F	F	F

Ketanest®

Zusammensetzung:
- 1 Stechflasche mit 5 und 20 ml enthält 10 mg Ketaminhydrochlorid
- mit 2 und 10 ml 50 mg Wirkstoff

Indikation:
- Kurznarkose
- Analgesie
- Status asthmaticus

Wirkung:
- Kurznarkotikum mit analgetischen, bronchodilatatorischen und kreislaufanregenden Wirkungen

Dosierung:
- 1-4 mg kg/KG i.v, 4-8 mg/kg/KG Gabe nach Narkosetiefe, siehe Text

Nebenwirkungen:
- Hypertonie
- Tachykardie
- Hirndrucksteigerung
- Hypersalivation
- Aufwachreaktionen

Kontraindikationen:
- Herzinfarkt
- schweres Schädel-Hirn-Trauma
- Apoplex

Gültig ab 1.1.1977

Mindesthaltbarkeit bei sachgemäßer Lagerung:
entsprechend den Kennzeichnungsvorschriften für Fertigarzneimittel nach AMG: 5 Jahre

1	2	3	4	5	6	7	8	9
F	F	F	F	Monat der Herstellung (Zehner)	Monat der Herstellung (Einer)	Jahr der Herstellung (Einer)		

Kohle-Pulvis® Köhler ⇒ 234

Zusammensetzung:	• 1 Dose enthält 10 g Medizinische Kohle
Indikation:	• orale Vergiftungen
Wirkung:	• Adsorbtion der Giftstoffe
Dosierung:	• 30 - 50 g (-100) oral oder durch den Magenschlauch • Kinder: 0,5 - 1,0 g/kg KG In Kombination mit salinischen Laxantien (Natriumsulfat)
Nebenwirkungen:	• kann Diagnostik bei Ätzmitteln erschweren
Kontraindikationen:	*Nicht wirksam bei Intoxikationen mit* • Säuren, Laugen • wasserunlöslichen Stoffen • dissoziierten Salzen *Schlecht wirksam bei Intoxikationen mit* • Blausäure, Cyaniden • Borsäure • Ethanol • DDT • Methanol • ß-Methyldigoxin • Schädlingsbekämpfungsmitteln

Mindesthaltbarkeit bei sachgemäßer Lagerung: 5 Jahre

Gilt ab 1.1.1986

1	2	3	4	5	6
Jahr der Herstellung (Zehner)	Jahr der Herstellung (Einer)	\multicolumn{3}{c}{Herstelltag des Jahres 001-365}			F

Lanitop®

Zusammensetzung:
- 1 Ampulle zu 2 ml enthält 0,2 mg Metildigoxin

Indikation:
- Herzinsuffizienz,
- parox. Tachykardien,
- Vorhoftachykardien,
- Lungenödem (nicht Mittel der 1. Wahl)

Wirkung:
- Digitalisglykosid mit positiv inotroper, negativ chronotroper und dromotroper Wirkung durch
- Erhöhung der Calciumionenkonzentration in der Herzmuskelzelle während der Systole

Dosierung:
- Bei akuter Herzinsuffizienz erhalten Erwachsene 1-2 Ampullen (0,2-0,4 mg) zur Aufsättigung (individuell dosieren!)

Nebenwirkungen:
- Magen-Darm-Beschwerden
- Bradycardie
- AV-Block
- Rhythmusstörungen
- Sehstörungen (bei Intoxikationen Antidotgabe)

Kontraindikationen:
- AV-Block
- Bradykardie vor Kardioversion
- Vorsicht bei Hypokaliämie, Hypercalcämie u. Erregungsleitungsstörungen

Interaktionen:
- Calciumantagonisten, Rytmonorm®, Chinidin, Cortikoide, Diuretika, Salicylate verstärken die Wirkung.
- Schilddrüsenhormone u. Kaliumsalze schwächen sie ab

Lasix® ⇒ 114

Zusammensetzung:	• 1 Amp. zu 2 ml enthält 20 mg, zu 4 ml 40 mg • zu 25 ml 250 mg Furosemid
Indikation:	• Lungenödem • Oligurie • Herzinsuffizienz • Süßwasserertrinken • Hypertone Krise (unterstützend) • Forcierte Diurese nach Intoxikationen
Wirkung:	• Schleifendiuretikum, Senkung der Vorlast durch Erweiterung der venösen Kapazität
Dosierung:	• 1-2 Amp. a 20 mg langsam i.v., evtl. wiederholen, • Infusion: 500 mg in 500 ml Trägerlösung (Ringer oder NaCl) mit 20 - 120 ml/h
Nebenwirkungen:	• Elektrolytverluste • Blutdruckabfall • allergische Reaktionen (selten) • Anstieg von Harnsäure und Blutzucker • Hörstörungen
Kontraindikationen:	• Nierenversagen mit Anurie • schwere Hypokaliämie • Hyponatriämie • Überempfindlichkeit gegen Sulfonamide oder Furosemid
Interaktionen:	• Digitalispräparate (Erhöhte Arrhythmierate durch Hypokaliämie)
Inkompatibilitäten:	• sehr empfindlich gegenüber sauren Arzneistoffen, nicht als Mischspritze!

[1] Kann ein- oder mehrstellig sein.
Wenn die Herstellung loser Ware und die Konfektionierung nicht in das gleiche Kalenderjahr fallen, werden die vor dem Jahresbuchstaben stehenden Ziffern über die Zahl der Jahreskalendertage weitergeführt.

[2] Codewort für das Herstellungsjahr:
1991 1992 1993   1990 usw.
 W   A   L   D   E   N   B   U   C   H
            1984 1985 1986 1987 1988 1989

Mindesthaltbarkeit bei sachgemäßer Lagerung:
5 Jahre, soweit kein Verfalldatum angegeben ist.

1	2	3	4	5	6	7
	Abpackungstag des Jahres 001 - 365[1]		Jahr[2] der Herstellung (Einer)	F	F	F

Macrodex®

Zusammensetzung:	• 500 ml enthalten 4,5% bzw. 6% Dextran 60, gelöst in Ringer-Lactat bzw. Natr. Chlor. 0,9%
Indikation:	• Blutverlust • Volumenmangelschock
Wirkung:	• Kolloidales Volumenersatzmittel, • verbessert die Mikrozirkulation und erhöht das zirkulierende Blutvolumen
Dosierung:	• Je nach Wirkung und Volumenmangel, • Maximaldosis: 1,5 g/KG KG • Plasmahalbwertzeit: 6-8 Std.
Nebenwirkungen:	• Allergische Reaktionen • Blutgerinnungsstörungen • Verstärkung der Blutungsneigung • Störreaktion bei Blutgruppentestung
Kontraindikationen:	• Gerinnungsstörungen • Allergie gegen Dextrane • Dekompensierte Herzinsuffizienz • Ausgeprägte Niereninsuffizienz

Morphinum hydrochloricum® (BtM) ⇒ 52

Zusammensetzung:	• 1 Amphiole zu 1ml enthält 10 bzw. 20 mg Morphinhydrochlorid
Indikation:	• Schwere Schmerzzustände • Lungenödem
Wirkung:	• Opioid-Analgetikum mit zentral schmerzhemmender und sedierender Wirkung
Dosierung:	• 1-3 Amp. zu 10 mg = 10 - 30 mg s.c. Maximale Einzeldosis 30 mg, • Tageshöchstdosis 100 mg Bei Überdosierung oder Intoxikation: Narcanti®
Nebenwirkungen:	• Atemdepression • Übelkeit, Erbrechen • Harnverhalt • Miosis • Blutdruckabfall • Bronchokonstriktion
Kontraindikationen:	• Kolikartige Schmerzen • akute Pankreatitis

Narcanti®

Zusammensetzung:	• 1 Amp. zu 1ml enthält 0,4 mg Naloxonhydrochlorid
Indikation:	• Atemdepression bei Vergiftungen mit Opioiden, Ethanol • Diagnostisches Instrument bei Opioid-Überdosierung • Abbruch von apomorphininduziertem Erbrechen
Wirkung:	• Opiatantagonismus, Aufhebung der Atemdepression
Dosierung:	• Initial 0,4 - 2 mg (= 1-5 Amp.) i.v. (ggf. s.c. oder i.m.) • Kinder: 0,01 mg/kg KG • Da kurze Wirkdauer Repetition von 0,4 - 2 mg alle 2-3 Min.
Nebenwirkungen:	• Enzugssymptome bei Opiatabhängigkeit
Kontraindikationen:	• Risikoabschätzung bei Opiatabhängigkeit

[1] A = 1968, B = 1969, C = 1970 usw.. P = 1980, R = 1981, S = 1982 usw. (I entfällt).
[2] A = Januar, B = Februar, C = März usw. O = Dezember. Die Buchstaben G, M, Q, V, W fehlen.
[3] Die Chargenbezeichnung kann sechs- bis siebenstellig sein.

Mindesthaltbarkeit bei sachgemäßer Lagerung: 3 Jahre

Gilt für Narcanti und Narcanti-Neonatal.

1	2	3	4	5	6
F	Jahr[1] der Herstellung	Monat[1] der Herstellung	F	F	F[3]

Natriumbicarbonat ⇒ 178

Zusammensetzung:
- Die Infusionslösung enthält 8,4% Natriumbicarbonat.
- Eine Zusatzampulle mit 20 ml enthält 1,68 g Wirkstoff = 1 mmol/ml Lösung

Indikation:
- Metabolische Azidose

Wirkung:
- Neutralisation von Wasserstoffionen unter Freisetzung von Wasser und Kohlendioxid, welches abgeatmet wird

Dosierung:
- Innerhalb von 10 Minuten nach Reanimationsbeginn 1 ml = 1 mmol/kg Körpergewicht
- Repetition nach weiteren 10 Minuten mit halber Dosis

Nebenwirkungen:
Bei Überdosierung
- Rhythmusstörungen
- Tetanie
- Hypokaliämie
- Hypernatriämie

Interaktionen:
- Wirkungsverlust von Katecholaminen bei gleichzeitiger Gabe
- Fällung und Inaktivierung von Calciumsalzen

Natriumthiosulfat 10% Köhler

Zusammensetzung:	• 1 Amp. zu 10 ml enthält 1 g Natriumthiosulfat
Indikation:	Vergiftungen mit • Blausäure, Cyanide • Schwermetalle • Jod • LOST
Wirkung:	• Unterstützt körpereigene Entgiftung durch Bereitstellung von Schwefel
Dosierung:	• 100 mg/kg KG (= 6-10 Amp.) i.v., bei schweren Cyanid-Intoxikationen nach der Gabe von 4-DMAP • bei oralen Vergiftungen mit Jod zur Magenspülung
Nebenwirkungen:	• Blutdruckabfall bei zu rascher Injektion

Mindesthaltbarkeit bei sachgemäßer Lagerung: 3 Jahre

Gilt ab 1.1.1986

1	2	3	4	5	6
Jahr der Herstellung (Zehner)	Jahr der Herstellung (Einer)	Herstelltag des Jahres 001-365			F

Nitrolingual® ⇒ 147

Zusammensetzung:
- 1 Amp. (5/25/50 ml) enthält 5/25/50 mg,
- 1 Kapsel 0,8 mg,
- 1 Spraygabe 0,4 mg Glycerolnitrat.

Indikation:
- Myokardinfarkt und/oder Linksherzinsuffizienz
- Angina pectoris
- kardiales Lungenödem
- Hypertensive Krise
- Harnleiter- und Gallenkoliken

Wirkung:
- Vasodilatierendes und
- spasmolytisches Nitrat.
- Durch Vorlastsenkung Herabsetzung des Sauerstoffbedarfs.

Dosierung:
- Perfusor: 50 ml = 50 mg mit 1-6 ml/h = 0,3-1,8 µg/kg/KG/min.
- Oral: 1-2 Zerbeißkapseln, 1-3 (-4) Spraygaben

Nebenwirkungen:
- Orthostatische Hypotension
- Kollapszustände (selten)
- Gesichtsrötungen, Wärmegefühl
- Kopfschmerz
- Verstärkung der pectanginösen Beschwerden (selten)

Kontraindikationen:
- kardiogener Schock
- schwere Hypotonie

[1] 1. Jahreshälfte: A, N, P, Q, R, S, T,
2. Jahreshälfte: B, U, V, W, X, Y, Z,
[2] A = 1984, B = 1985, C = 1986, D = 1987, E = 1988, F = 1989 usw.

Mindesthaltbarkeit bei sachgemäßer Lagerung:
5 Jahre

1	2	3	4	5	6
F	F	Halbjahr[1] der Herstellung	F	F	Jahr[1] der Herstellung

Norcuron®

Zusammensetzung:	• 1 Amp. zu 2 ml enthält 4 mg Vencuronium als Trockensubstanz, die in 2 ml Aqua pro injectione gelöst werden.
Indikation:	• Narkose • Verhinderung muskulotroper Nebenwirkungen von depolarisierenden Relaxantien (z.B. Pantolax®) • Muskelrelaxierung
Wirkung:	• Nicht depolarisierendes Muskelrelaxans mit curareartiger Wirkung • Rezeptorblockade an neuromuskulärer Endplatte und Verhinderung der Erregungsübertragung • keine Beeinflussung des Bewußtseins (Kombination mit Narkosemitteln!)
Dosierung:	• 1 mg i.v. 2 Minuten vor der Applikation von Pantolax® • Zur Muskelrelaxierung: 0,1 mg/kg KG i.v. (1 ml angefertigter Lösung enthält 2 mg Wirkstoff)
Nebenwirkungen:	• Atemstillstand
Kontraindikationen:	• Patienten, bei denen eine intubierte Beatmung nicht möglich ist • Myastenia gravis (schwere Muskelschwäche) • Aspirationsgefahr
Interaktionen:	• Cholinesterasehemmer wie Prostigmin® (Wirkungsverlust)

Novalgin® ⇒ 69

Zusammensetzung:	• 1 Amp. zu 2 ml enthält 1 g Metamizol-Natrium
Indikation:	• Starke Schmerzzustände • Nieren- und Gallenkoliken • Therapieresistentes Fieber
Wirkung:	• Analgetikum mit antipyretischer und spasmolytischer Wirkung
Dosierung:	• 1 - 2 ml (0,5 - 1,0 g Metamizol) langsam über 1-2 Minuten i.v. • ggf. Repetition nach 4 Stunden
Nebenwirkungen:	• Blutdruckabfall • Agranulozytose (sehr selten) • Allergische Reaktion bis hin zum Schock (sehr selten)
Kontraindikationen:	• Bei Hypotonie Risikoabschätzung
Inkompatibilitäten:	• Lösungen mit saurem pH-Wert führen zu einer Ausfällung

---

[1] Kann ein- oder mehrstellig sein.
Wenn die Herstellung loser Ware und die Konfektionierung nicht in das gleiche Kalenderjahr fallen, werden die vor dem Jahresbuchstaben stehenden Ziffern über die Zahl der Jahreskalendertage weitergeführt.

[2] Codewort für das Herstellungsjahr:

```
1991 1992 1993                    1990 usw.
  W    A    L    D    E    N    B    U    C    H
               1984 1985 1986 1987 1988 1989
```

Mindesthaltbarkeit bei sachgemäßer Lagerung:
5 Jahre, soweit kein Verfalldatum angegeben ist.

1	2	3	4	5	6	7
Abpackungstag des Jahres 001 - 365[1]			Jahr[2] der Herstellung (Einer)	F	F	F

293

Partusisten®

Zusammensetzung:	• 1 Amp. zu 10 ml enthält 0,5 mg Fenoterolhydrobromid
Indikation:	• Wehenhemmung (bis zur 37. Schwangerschaftswoche) • Asthma bronchiale (keine BGA-Zulassung)
Wirkung:	• ß-Sympathomimetikum ($ß_2 > ß_1$) mit tokolytischer und • broncholytischer Wirkung
Dosierung:	• 1 Amp. zu 50 ml verdünnen, 3-18 ml/h infundieren
Nebenwirkungen:	• Pectanginöse Beschwerden • Tachykardie • Ventrikuläre Extrasystolen • Tremor • BZ-Erhöhung
Kontraindikationen:	• Tachykardie
Interaktionen:	• ß-Blocker (Wirkungsverlust)

Psyquil®

Zusammensetzung:
- 1 Amp. zu 1ml enthält 10 mg Triflupromazin

Indikation:
- Angst- und Erregungszustände
- akute Psychosen
- Starkes Erbrechen

Wirkung:
- Neuroleptikum mit zentraldämpfender,
- anxiolytischer
- antipsychotischer und
- antiemetischer Wirkung

Dosierung:
- 1/2 - 1 Amp. (=5-10 mg) langsam i.v.
- Wirkdauer: 12 Stunden

Nebenwirkungen:
- Herabsetzung der Krampfschwelle
- Blutdruckabfall
- Allergische Reaktionen
- Harnverhalt

Kontraindikationen:
- Epilepsie
- Intoxikationen mit Alkohol und zentral
- dämpfenden Pharmaka

Interaktionen:
- Zentraldämpfende Pharmaka (Wirkungsverstärkung)
- Kombination mit Opioiden mit emetischer Potenz (z.B. Morphin) günstig
- Kombination mit Buscopan® und Paspertin® zur Steigerung des antiemetischen Effektes möglich

[1] A = Januar, B = Februar usw. (A-M, I entfällt)
[2] Bis vierstellig.

Mindesthaltbarkeit bei sachgemäßer Lagerung: 4 Jahre
Verfalldatum angegeben: "verwendbar bis"

1	2	3	4	5	6
Jahr der Herstellung (Einer)	Monat[1] der Herstellung (Einer)	F[2]			

Ringer-Lactat

Zusammensetzung:
- 1000 ml enthalten
  Natriumchlorid 8,6 g = 147 mmol/l
  Kaliumchlorid 0,3 g = 4 mmol/l
  Calciumchlorid 0,3 g = 2,3 mmol/l

Indikation:
- Zum Offenhalten von Venenzugängen
- Medikamententrägerlösung
- Flüssigkeits- und Elektrolytverluste
- Initiales Volumenersatzmittel

Wirkung:
- Ersatz von Wasser und Elektrolyten,
- leichte Alkalisierung

Dosierung:
- Je nach Wirkung, Flüssigkeitsmangel und Kreislaufverhältnissen

Nebenwirkungen:
bei Überdosierung:
- Hypervolämie
- Herzinsuffizienz
- Lungenödem

Kontraindikationen:
- Dekompensierte Herzinsuffizienz
- Volumenüberladung

Sab® Simplex

Zusammensetzung:
- 0,6 ml Lösung enthalten 40 mg Dimethylpolysiloxan

Indikation:
- Vergiftungen mit Schaumbildnern

Wirkung:
- Verringerung der Oberflächenspannung und somit Zerstörung der Schaumblasen

Dosierung:
- Erwachsene: 5 Teelöffel
- Kinder: 1 Teelöffel

Gültig ab 1.1.1977

Mindesthaltbarkeit bei sachgemäßer Lagerung:
entsprechend den Kennzeichnungsvorschriften für Fertigarzneimittel nach AMG: 5 Jahre

1	2	3	4	5	6	7	8	9
F	F	F	F	Monat der Herstellung (Zehner)	Monat der Herstellung (Einer)	Jahr der Herstellung (Einer)		

Streptase®

Zusammensetzung:	• 1 Inj.-Flasche enthält 100.000, 250.000 oder 750.000 I.E. Streptokinase
Indikation:	• Lyse nach Infarkt • Tiefe Venenthrombose • Lungenembolie
Dosierung:	• siehe Text
Nebenwirkungen:	• Allergische Reaktionen • Temperaturerhöhung • Hautexantheme • Blutungen • Apoplex • Tachykardie
Kontraindikationen:	• siehe Text

Succinyl-Asta siccum®

Zusammensetzung:
- 1 Inj.-Flasche enthält 110 mg Suxamethoniumchlorid
- *Lagerung:* unter 8°C !

Indikation:
- Muskelrelaxation

Wirkung:
- Besetzung der Acetylcholinrezeptoren,
- Depolarisation der motorischen Endplatte

Dosierung:
- Zur Intubation 0,5-1 mg/kg KG i.v.
- Wirkdauer 5-10 Minuten
- Prämedikation mit Atropin zur Dämpfung cholinerger Erregung.
- Zur Verhinderung von Muskelfibrillationen kann initial Pancuronium (1-2 mg) appliziert werden

Nebenwirkungen:
- kutane allergische Reaktionen
- Muskelfibrillation
- Rhythmusstörungen
- maligne Hyperthermie
- Steigerung des intraokolaren Druckes
- Hyperkaliämie

Kontraindikationen:
- Patienten, bei denen eine Intubation nicht möglich ist
- Maligne Hyperthermie

Vorsicht bei
- Neuromuskulären Vorerkrankungen,
- penetrierenden Augenverletzungen
- Glaukom
- Hyperkaliämie u.a. bei Verbrennungen, Apoplex, Polytrauma, Niereninsuffizienz

Interaktionen:
- Chinidin und Aminoglykosid-Antibiotika: Verstärkung der neuromuskulären Blockade

Tavegil®

Zusammensetzung:	• 1 Amp. zu 5 ml enthält 2 mg Clemastin
Indikation:	• Leichte allergische Reaktionen
Wirkung:	• H_1-Antihistaminikum mit antiallergischen, • juckreizstillenden und • gefäßabdichtenden Eigenschaften, • Zentral sedierend und bronchodilatorisch
Dosierung:	• 1 - 1 1/2 Amp.(= 2-3 mg) langsam i.v.
Nebenwirkungen:	• Sedierung • Tachykardie • Schwindel • Mundtrockenheit
Kontraindikationen:	• im Akutfall keine
Interaktionen:	• Zentraldämpfende Pharmaka, Analgetika, • Alkohol (Wirkungsverstärkung)

1) Diese Stellen können in Verbindung mit einem offenen Verfalldatum entfallen. Die Sandoz AG hat bereits begonnen, ihre Präparate mit einem offenen Verfalldatum zu versehen.

Gültig für Präparate, die ab Mitte 1978 gefertigt wurden

1	2	3	4	5	6
F	F	F	Halbjahr des Verfalls[1]	Jahrzehnt des Verfalls[1]	Jahr des Verfalls[1]

Temgesic® (BtM) ⇒ 61

Zusammensetzung:
- 1 Amp. enthält 0,3 mg,
- 1 Sublingualtbl. 0,2 mg Buprenorphin

Indikation:
- starke Schmerzzustände

Wirkung:
- Opioid-Analgetikum (gemischter Agonist-Antagonist) mit zentral schmerzhemmender und
- stark sedierender Wirkung
- Morphinäquivalente Wirkstärke: 40

Dosierung:
- 1 - 2 Amp. (0,3-0,6 mg Buprenorphin) i.v. bzw. 1-2 Tbl., Repetition nach 8 Stunden

Nebenwirkungen:
- Atemdepression
- Übelkeit
- Miktionsbeschwerden
- Miosis

Kontraindikationen:
- Opiatabhängigkeit (Auslösung von Entzugssymptomen)
- Krankheitszustände, bei denen eine Dämpfung des Atemzentrums vermieden werden muß
- Erhöhter Hirndruck

Interaktionen:
- Da antagonistische Eigenschaften: Abschwächung der Wirkung von Opioid-Agonisten

Toluidinblau Köhler

Zusammensetzung:	• 1 Amp. zu 10 ml enthält 400 mg Toluidinblau
Indikation:	• Vergiftungen mit Methämoglobinbildnern z.B: Nitrate, Nitrite, aromatische Amine • Überdosierung von 4-DMAP im Rahmen von Cyanidintoxikationen
Wirkung:	• Reduziert Methämoglobin zu Hämoglobin
Dosierung:	• Initial: 2-4 mg Toluidinblau/kg KG streng i.v., ggf. • Repetition von 2 mg/kg KG nach 30 Min.
Nebenwirkungen:	• Zyanose der Haut

Toxogonin®

Zusammensetzung:	• 1 Amp. zu 1 ml enthält 0,25 g Obidoximchlorid
Indikation:	• Vergiftungen mit Phosphorsäureestern (Insektizide wie E 605 ® forte)
Wirkung:	• Reaktivierung der Cholinesterase
Dosierung:	• Initial frühestens 5 Minuten nach Atropingabe 1 Amp. langsam i.v. ggf. i.m. • Kinder: 4-5 mg/kg KG • Repetition nicht vor 2 Std. nach der ersten Applikation, • Toxogonin-Gabe später als 24 Std. nach der Giftaufnahme wirkungslos.

Nebenwirkungen:	• Flush
	• Kälteempfinden im Rachenraum
	• Bei Überdosierung:
	  • Übelkeit
	  • Sehstörungen
	  • Tachykardie

Tramal®

Zusammensetzung:	• 1 Amp. zu 1 ml enthält 50 mg, • 1 Amp. zu 2 ml 100 mg Tramadolhydrochlorid
Indikation:	• Mittelstarke bis starke Schmerzzustände
Wirkung:	• Opioid-Analgetikum (Partialagonist) mit zentral schmerzhemmender und • sedierender Wirkung • Morphinäquivalente Wirkstärke: 0,2
Dosierung:	• 1,0 - 1,5 mg/kg KG langsam i.v., ggf. Repetition
Nebenwirkungen:	• Schwitzen • Sedierung • Übelkeit
Interaktionen:	• Andere Opiate heben die Wirkung von Tramal® auf.

Trapanal® ⇒ 85

Zusammensetzung:
- 1 Durchstechflasche zu 20 ml enthält 0,5 g Thiopental-Natrium
- 1 ml der zubereiteten Lösung enthält 25 mg Wirkstoff.

Indikation:
- Narkoseeinleitung
- Hirnödemprophylaxe bei SHT

Wirkung:
- narkotisch und hirndrucksenkendes Barbiturat

Dosierung:
- Narkoseeinleitung: 3-5 mg/kg KG
- Hirnödemprophylaxe: initial gleiche Gabe
- nach 5-10 Minuten halbe Dosierung repetitiv
- Individuelle Dosis nach Wirkung erforderlich!

Nebenwirkungen:
- Husten
- Laryngospasmus
- Blutdruckabfall
- Arrhythmien
- Atemdepression
- Nekrosen bei paravenöser Injektion

Kontraindikationen:
- Intoxikationen mit zentraldämpfenden Arzneimitteln
- Schock
- schwere Myokardschäden
- Asthma

Interaktionen:
- Zentraldämpfende Pharmaka und Alkohol (gegenseitige Wirkungsverstärkung)

Mindesthaltbarkeit bei sachgemäßer Lagerung: 5 Jahre

1	2	3	4	5	6
Quartal der Herstellung	Jahr der Herstellung (Zehner)	Jahr der Herstellung (Einer)	F	F	F

Valium®

Zusammensetzung:	• 1 Amp. zu 2 ml enthält 10 mg Diazepam
Indikation:	• Erregungszustände • Sedierung z.B. bei Herzinfarkt • Krampfanfälle • Narkoseeinleitung in Verbindung mit stark wirksamen Analgetika
Wirkung:	• Benzodiazepin mit sedierender, • anxiolytischer, antikonvulsiver und • muskelrelaxierender Wirkung
Dosierung:	• 1 Amp. (=10 mg Diazepam) langsam i.v. bzw. i.m., ggf. ist eine Dosisreduktion (Kinder und ältere Patienten) oder Steigerung der Dosis erforderlich.
Nebenwirkungen:	• Blutdruckabfall (gering) • Atemdepression • ZNS-Störungen und paradoxe Wirkung • Venenreizung
Interaktionen:	• zentraldämpfende Medikamente (Wirkungsverstärkung) • Muskelrelaxantien (Wirkungsverlängerung)
Inkompatibilitäten:	• grundsätzlich allein injizieren, da mit vielen Arzneistoffen unverträglich!

[1] Codewort für das Herstellungs- und Verfalljahr (gültig seit 1969):

E	P	U	B	L	I	C	K	R	O	X	S	A	N	T
1966	1967	1968	1969	1970	1971	1972	1973	1974	1975	1976	1977	1978	1979	1980
1981	1982	1983	1984	1985	1986	1987	1988	1989	1990	1991	1992	1993	1994	1995

[2] 6 = 1. Quartal   7 = 2. Quartal
    8 = 3. Quartal   9 = 4. Quartal

[3] Stelle zur Zeit nicht besetzt, erscheint in der Chargenbezeichnung als Freiraum.

1	2	3	4	5	6	7	8	9
Ort der Herstellung (Grenzach=G)	F	F	F	Jahr[1] der Herstellung	Quartal[2] des Verfalls	F	[3]	Jahr[1] des Verfalls

Visken®

Zusammensetzung:	• 1 Amp. zu 2 ml enthält 0,4 mg Pindolol
Indikation:	• Hypertonie • Angina Pectoris • Sinustachykardie • Supraventriculäre Tachykardie • Vorhofflimmern, -flattern mit schneller Überleitung • Hyperkinetisches Herzsyndrom
Wirkung:	• Nichtselektiver ß-Blocker mit intrinsischer Aktivität, • antiarrhythmischer und • antihypertoner Wirkung
Dosierung:	• 1 Amp. (0,4 mg Pindolol) langsam i.v. • ggf. nach 20 Minuten Repetition der halben Dosis
Nebenwirkungen:	• Blutdruckabfall • Bradykardie bis zur Asystolie • Herzinsuffizienz • Bronchokonstriktion • Bei Überdosierung: Atropin oder Alupent®
Kontraindikationen:	• Bradykardie • Hypotonie • Asthma bronchiale • Herzinsuffizienz
Interaktionen:	• Antiarrhythmika wie Calciumantagonisten (Isoptin®): verstärkte kardiale Leitungsblockierung! • Anaesthetika: Verstärkung der kardialen Nebenwirkung

Mindesthaltbarkeit bei sachgemäßer Lagerung:
Alle Präparate tragen ein offenes Verfalldatum.

1	2	3	4	5	6
Jahr der Herstellung (Einer)	F	F	F	F	

181 ⇐ Xylocain®

Zusammensetzung:	• 1 Amp. zu 5 ml enthält 100 mg Lidocain
Indikation:	• ventrikuläre Extrasystolen • Kammertachycardie • Digitalisintoxikationen • Kammerflimmern/-flattern (versuchsweise)
Wirkung:	• Verzögerung von Reizbildung • Reizleitung und • Reizausbreitung durch Hemmung von Natriumeinstrom während der Depolarisation • Membranstabilisation und Hemmung von Noradrenalinfreisetzung
Dosierung:	• 100 mg = 1 Amp. zu 5 ml i. v. • endobronchial: 2-3 mg/kg KG • Perfusor: 1000 mg in 50 ml NaCl, 6-12 ml/h
Nebenwirkungen:	• Ventrikuläre Extrasystolen • Kammerflimmern • AV-Block • zentral nervöse Auswirkungen
Kontraindikationen:	• AV-Block III. Grades • Bradycardie • AV-Dissoziation

[1] F = 1980, G = 1981, H = 1982, J = 1983 usw.
[2] A = Januar, B = Februar usw. bis M = Dezember (I entfällt).

Mindesthaltbarkeit bei sachgemäßer Lagerung:
3 Jahre

oder

1	2	3	4	5	6
Jahr[1] der Herstellung (Einer)	Monat[2] der Herstellung	F	F	F	F

1	2	3	4	5	6
Halbjahr[1] der Herstellung (Einer)	F	F	F	Jahr der Herstellung (Einer)	

Raum für Notizen

Literatur

Analgetika

ABDA Datenbank *Pharmakologie 1992*
Albinus, M., V. Hempel: Analgetika und Schmerztherapie,
Wissensch. Verlags-gesellsch. Stuttgart 1988
Bastigkeit, M.: Bisher noch kein ideales Analgetikum für die Notfallmedizin,
Die Neue Ärztliche 5 (1988) 6
Bastigkeit, M.: Koronare Reperfusion beim akuten Infarkt,
Therapiewoche 37 (1987) 4442
Bastigkeit, M.: Betäubungsmittel im Rettungsdienst - Sinn und Unsinn einer Gesetzgebung, *Rettungsdienst 15 (1992) 150*
Bastigkeit, M.: Analgetika in der Notfallmedizin, *Rettungsdienst 15 (1992) 159-165*
Busse, C.: Notfalltherapie mit Betäubungsmitteln und Analgetika,
Notfallmedizin 13 (1987) 426-439
Dick, W., H. Gervais: Analgesie und Anästhesie bei Notfallpatienten,
Anästh. Intensivmed. 27 (1986) 1-8
Dinnendahl, V, U. Fricke (Hrsg.): Arzneistoff-Profile, Fachinformation des jeweiligen Präparates *Govi-Verlag Frankfurt 1991*
Fechner, R., E. Racenberg, G. Castor: Klinische Untersuchungen über die Wirkung von Morphin, Pentazocin, Pethidin, Piritramid und Tramadol auf die Atmung,
Anästh. Intensivmed. 26 (1985) 126-132
Freye, E., C. Leopold: Opiate und Opiatantagonisten,
Deutsche Apotheker Zeitung 131 (1991) 1517-1523
Freye, E.: Opioid Agonists, Antagonists and Mixed Narkotic Analgetics. Theoretical background and considerations for practical use,
Springer Verlag Berlin/Heidelberg/New York 1987
Göbel, U., H. v. Voß, C. Petrich: Gerinnungsveränderung nach intravenöser Gabe des Lysinsalzes der Acetylsalicylsäure, *Referat v. Colfarit Symposium III Köln 1975*
Goldstein, G.: Pentazocine, *Drug and Alcohol Dependence 14 (1985) 313-324*
Karsch, K. R., V. Wiegand, H. Blanke, H. Kreuzer: Wirkung eines neuen Analgetikums (Tramadol) auf die Hämodynamik bei Patienten mit koronarer Herzkrankheit, *Z. Kardiol. 68 (1979) 599-603*
Kirkwodd, C.F., D. Edwards, D. Lalka, G. Lazezkay: The pharmacokonetics of meperidine (Pethidin) in acute trauma patients, *J. trauma 26 (1986) 1090-1093*
Rossi R.: Sedierung - Analgesie - Narkose im Notarztdienst,
Notfallmedizin 15 (1989) 16-34
Sefrin, P. (Hrsg.): Der Schmerz in der Notfallmedizin,
W. Zuckschwerdt Verlag München 1985
Sefrin, P., D. Blumenberg: Die präklinische Analgesie beim traumatischen Notfallpatienten, *Fortschr. Med. 105 (1987) 327-330*
Sefrin, P., D. Blumenberg: Präklinische Analgesie bei internistischen Notfallpatienten,
Fortschr. Med. 106 (1988) 30-41

Literatur

Seitz, G.: Klassiker im Arzneischatz: zentral wirksame Opioid-Analgetika, *Pharmaz. Ztg. 137 (1992) 87-103*
Sethna, D. H: Cardiovascular effect of morphine in patients with coronary arterial disease, *Anästh. Analg. 61 (1982) 109-114*
Siewert, M.: Untersuchungen zur chemisch-physikalischen Kompatibilität von Fortral-Injektionslösung (Pentacocin) mit unterschiedlichen Mischlösungen, *Pharmaz. Ztg. 131 (1986) 3231-3234*
Thimme, W., D. v. Herrath (Hrsg.): Schmerztherapie im Notfall, *Der Arzneimittelbrief 24 (1990) 89-92*
Vane, J. R.: Inhibition of prostaglandin synthesis as a mechanism of action of aspirin-like drugs, *Nature 231 (1971) 232-235*
Woolf, R.E. jr., P. D. Wall: Endogenous opioids and pain mechanism - a complex relationship, *Nature 306 (1983) 739-740*

Hypnotika/Sedativa

Dinnendahl, V., Fricke, U. (Hrsg.): Arzneistoff-Profile, *Govi-Verlag Frankfurt, 1990*
Fresenius: Infusionstherapie und klinische Ernährung, *Mediz. Wissensch. Abt. Fresenius AG, Bad Homburg 1987*
Langrehr, D.: Benzodiazepine in der Anästhesiologie, *Urban & Schwarzenberg, München 1985*
Langrehr, D.: Benzodiazepine in der Anästhesiologie, *Urban & Schwarzenberg, München 1985*
Müller, H., E. Schleussner, M. Stoyanow: Hämodynamische Wirkungen und Charakteristika der Narkoseeinleitung mit Midazolam, *Arzneimittelforschung 31 (1981) 2227-2232*
Müller, W.: Benzodiazepine - Eine nicht mehr unproblematische Arzneimittelgruppe, *Dt. Apotheker Ztg. 18, 885 (1991)*
Müller, W.: Neuronale Wirkung der Benzodiazepine, *TW Neurologie 3, (1989) 145*
Sauter, R.: Status epilepticus im Kindes- und Jugendalter, *Notfallmedizin 16, (1990) 590*
Schulte am Esch, J.: Benzodiazepine in Anästhesie und Intensivmedizin, *Editiones Roche, Basel 1986*
Sefrin, P.: Notfalltherapie, *Urban & Schwarzenberg 1988*
Tolksdorf, W., F. J. Kretz, J. Prager: Neue Wege in der Prämedikation, *Editiones Roche Basel 1986*

Narkotika

Bastigkeit, M.: Reanimation auch medikamentös unterstützen, *Die Neue Ärztliche 3 (1987) 210*

Literatur

Dick, W. (Hrsg.): Ketamin in Notfall- und Katastrophenmedizin,
Perimed-Verlagsges., Erlangen 1980
Dinnendahl, V., Fricke, U. (Hrsg.): Arzneistoff-Profile,
Govi-Verlag Frankfurt, 1990
Domino, E.F. (Hrsg.): Status of Ketamine in anesthesiology,
Ann Arbor, Michigan 1990
Evans, R.H., R. G. Hill: GABA-mimetic action of etomidat,
Experientia 34, 1325-1327 (1987)
Heuser, D.: Möglichkeiten und Grenzen zerebraler Protektion - Versuch einer Bestandsaufnahme, *Anästh. intensivmed. 23 (1982) 315-324*
Hoffmann, P.B., B. Schockenhoff: Etomidat als antikonvulsive Substanz,
Anaesthesist 33, 142 (1984)
Kontokollias, J.S., G. Schlüter: Muskelrelaxantien und ihre klinische Anwendung, eine Übersicht, *Rettungsdienst 14, (1991) 300-306*
Larsen, R.: Anästhesie, *Urban und Schwarzenberg, München 1990*
Miller, J. D.: Head injury and brain ischemia implications for therapy,
Br. J. Anaesth. 57 (1985) 120-125
Otteni, J. C., Th. Poettecher, D. Urli, J. Gaudias: Sedierung bei schweren Schädelhirntraumen, *Anästh. Intensivmed. 30 (1989) 224-226*
Peter, K., R. Klose, H. Lutz: Ketanest zur Narkoseeinleitung beim Schock,
Prakt. Anaesthes. 5, 369
Pfenninger, E.: Ketamin in der Notfallmedizin,
Arzneimitteltherapie 7 (1989) 185-191
Rindfleisch, F., R. Murr: Die Therapie des erhöhten intrakraniellen Drucks,
Anästh. Intensivmed. 30 (1989) 7-18
Schaer, H.: Pharmakologie für Anästhesisten und Intensivmediziner,
Verlag Hans Huber, Bern 1984
Smith, D.J., M.S. Bouchal: Ketamine interacts with dysphoric sigma opiate receptors, *Anaesthesiology 55 (1981) 243*
Voit, Th.: Zerebraler Krampfanfall: So muß der Arzt vorgehen,
Notfallmedizin 12, 611-623 (1986)

Kreislauf

Andersson, R.J., G.R. Hart: oral clonidine loading in hypertensive urgencies,
J. Amer. med. Ass 246 (1981) 848-850
Anlauf, M.: Behandlung des hypertensiven Notfalls und der hypertensiven Krise mit Clonidin, in Hayduk, K. und Bock, K.D. (Hrsg.): Zentrale Blutdruckregulation durch Alpha2-Rezeptorenstimulation, *Steinkopf Verlag Darmstadt 1983*
Bastigkeit, M.: Nekroseareal beim Infarkt begrenzen,
Die Neue Ärztliche, 173,6 (1987)
Burchardi, H.: Akute Notfälle, *Thieme Verlag Stuttgart-New York 2. Auflage, 1985*

Literatur

Chikanza I., P. Okwanga: Chlorpromazoine and Furosemide in the acute management of serve hypertension, *East. afr. med. Journ.* 66, 243 (1989)
Esser, H., D. Kikis: Clonidin bei hypertensiver Krise,
Dtsch. med. Wschr. 105 (1989) 354
Estler, C. J.: Clonidin: Pharmakologische Grundlagen für den Einsatz beim Delirium tremens, *Arzneimitteltherapie* 9 (1991) 163-171
Francis, G. et al.: acute vasoconstrictor response to intravenous Furosemide in patients with chronic congestive heart failure, *Ann. Int. Med* 103, 1 (1985)
Fresenius: Infusionstherapie und klinische Ernährung,
Med. wissensch. Abt. der Fresenius AG, Bad Homburg 1987
Hägele, D., D. Berg: Nachweis der beta-2-adrenergen Wirkungen von Etilefrin durch gezielte Registrierung seines tokolytischen Effektes,
Z. Geburtsh. u. Perinat. 184 (1981), 81-83
Hamburg, M., J.F. Tallmann: Chronic morphine administration increases the apparent number of alpha-2-adrenergic receptors in rat brain,
Nature 291 (1981) 493-501
Hengstmann, J.H: The physio-logical disposition of etilefrine in man,
Europ. J. clin. Pharmacol. 9 (1975), 179-187
Hussein, S., V. Seifert: Zur postoperativen Hochdruckbehandlung mit Urapidil bei Patienten mit Hirngefäßaneurisma,
Anästh. Intensivther. Notfallmedizin 24, 373 (1989)
Kessel, M.: Die Anwendung hoher Furosemiddosen in der Klinik, *Medicus Verlag, Berlin (1973)*
Kowurschick, K.: Klinische Erfahrungen mit einem neuen Kreislaufanaleptikum, *Med. Welt* (1964) 1708-1710
Lehmann, K. A.: Kreislaufveränderungen unter Urapidil in der Allgemein- und Regionalanaesthesie, *Anaesthesist* 34, 435 (1985)
Löllgen, H., W. Kottmann, R. Bausch: Die Synkope,
Herz+Gefäße 11 (1991) 26-34
Löllgen, H., U. Fahrenkrog: Katecholamine beim internistischen Notfall,
Notfallmedizin, Perimed Verlag 1989
Löllgen, H. et al.: Sympathomimetika in der Notfall- und Intensivmedizin,
Deutsches Ärzteblatt 25/26, 1951 (1985)
Meurer, K.A., H. Geuchen, R. Lang, A. Helber: Kreislauf- und Nierenfunktion bei Patienten mit orthostatischer Dysregulation unter Einfluß von Etilefrinhydrochlorid, *Herz/Kreislauf* 10 (1987), 332-338
Palme, M., E. Schäfer, S. Lange: Clonidin bei der Behandlung des Delirium tremens - klinische Erfahrungen, *Anästhesiol. Intensivmed.* 30 (1989) 354
Puchstein, Ch., H. van Aken: Influence of urapidil on intracranial pressure and intracranial compliance in dogs, *Br. J. Anaesth.* 55, 433 (1983)
Rahn; K.H.: Therapie der Hochdruckkrise,
Verh. dtsch. Ges. Kreisl. forsch. 43 (1987) 132-137
Schieferer, H.: Die Wirkung von Akrinor® auf die Herz- und Kreislaufdynamik sowie

Literatur

auf den Lungenkreislauf bei Patienten mit und ohne Herzerkrankungen. In: Bergmann, J. F: *Verh. der dtsch. Ges. für Innere Medizin, Band 77 (1971) 2294*
Schleusing, G., Ch. Bartsch: Die Wirkung von synthetischen Theophyllin-Derivaten auf das Verhalten von Blutdruck und Pulsfrequenz sowie auf das EKG bei Herzgesunden und Herzkranken, *Arzneimittelforschung 13 (1963) 470-477*
Sefrin, P., H.Hochrein: Katecholamine im Rettungsdienst, *Der Notarzt, 3, 57 (1985)*
Sefrin, P.: Notfalltherapie, *Urban & Schwarzenberg, München 1988*
Sefrin, P., D. Blumenberg, W. Otremba: Arzneimittel im Rettungsdienst, *Der Notarzt 7 (1991), 44-50*
Wirth, W., Ch. Gloxhuber: Toxikologie, *Thieme Verlag Stuttgart (1985)*
Wüsten, R. et al.: Der Einfluß von Nifedipin und Urapidil auf die Autoregulation der zerebralen Durchblutung in Gegenwart einer intrakraniellen Raumforderung, Anästh. Intensivtherap. *Notfallmedizin, 25, 140 (1990)*

Kardiaka

Ammon, H.P.T: Arzneimittelneben- und Wechselwirkungen, *Wissensch. Verlagsgesellschaft Stuttgart*
Assold, C.: Erfolgreiche Behandlung von Gallenkoliken mit Glyerolnitrat,
Therapiewoche 41 (1991), 2929-2934
Bastigkeit, M.: Medikamente in der kardiopulmonalen Reanimation,
Rettungsdienst 14 (1991) 219-225
Bastigkeit, M.: Reanimation auch medikamentös unterstützen,
Die Neue Ärztliche 210, 3 (1987)
Bastigkeit, M.: Präklinisches Management und Transportüberwachung - Rhythmusstörungen/Kongreßbericht Lübecker Notfallsymposium,
Rettungsdienst 14 (1991) 698-699
Bastigkeit, M.: Calciumantagonisten in der Kardiologie,
DER APOTHEKER, 15,3 (1987)
Baumann, G., S. Felix: Der kardiologische Notfall und Esmolol,
Der Anaesthesist, Supplement 2 (1991)
Bishop, R.L.: Sodium bicarbonate administration during cardiac arrest,
Jama 235, 506 (1979)
Braunwald, E.: Effects of digitalis on the normal and failing heart, *JACC 5,51 (1985)*
Diener, H.C.: Hilft Magnesium bei Herzinfarkt?,
Arzneimitteltherapie 10. 361 (1992)
Ebner, F.: Effect and mechanism of Nifedipine after oral, sublingual intrav. and intracoronary Administration, Survey on clinical Results.
Arg Bras Cardiol. 43, 81 (1984)
Fertig, B. (Hrsg.): Strategien gegen den plötzlichen Herztod,
Stumpf & Kossendey, Edewecht 1991

Literatur

Gilfrich, J: Kardiales Lungenödem: Digitalis oder Nitrate?
Nofallmedizin 8, 103 (1982)
Godfrain, T., S. Govoni: Increasing complexity revealed in regulation of Ca-Antagonist receptor, *Trends. Pharmacol. Sci 10, 297 /1989)*
Grenadier, E. et al.: The efficacy of Ajmalin in ventricular arrhythmias after failure of Lidocain therapy in the phase of myocardial infarction, *Angiology, 3, 204 (1983)*
Grosser, K.D.: Kardiologische Erkrankungen, *Urban & Schwarzenberg 1985*
Hähnel, J., K.H. Lindner, F.W. Ahnefeld: Empfehlungen für die Medikamentenapplikation über die Atemwege, *Notfallmedizin 14, 818 (1988)*
Harf, Ch., R. Weltner: Die Akutbehandlung des schweren Lungenödems, *Fortschr. Med. 23, 647 (1984)*
Hörnchen, U. et al.: Pharmakokinetik von Lidocain unter Reanimationsbedingungen, *Anästhesist 39, 107 (1990)*
Kentsch, M., H. Berkel: Intravenöse Amiadoron Applikation bei therapierefraktärem Kammerflimmern, *Intensivmed. 25, 70 (1988)*
Kirschenbaum, J. M., R. F. Kloner, N. McGowan, E. M. Antman: Use of an ultrashort-acting beta-receptor blocker (Esmolol) in patients with acute myocardial ischemia and relative contraindications to beta-blocker therapy, *J Am Coll Cardiol 12 (1988) 773-780*
Kochs, M, Hombach, V.: Die Notfalltherapie tachykarder Herzrhythmusstörungen, *Therapiewoche 38, 720 (1988)*
Kuck, K.H., K.P. Kunze, Dudeck W.: Therapie von supraventriculären Tachykardien, *Therapiewoche 40, 1040 (1990)*
Leyen, H., W. Meyer: Phosphordiesterase-III-Hemmstoffe in der Therapie der Herzinsuffizienz, *Arzneimitteltherapie 2, 43 (1991)*
Lindner, K.H., F.W. Ahnefeld, A. Gunert: Veränderungen des Säuren-Basen Status im Blut während der kardiopulmonalen Reanimation, *Anästhesist 34, 681(1985)*
Löllgen, H. R. Bausch: Zur antiarrhythmischen Therapie im Notfall - Lidocain versus Ajmalin, *Der Notarzt 3, 78 (1990)*
Manz, M., B. Lüderitz: Emergency therapy of ventricular tachycardias: lidoacin versus ajmaline, *Dtsch. med. Wschr. 113, 1317 (1988)*
Manz, M., B. Lüderitz: Vergleichende Untersuchungen von Ajmalin und Lidocain bei ventriculären Tachyarrhythmien aus Perspektiven der Arrhythmiebehandlung, *Springer Verlag 1988*
Mc Donald, J.L.: Serum lidocaine levels during cardiopulmonary resuscitation after intravenous and endotracheal administration, *Crit. Care Med. 13, 914 (1985)*
Meuret, G.H., H. Löllgen: Reanimationsfibel, *Springer Verlag 1988*
Michel, D.: Akute Linksherzinsuffizienz-Lungenödem, *Fortschr. Med. 18, 24 (1989)*
Mutschler, E. Arzneimittelwirkungen, *Wissensch. Verlagsges. Stuttgart 1990*
Nolte, D.: Akute Atemnot - was ist zu tun?, *Therapiewoche 35, 116 (1985)*
Ornato, JP.: Management of paroxysmal supraventricular tachycardia, *Circulation 74, 108 (1986)*

Literatur

Ornato, JP. et al.: Treatment of paroxysmal supraventricular tachycardia in de emergency department by clinical decision analysis, *Am. J. Emerg.Med, 6, 555 (1988)*
Pfeffer, A.: 41st Annual Scienttific Session of the Americab College of Cardiology, Dallas
Rahn, K. H.: Therapie der Hochdruckkrise,
Verh. dtsch. Ges. Kreisl. Forsch. 43, 132 (1987)
Schmidt, H., E. Böhme: NO, ein hormonaler Wirkstoff,
Arzneimitteltherapie 4 (1990),115-122
Schmitz, E., F.W. Ahnefeld: Infusionslösungen in der Notfallmedizin,
Apotheke und Krankenhaus, 4, 123 (1988)
Schröder, H.: Organische Nitrate - Neue Erkenntnisse zum Wirkmechanismus einer alten Substanzklasse, *Med. Mo. Pharm. 15 (1992) 134-139*
Schüttler, J., A. Bartsch, B. Ebeling, M. Födisch, P.Kulka, D. Pfitsch: Die endobronchiale Pharmakotherapie bei der kardiopulmonalen Reanimation,
Notfallmedizin 16, 760 (1990)
Schüttler, J., A. Bartsch: Endobronchiale Applikation von Adrenalin in der präklinischen kardiopulmonalen Reanimation,
Anäst. Intensivther. Notfallmed., 22,63 (1987)
Sefrin, P.: Notfalltherapie, *Urban u. Schwarzenberg München 1988*
Sefrin, P., D. Blumenberg, W. Otremba: Arzneimittel im Rettungsdienst,
Der Notarzt 2, 44 (1991)
Sefrin, P.: Notfalltherapie, *Urban & Schwarzenberg München 1988*
Shaw, L.C., D. Eitel, S. Walton, M.Pollack: Prehospital use of intravenous Verapamil, *Amer. J. Emer. Med 5, 207 (1987)*
Shechter, M.: Magnesium senkt Mortalität nach Herzinfarkt, *Magnesiumreport 1990*
Shechter, M. et al.: Beneficial effect of Magnesium sulfate in acute myocardial infarction, *Am. J. Cardiol. 66 (1990) 271-274*
Sigel, H., F. Hofgärtner: Akute Herzinsuffizienz, *Herz + Gefäße 10, 531 (1988)*
Simon, H.: Herzwirksame Pharmaka, *Urban & Schwarzenberg München 1985*
Smid, J., A. Madle, V. Cepelak: Isosorbiddinitrat bei Patienten mit akutem Myokardinfarkt, *Therapiewoche 37, 216 (1987)*
Smolarz, A., U. Abshagen: Digitalis-Antikörper-Fragmente (FAB) bei 90 schweren Glykosidvergiftungen, *Herz + Kreislauf 6, 261 (1986)*
Stauch, M.: Kreislaufstillstand und Wiederbelebung, *Thieme, Stuttgart 1985*
Trape, H.J., H. Klein, P.R. Lichtlen: Akutbehandlung der stabilen Kammertachycardie: Ajmalin oder andere spezifische Antiarrhythmika? in Antoni, H: Aspekte der medikamentösen Behandlung von Rhythmusstörungen, *Springer Verlag Berlin*
Trier, J.: Calciumantagonisten ohne Nutzen ? *Arzneimitteltherapie 4, 132 (1990)*
Trissel, L.A.: Handbook of injectable drugs, *Bethesda 1988*
Unzendorfer, U.: Die alternative Therapie der Harnleiterkolik,
Therapiewoche 41 (1987), 3865-3872
Ussmann, W.D.: Nitroglycerin-Therapie bei frischem Herzinfarkt. In: Hugenholtz, P.G: Nytroglycerin-Symposium, *De Gruyter Berlin-New York*

Literatur

Vogel, F.: Differentialtherapie mit Katecholaminen, *Thieme 1989 Stuttgart*
Wasielewski, S.: ACE-Hemmer bei Herzinsuffizienz,
Arzneimitteltherapie 10, 361 (1992)
Ziegler, R.: Herzinfarkt - Gewebeschäden durch Sauerstoffradikale,
Med.Mo. Pharm. 15, (1992) 25

Bronchotherapeutika

Gleeson, J.G.A., J. F. Price: Aminophylline dosage in acute severe asthma,
Eur J Pediatr. 148 (1989) 577-578
Grunze, M.: Was ist gesichert in der Asthmatherapie?, *Arcis-Verlag, München 1985*
Matthys, H., D. Köhler: Effect of theophylline on mucociliary clearance,
Eur. J. respir. Dis. 109 (1980) 98-104
Morr, H., P. Heinlein: Inhibition der anti-IgE-stimulierten Histaminfreisetzung aus sensibilisierten Leukozyten durch Theophyllin bei Patienten mit allergischem Asthma bronchiale. In: Nolte, D., G. Krejci (Hrsg.): Methylxantine bei obstruktiven Atemwegserkrankungen. *Dustri, München 1984*
Muriano, D., M. Aubier, Y. Lecocoguic, R. Pariente: Effects of theophylline on diaphragmatic strength and fatigue in patients with chronic obstructive pulmonary disease, *N. Engl. J. Med. 311 (1984) 349-354*
Nolte, D. (Hrsg.): Asthma bronchiale - Pathophysiologie, Klinik, Therapie,
Urban & Schwarzenberg, München 1986
Schildberg, F.W., A. W. de Pay (Hrsg.): Atemstörungen im Rettungsdienst,
Perimed, Erlangen 1982
Spitzner, W. et al.: the use of ß-agonists and the risk of death and near death from asthma, *N Engl J Med 326 (1992) 501-506*

Fibrinolytika

Bastigkeit, M.: Koronare Reperfusion bei akutem Infarkt,
Therapiewoche 47 (1987) 4442
Bastigkeit, M.: Nekrosearela beim Infarkt begrenzen,
Die Neue Ärztliche, 173 (1987) 12
Berg, C.: Lungenembolie - Fibrinolytische Therapie mit t-PA,
Pharmaz. Ztg. 136 (1991) 3782
Bornkessel, B.: Späte Thrombolyse mit Alteplase, *Arzneimitteltherapie 11, 63 (1993)*
Forycki, Z.F., P. Schreiber, J. Wagner: Systemische Thrombolyse mit APSAC bei akutem Myokardinfarkt, *Intensivmed. 26, 100-103 (1989)*
Klier, U.: Lyse im Notarztwagen: pro und contra, *Notfallmedizin 15, 889-900 (1990)*
Meyer, R.: Streptokinase und t-PA gleichwertig, *Pharmaz. Ztg. 137 (1992) 1170*
Motz, W.: Akutversorgung des Herzinfarktes - Kardiologische Intensivmedizin ist gefordert, *Therapiewoche 42, 1736-1740 (1992)*

Literatur

Pell, A.: Effect of „fast track" admission for acute myocardial infarction on delay to thrombolysis, *BMJ 304, 83-87 (1992)*
Petersen-Lehmann, J.: Lyse auch beim Schlaganfall ?
Pharmaz. Ztg. 137, 802 (1992)
Trenkwalder, P., H. Lydtin: Thrombolyse des akuten Myokardinfarktes im Notarztwagen, *Der Notarzt 8 4-7 (1992)*
Voss, R., H. Ditter, F.R. Matthias: Fibrinolyse des akuten Myokardinfarktes, *Medwelt 41, 914-922 (1990)*

Antidote

Aitkenhead, A.R.: Pharmakokinetics of intravenous Naloxone in healthy volunteers, *Anesthesiology 61, A 381 (1984)*
Aldrige, W.: Sides effect of organophosphorus compounds,
Bull WHO 44, 259 (1971)
Bastigkeit, M.: Sachkunde Pflanzenschutz, *DER APOTHEKER 51, 6 (1987)*
Boeden, G., P. Schmucker: Das zentral anticholinerge Syndrom,
Anästh. u. Intensivmed. 26 (1980) 240
Breyer-Pfaff, Gaertner: Antidepressiva,
Wissensch. Verlagsgesellschaft, Stuttgart 1987
Briggs, C.J.: Recent advances in the mechanism and treatment of organophosphorus poisoning, *Pharmacy international 7, 155 (1986)*
Buhlert, K.D. et al.: Schwerste Parathion-Intoxikation mit präganglionär cholinerger Sympathikusstimulation, *Rettungsdienst 12, 756 (1990)*
Calesnick, B.: Use of narcotic (opiate) antagonists, *A.M. Physician 13, 158 (1979)*
Daunderer, M.: Physostigmin salicylate as an antidote,
Int. Journal of clin. Pharm, Therapie and Toxicologie, 18, (1989) 523-535
Daunderer, M.: Akute Alkohol-Intoxikation: Physostigmin als Antidot gegen Äthanol, *Fortschr. Medizin, 96 (1987) 13311-1312*
Daunderer, M.: Vergiftungstherapie-Antidote: 4-DMAP,
Fortschr. Med. 99, 1590 (1981)
Daunderer, M.: Dexamethason-21-Isonicotinat - ein Antidot gegen Lungenreizstoffvergiftungen, *Dt. Apotheker Ztg. 1122-1124, 1986*
Daunderer, M.: Antidottherapie: Toluidinblau bei Methämoglobinämie,
Fortschr. Med. 98 (1980), 462
Doenicke, A.: pilot study of a benzodiazepine antagonist, *Psychopharmakol. 80, 192*
Elmauer S. et al.: Effektivität u. Sicherheit des Benzodiazepinantagonisten RO 15-1788, *Anaesthesist 37, 432 (1988)*
Freye, E., Hartung: Der erste spezifische Antagonist „Flumazenil" bei Benzodiazepin-Intoxikationen, *Dt. Ärzteblatt 42 (1988)*
Friedberg, K.: The efficiency of aquacobalamine as an antidote in cyanide poisoning when given alone or combined with sodium thiosulfate, *Arch. Toxikol. 33, 103 (1975)*

Literatur

Gras, C., K.W. Fritz, R.H. Staffensky, R. Grote, E. Kirchner: Die akzidentelle Schwefelwasserstoffvergiftung, *Der Notarzt 7 (1991) 149-151*
Hruby, H., H. Schiel: Antidotarium International,
Medizinisch-pharmazeutische Verlagsgesellschaft, Wien 1990
Klose, R.: Behandlung einer Alkylphosphat-Intoxikation mit gereinigter Serumcholinesterase, *Prakt. Anaesth. 11,1 (1976)*
Konder, H. et al.: Die Wirkung von Nalbuphin und Morphin auf die Atmung, *Anaesthesist 33, 472*
Latsch, L., R. Christ.: Opiatrezeptoren, *Anaesthesist 33, 55-65 (1986)*
Lehmann, H.U. et al.: Suizidale Digoxinintoxikation, behandelt mit Antikörpern, *Med. Praxis 80, Nr. 8, 1985*
Ludwig, T., J.S. Kontokollias: Grundsätzliches zur Intoxikation, *Rettungsdienst 13, 557-562 (1990)*
Moeschlin, S.: Klinik und Therapie der Vergiftungen, *Thieme Verlag Stuttgart 1986*
Munzinger, M.: Vergiftungen durch trizyklische Antidepressiva nehmen zu, *Notfallmedizin 10 (1984) 333-342*
Mutschler, E.: Arzneimittelwirkungen, 6. Aufl.,
Wissensch. Verlagsges. Stuttgart, 1990
Peters, U., B. Grabensee: Antikörpertherapie in der Behandlung der schweren Digitalisvergiftung, *Inn. Med. 11, 201, 1984*
Renovanz, H.: Glucocorticoid-Therapie bei Schädigungen der Atemwege durch inhalative Noxen, *Atemwegs- und Lungenkrankheiten 2, 119-123, 1975*
Seger, R.: Giftlexikon, *Deutscher Apotheker Verlag Stuttgart 1990*
Smolarz, A., U. Abshagen: Digitalis-Antikörper-Fragmente bei 90 schweren Glykosidvergiftungen, *Zeitschr. f. Kardiologie, Nr. 6, 1986*
Späth, G.: Vergiftungen und akute Arzneimittelüberdosierungen, *de Gruyter 1982*
Thoma, R., Th. Zilker: Toxische Methämoglobinämie: Toluidinblau als Antidot bei irrtümlicher, hochdosierter Gabe von Dimethyl-p-Aminophenol,
Der Notarzt 3, (1987) 169-170
Watson, J.F.: Biologic activity of digoxin-specific antisera,
J. Clin. Invest. 51, 683 1972
Way, J.: Pharmacologic aspects of cyanide and its antagonism.
In Vennesland, B. - Cyanide in Biology. *academic Press, London 1981*
Wirth, W., Ch. Gloxhuber: Toxikologie, *Thieme Verlag Stuttgart 1985*

Stichwortverzeichnis

A

Acetylcholin 39
Acetylcholinesterase 44
Acetylcholinesterasehemmer 214
Acetylsalicylsäure 66
Actosolv® 202
Actylise® 203
Adalat® 119
Adam-Stokes-Anfall 123
Aderlaß, innerer 115
Adrenalin (Suprarenin®) 170
Adrenozeptorenblocker 108
Adsorption-PVC und Polyäthylen 35
Affinität 22
Agonisten 23
Agranulozytose 69
Ajmalin 131
Ajmalin-Test 132
Akrinor® 89
Aktionspotential 44
Alkoholentzug 93
Alkylphosphate 216
Allergie 189
Allergische Reaktionen 273, 299
Alpha-Blocker 108
Alpha-Sympatholytika 108
Alphakinase® 202
Alupent® 123
Amiadaron® 185
Ammoniak 222
Amrinon 185
Analgetika 46
Analgetika, Nicht-opioide 64
Analgetika, Opioide 49
Analgetika-Asthma 67
anaphylaktische Reaktionen 173
Anästhesie, dissoziative 82
Anexate® 209
Angina pectoris 119, 136, 139, 147, 307
Angst- und Erregungszustände 162, 295
Anistreplase 205

Antagonisten 23
Antagonisten, chemische 23, 24
Antagonisten, funktionelle 23, 24
Antagonisten, kompetitive 23
Antagonisten, nicht-kompetitive 23
Antagonisten, physiologische 24
Antiarrhythmikum 132, 139
Anticholinergica 176
Anticholium® 213
Antidote 208
Antiemetikum 152
Apoplex 198
Applikation 13
Applikation, endobronchiale 17
Applikation, intraossäre 17
Applikation, orale 16
APSAC 205
Arterenol 251
Arzneimittelausscheidung 21
Arzneimittelsicherheit 9
Arzneimittelüberdosierung 30
Arzneimittelwechselwirkungen 30
Arzneistoffresorption 18
Arzneistoffumwandlung 20
Arzneistoffverteilung 18
Aspirin® 66
Aspisol® 66
Asthma bronchiale 123, 170, 189, 192, 294
Atarananalgesierung 158
Atemdepression 53
Atosil® 152
Atropin 175
Atropinsulfat 216
Atropinum sulfuricum 216
Ausfällung 34
Aussalzeffekt 34
Autoregulation 108
Auxiloson® 222
AV-Knoten-Reentry 131
Azidose, metabolische 178
Azidose, respiratorische 179

Stichwortverzeichnis

B

Ballondilatation 200
Barbiturate 86
Beinvenenthrombose 204
Benzodiazepin 158, 163
Benzodiazepin-Antagonist 210
Berotec® 188
Biopharmazie 12
Biotransformation 20
Blindpufferung 179
Blutgerinnung 199
Bradykinin 47
Brevibloc® 127
Brevimytal 87
Bricanyl® 190
Bronchokonstriktion 189
Bronchospasmolytikum 123
Buscopan® 69, 71

C

Cafedrin 89, 90
Calcium 184
Calcium 10 % 259
Calciumantagonisten 120, 139, 184
Calciumgluconat 259
Carbamate 217
Carbaminsäureester 220
Carbo medicinalis 234
CAST-Studie 132
Catapresan® 93
Ceiling-Effekt 55
Chemorezeptoren 54
Chloraldurat Rectiolen® 156
Chloralhydrat 156
cholinerg 39
Cholinesterase 219
Clomethiazol 94
Clonidin 93
Cordarex® 185
CPR 167

D

Delirium tremens 93
Depressionen 152
Dexamethason-21-isonicotinat 222
Dexamethasonphosphat 273
Dextran 286
Diazemuls® 165
Diazepam 162
Diazepam Desitin® 157
Digimerck® 144
Digitalis Antidot BM® 145, 226
Digitalis-Antitoxin 226
Digitalisglykoside 226
Dimethylpolysiloxan 297
Dipidolor® 62
Distraneurin® 94
Diurese, forcierte 114
Diuretika 115
DL-Lysinomonoacetylsalicylat 66
Dobutamin 97, 105
Dopaminhydrochlorid 100
Dopamin® Giulini 100
Dopram® 61
Dormicum® 158
Dosierung 26
Down-Regulation 94
4-Dimethylaminophenol 231
4-DMAP Köhler®
227E-605® 217

E

Ebrantil 107
Effortil® 111
Endothelial derived relaxing Factor 149
Epiglottitis 162
Epinefrin 170
Erbrechen, starkes 295
Erregungszustände 152, 162
Esmololhydrochlorid 127
Etilefrinhydrochlorid 111
Etomidat 279

Stichwortverzeichnis

Euphyllin® 192

F

Fenoterolhydrobromid 189, 294
Fentanyl® 57
Fibrinolytika 196
Fieberkrämpfe 163
First-pass-Effekt 20
Flumazenil 209
Flußsäureverätzungen 259
Formaldehyd 222
Formatio reticularis 46
Fortecortin® 273
Fortral® 58
Furosemid 106, 114

G

GABA 159, 163
Gallenkolik 148
Gammaaminobuttersäure 163
Ganglien 38
Ganglienblocker 39
Generika 8
Gilurytmal® 131
Glucose 10 % 276
Glycerolnitrat 147
Glykosid-Fab-Komplex 229
Glykosidtoleranz 226
graue Cyanose 223
Grün-Gelb-Sehen 145

H

H1-Antihistaminikum 300
HAES-steril® 6 % 277
Haldol® 278
Haloperidol 278
Harnleiterkolik 71, 147, 148
Henle´sche Schleife 115
Herzinsuffizienz 97, 142
Herzkrankheit, koronare 136, 148
Herzrhythmusstörungen, bradykarde 124
Herzversagen 97
Hirnödemprophylaxe 273
Histamin 38, 189
Hydroxyäthylstärke 277
Hydroxycobalamin 233
Hyperkaliämie 184
Hyperkinetisches Herzsyndrom 127, 307
Hypertensive Krise 93, 107, 119, 127, 147
Hypertonie 307
Hypnomidate® 279
Hypnotika 82, 156
Hypocalcämie 184, 259
Hypotonie 89

I

ICP 85
Initialdosis 26
Inkompatibilitäten 33
Insektizide 217
Interaktion 30
Intoxikation
-inhalative 222
-mit ß-Rezeptorenblockern 124
-mit Benzodiazepinen 209
-mit Cyaniden 231
-mit Digitalisglykosiden 181, 226
-mit Lungenreizstoffen 222
-mit Nitraten, Nitrilen u. aromatischen Aminen 241
-mit Rauchgasen bei Kunststoffbränden 224, 231
-mit Schaumbildnern 297
-mit Schwefelwasserstoff 231
intrinsischer Effekt 212
Ionenkanäle 24
Isoket® 136
Isoptin® 139

Stichwortverzeichnis

K

Kabikinase® 206
Kammertachycardie 181
Kampfstoffe 217
Katecholamin 170
Ketaminhydrochlorid 80
Ketanest 76
Kohle 234
Kolloidales
Volumenersatzmittel 277, 286
Kombinations- und Stufentherapie 74
Koppelung, elektromechanische 120
Koronarangiographie 196
Krämpfe im Kindesalter 156
Kreatininphosphokinase-Aktivität 165
Kreislaufanaleptikum 90
Kreislaufregulationsstörungen,
-hypotone 111
-orthostatische 89
Kreislaufstillstand 172
Krise,
-hypertensive 93, 107, 119, 127, 147
-hypertone 114, 139
Kurznarkotikum 80

L

Laktat-Acidose 232
Lanicor® 144
Lanitop® 142
Lasix® 114
Latenzphase 223
Leukotriene 189
Lidocain 181
Linksherzinsuffizienz 136, 147
Lippenbremse 190
Low-output-Syndrom 105
Lungenembolie 202, 206
Lungenemphysem 192
Lungenödem 114, 127, 142
Lungenödem, kardiales 136, 147, 148
Lungenreizstoffe 222
Lyse-Therapie 197

M

Macrodex® 286
Magnesium 186
Manien 152
mechanische Koppelung 171
Medizinalkohle 234
Medulla oblongata 52
Met-Hb 232
Metabolisierung 20
Metamizol-Natrium 69
Methämoglobin 232
Methohexital 87
Metildigoxin 142
Midazolamhydrochlorid 158
Morphin, periphere Effekte 53
Morphinum hydrochloricum 52
MST 52
mukoziliare Clearance 193
Muscarinsyndrom 216
Muskarin-Rezeptoren 219
Myokardinfarkt 75, 127, 136, 147

N

Naloxonhydrochlorid 237
Narcanti® 237
Narkose 85
Narkoseeinleitung 80, 85, 175
Natrium/Kalium-ATPase 227
Natriumbicarbonat 178
Natriumsulfat 234
Natriumthiosulfat 233
Nebenwirkungen 28, 29, 30
Nervensystem, autonomes 38
Nervensystem, peripheres 37
Nervensystem, Physiologie 37
Neurocil® 153
Neuroleptika 153
Neuronen 38
Nieren- und Gallensteinkoliken 69
Nierenversagen 100
Nifedipin 119
Nitrate 137

Stichwortverzeichnis

Nitrate, organische 149
Nitro Pohl® infus 147
Nitroglycerin 147
Nitrolingual® 147
Nociceptoren 46
Nocizeptorenschmerz 46
Noradrenalin 106
Norcuron® 292
Norepinephrin 251
Novadral® 250

Novalgin® 69
Novodigal® 144
Nubain® 50
Nystagmus 210

O

Obidoximchlorid 303
Obidoxim® 219
Ödembildung 114
Ödeme, renale 114
Opiat 49
Opiatentwöhnung 93
Opiatrezeptoren 50
Opioid 49
Opioidintoxikation 237
Orciprenalinsulfat 123

P

Paracefan 95
Parasympathikus 38
Parasympatholytika 71, 176
Partusisten® 190, 294
PEEP 101
PEEP-Beatmung 101
Pentazocin 58
Pharmakodynamik 21
Pharmakokinetik 12
Pharmakonwirkungen,
-rezeptorvermittelte 22
Phentolamin (Regitin®) 104
Phosgen 223
Phosphorsäureester 216
Physiostigminsalicylat 213
Pindolol 307
Piritramid 62
Plasmaproteinbindung 31
Plasmin 199
Plasminogen Human Aktivator 203
positiv
-bathmotrop 125
-chronotrop 125
-inotrop 125
Prämedikation 152, 158, 162
Prinzmetal Angina 139
Priscol® 96
Promethazin 152
Prostaglandine 47, 64
Pseudokrupp 162
Psychokampfstoffe 213
Psychosen 152
Psyquil® 295
PTCA 200
Purkinje Faser 181

R

Rauchgasvergiftungen 222, 224
Reanimation 170
- kardiopulmonale 167
Rechtsherzinsuffizienz, akute 192
Reentry-Mechanismen 127
Rekanalisierung 206
Resorption 16, 31
-lokale 16
-rektale 16
-sublinguale 16
Reye-Syndrom 67
Rezeptor 22
-DA_1- 102
-Delta- 50
-Kappa- 50

Stichwortverzeichnis

-Mü- 50
-Sigma- 50
Rezeptoren,
-adrenerge 40
-Alpha 1- 40, 41
-Alpha 2- 41, 94
-Alpha- 40, 97
Rezeptoren,
-Beta 1- 40, 41, 43
-Beta 2- 41, 43, 129
-Dopamin- 102
-ß- 43, 190
Rezeptorenblocker 40
Rhythmusstörungen, bradycarde 175
Ringer-Lactat 296

S

Sab® Simplex 297
Schädel-Hirn-Trauma 85
Schleifendiuretika 115
Schock 170
Schock,
-kardiogener 97, 101
-septischer 101
Schockzustände 101, 111
Schrittmacheraktivität 182
Schwangerschaftsödeme 114
Schwefeldioxid 223
Sedierung 152, 156
SHT 85
Sinustachykardie 127
Spasmolyse 71
Status asthmaticus 81, 192, 273
Status epilepticus 158
steal effect 122
Stickstoffmonoxid 149
Stimmritzenkrampf 222
Streptase® 206
Streptokinase 206
Suprarenin® 170
Sympathikus 38
Sympatholytika, ß- 40, 128

Sympathomimetika,
-direkte 40
-indirekte 40
Synkopeneigung 111, 139
System, limbisches 46

T

Tachycardien,
-paroxysmale supraventrikuläre 139
-paroxysmale 142
Tachykardien 131, 307
-supraventrikuläre 127, 139, 307
Tavegil® 300
Temgesic® 61
Terbutalin 190
Tetanus- und Epilepsiebehandlung 162
Theoadrenalinhydrochlorid 89
Theophyllin-Äthylendiamin 192
Therapeutische Breite 26
Thiocyanatbildung 232
Thiopental-Natrium 85
Thrombin 199
Thromboseprophylaxe 66
Thrombozytenaggregation 66
Thrombusbildung 196
Tokolytikum 190
Toloniumchlorid 241
Toluidinblau 241
Torsades de Pointes 139, 186
Toxikokinetik 234
Toxikologie
-der Cyanide 231
-von Opioiden 237
Toxogonin® 219, 303
Tramadolhydrochlorid 60
Tramal® 60
Tranquilizer 158, 163, 209
Trapanal® 85
Traumaschmerzen 75
Triflupromazin 295
Trolazolin 96
Truxal® 153

Stichwortverzeichnis

U

Überdruckbeatmung 101
Überträgerstoffe 38
Ukidan® 202
Unverträglichkeiten, larvierte 34
Urapidil 107
Urokinase 202

V

V. femoralis 168
V. jugularis externa 168
V. jugularis interna 168
V. subclavia 168
Vagolyse 175
Vagolytika 176
Vagus 38
Valium® 162
Vencuronium 292
Venenthrombosen 202, 206
venöses pooling 115
ventriculäre Extrasystolen 181
Verapamil 139
Vergiftungen siehe Intoxikation
Verteilung 31
Vesikel 39
Visken® 307
Vorhofflimmern 139
Vorwärts- u.
Rückwärtsversagen 143
Vorwärtsversagen 101

W

Wandspannung 119
Wiederdurchblutungstrauma 187
Wincoram® 185
Wolf-Parkinson-
White-Syndrom 131

X

Xylocain® 181